全国高等中医药院校规划教材

全国医药院校卓越营销师培养联盟系列规划教材

医药商品推销学

（供市场营销专业用）

主　编

徐爱军（南京中医药大学）

副 主 编

刘平良（湖南中医药大学）　　　　　　潘小毅（湖北中医药大学）

宋宝香（南京中医药大学）　　　　　　袁　虹（江西中医药大学）

周乔木（黑龙江中医药大学）

编　委

陈丹丹（南京中医药大学）　　　　　　华　东（南京中医药大学）

李林红（河南中医药大学）　　　　　　倪　飞（安徽中医药大学）

裴中阳（山西中医药大学）　　　　　　谢蓉蓉（浙江中医药大学）

张　迪（山东中医药大学）　　　　　　张　喆（辽宁中医药大学）

中国中医药出版社

·北 京·

图书在版编目（CIP）数据

医药商品推销学/何清湖总主编；徐爱军主编 . —北京：中国中医药出版社，2018.1（2021.2 重印）

全国高等中医药院校规划教材

ISBN 978 - 7 - 5132 - 4555 - 5

Ⅰ．①医…　Ⅱ．①何…②徐…　Ⅲ．①药品 - 推销学 - 中医学院 - 教材　Ⅳ．①F763

中国版本图书馆 CIP 数据核字（2017）第 258445 号

中国中医药出版社出版

北京经济技术开发区科创十三街 31 号院二区 8 号楼

邮政编码　100176

传真　010 - 64405721

河北省武强县画业有限责任公司印刷

各地新华书店经销

开本 850 × 1168　1/16　印张 14　字数 349 千字

2018 年 1 月第 1 版　2021 年 2 月第 2 次印刷

书　号　ISBN 978 - 7 - 5132 - 4555 - 5

定价　39.00 元

网址　www.cptcm.com

社 长 热 线　010 - 64405720

购 书 热 线　010 - 89535836

侵 权 打 假　010 - 64405753

微信服务号　zgzyycbs

微商城网址　https://kdt.im/LIdUGr

官 方 微 博　http://e.weibo.com/cptcm

天猫旗舰店网址　https://zgzyycbs.tmall.com

如有印装质量问题请与本社出版部联系（010 - 64405510）

全国高等中医药院校规划教材

全国医药院校卓越营销师培养联盟系列规划教材

编写委员会

总主编
何清湖

编　委（以姓氏笔画为序）
曲智勇（山东中医药大学）
汤少梁（南京中医药大学）
李　胜（成都中医药大学）
何　强（天津中医药大学）
张丽青（河南中医药大学）
周良荣（湖南中医药大学）
官翠玲（湖北中医药大学）
姚东明（江西中医药大学）
夏新斌（湖南中医药大学）
徐爱军（南京中医药大学）
彭清华（湖南中医药大学）

编写说明

2015 年我国新修订的《中华人民共和国职业分类大典》将涉及推销工作的专业技术人员统一称为"商务专业人员"，并首次把医药代表列入其中。据粗略统计，目前中国有 300 万名医药销售人员。

作为一个专门的职业，医药商品推销与其他推销职业既有相同的方面，又有自身的特殊要求。它要求从业人员受过专门的职业训练，有一定的专业知识和医药相关基础知识；要求从业的人员不仅仅局限于推销技能的运用，还要具备心理学、社会学、市场营销学、公共关系学等多学科知识，具有管理推销工作的能力。

随着我国医疗卫生体制改革的全面展开，对于医药代表的学术推广要求越来越高，同时由于现代社会市场竞争环境愈加复杂，没有接受过专业训练的医药代表很难满足其工作岗位的要求。因此，了解医药商品推销技能、掌握推销理论及相关知识是每一个要从事医药商品推销工作的人必须要做到的。本教材编写出版的目的即在于此。

作为系列教材之一，本书有如下特点：

1. 创新性。医药商品推销学作为一门学科，特别需要体现医药营销的行业特色。因此，本教材除了介绍商品推销的一般理论知识（推销模式、推销要素和顾客分析）外，还需要创新性地设计医药商品推销的特色内容。故医院推销、药店推销、拜访技巧、医药代表的区域管理和自我管理等成为本教材研究的重要内容。

2. 实践性。本教材特别突出了推销实践技能的学习和训练，强调医药代表各种技能的养成。本教材充分借鉴国内外医药营销界的典型案例、热点关注和实例作为课堂教学的内容，甚至其中部分案例就是编者们根据真实案例改编的。在编写人员中，既有理论功底深厚的、多年从事医药市场营销、推销教学的教授、讲师，又有具有丰富医药营销实战经验的企业营销专家，充分保障了教材内容的实践性和实用性。

3. 可读性。为激发读者的学习兴趣，本教材在各章节穿插小测试、推销小故事、知识拓展等内容，使教材形式显得更加活泼。同时设计了实训项目、案例分析、角色模拟等模块，以增加老师和学生的互动。

本教材各章框架及编写者如下：

第一章导论由周乔木、张喆编写，第二章推销要素由袁虹、裴中阳编写，第三章顾客需要、动机与需求由李林红编写，第四章推销模式由刘平良编写，第五章医院推销由徐爱军、谢蓉蓉编写，第六章药品流通市场与药店推销由倪飞编写，第七章市场及客户调研由宋宝香编写，第八章客户拜访技巧（上）由张迪、徐爱军编写，第九章顾客拜访技巧（下）由张迪、徐爱军编写，第十章群体销售由陈丹丹编写，第十一章医药代表的区域管理由华东编写，第十二章医药代表的自我管理由潘小毅编写。

　　本教材可供医药院校经济类、管理类、市场营销等各专业本科生学习使用，也可作为医学、药学类专业的选修课教材，也适用于有志于从事医药商品推销的相关人士。

　　由于本书属于创新性教材，加之编者知识水平所限，教材中若有疏漏和错误，恳请广大读者提出宝贵意见，以便再版时修订提高。

《医药商品推销学》编委会

2017 年 6 月

目 录

第一章 导 论

【学习目标】

1. 掌握：推销的含义、特点及原则。

2. 熟悉：现代推销活动的特点，推销的作用及基本过程，21 世纪推销新理念，医药商品推销学的主体和客体。

3. 了解：推销学产生与发展的阶段，推销学的研究内容，未来推销发展的四大趋势，医药商品推销学的学科边界。

第一节 推销学的产生与发展

作为一种经济现象，推销与商品交换产生和发展的历史久远，跨越了不同的人类社会形态，呈现出历久弥新的特点。自 20 世纪以来，随着市场经济的发展，推销逐渐形成了一种专门化的职业和一门比较成熟的学科。回溯推销学的学术史，研究界一般将其划分为 4 个发展阶段：古老的推销技术阶段、生产型推销阶段、销售型推销阶段和现代市场型推销阶段。

一、古老的推销技术阶段（19 世纪中叶前）

商品推销和商品生产始终相伴随。自从人类有了生产商品的行为，也就有了关于推销的行为与思考，从而形成了东西方国家和民族各具特色的古老推销技术。虽然现代推销学产生于西方世界，但在古代，中国也是世界上较早兴起推销的国家之一。《易经·系辞》说："庖牺氏没，神农氏作，列廛于国，日中为市，致天下之民，聚天下之货，交易而退，各得其所。"这是我国关于经商活动的最早记载。说明早在原始社会末期，物物交换已经成为一种经常性的行为，在交换过程中也自然产生了推销的活动。殷商时期，商业十分繁荣，有"商邑翼翼，四方之极"之称。商代金文中的"市"字本义就是带着货物或钱币，到集贸地叫卖或求购。

春秋末期和战国时期，由于奴隶制国家的解体，私人手工业和商业获得空前发展，我国古代推销迎来第一个高峰。虽然该时期社会动荡，但来往于各诸侯国之间的商贾队伍非常活跃。一些杰出的商人总结出自己的推销秘籍：如相传是范蠡化名的陶朱公，善于通过考察农业丰欠情况而预测市场行情；卫国大商人吕不韦通过一系列的包装和游说，成功将流落在赵国邯郸的秦国王孙异人推销给远在秦国、受宠却无子的华阳夫人，从而获得了巨大的经济和政治利益。先秦典籍中时见商界著名人物的身影，如白圭、弦高、子贡等，而推销过程中引发的"义利之辨"，也成为百家争鸣的一个焦点问题。从商人大量的推销实践中，墨子等思想家还挖掘出"交相利"等具有普适价值的商业伦理元素。

NOTE

秦、汉以后，由于思想文化领域长期宣扬儒家"贵义贱利"的价值观，许多王朝统治者奉行"重农抑商"政策，将商人列为贱民，日常生活中也对商人有多方面的歧视。如汉高祖规定"贾人毋得衣锦、绣、绮、縠、絺、纻、罽，操兵，乘骑马"，唐玄宗时还明确划分了士、农、工、商的界限，规定"工商之家不得预于士"，从而禁止商人子弟为官。但在大一统的国家背景下，王朝政治比较清明的时期，商品经济也往往得到一定程度的繁荣和发展。在此背景下，商家的推销技术有了进一步发展。在市集上，商家为了招徕顾客，除了采用传统上的如旗帜、象征物等实物广告外，吆喝、吹奏等声音广告，还普遍使用了更具品牌特征的文字广告，以及出现像"东陵瓜""张芝笔""左伯纸"这样的命名广告。

推销小故事

王导利用"名人效应"销白练

魏晋南北朝时期，分裂的中国北方战乱频仍，相对安定的江南却得到了南渡各阶层人士的大规模开发。在当时的都城建康，皇权贵族、官僚和僧侣等特权阶级依靠经商和放高利贷牟取暴利，普通平民百姓也常以做买卖来糊口。东晋成立之初国库空虚，仓库里只有堆积的几千匹白练（绢织物的半成品，尚未染色）卖不出去。见此情景，宰相王导深感忧虑。反复思考后，他决定拿这些白练来谋取更高的价值。他与身边的权贵大臣商量出一条计策，大家一起穿起由白练裁制的单衣出席各种公务活动，展示政府要员和社会名流的个人风采。普通的白练被裁剪成精美的时装，自然就具有了诱人的魅力。于是，京城中稍有身份的士人都纷纷效仿，以白练制衣，就这样一传十、十传百，本来在市场上价格低廉的白练，因为流行文化的原因价格一涨再涨，坊间求之不得，每一匹甚至涨至一金，国库的存货很快被抢购一空，换得的真金白银也充实了朝廷的财政。

（资料来源：《晋书》卷六十五）

唐、宋两代商品经济高度发达，水陆交通四通八达，中外经济文化交流空前发展。为适应激烈的市场竞争，商人具有了更加自觉的推销意识。据《太平广记》记载，唐代长安城居民区小巷中都有卖油的小商人，为了推销甚至打起价格战。宋代商家为了标榜可信度，给自己店铺取名时，常常会加上或真或假的官方身份，如南宋临安开设有"楼太丞药铺""杨将领药铺""张官人诸史子文籍铺""傅官人刷牙铺"等。此外，这一时期由于雕版印刷术的蓬勃发展，商家推销中已出现了印刷广告。

明、清两朝处于我国封建社会的末期，由于长期执行闭关锁国政策，很大程度限制了商品经济的持续发展。但在推销实践中，许多商人开始更为强调诚信、社会责任等儒家伦理原则，主动淡化自己的牟利色彩，出现了"儒商"阶层。但另一方面，在推销采取的具体手段上则更加五花八门，千方百计追逐经济利益。以面向读书人的出版业为例，为了吸引读者购买，出版商争相邀请名家作序、宣传中强调版本精良、印数稀少，甚至多有抬高自身、贬低竞争对手的不实之辞。

通过简要梳理我国古代的推销发展历史，可以发现尽管各朝代都出现过一定时期的商业繁荣，也发生过张骞通西域、郑和下西洋这样令国人自豪的推销壮举，但由于自然经济长期占主导地位，商品经济总体上得不到充分发展，农民束缚于土地，市场小而分散，商业活动和商人的地位长期得不到正面评价。该阶段，推销技术长期局限在个人推销的层面，推销往往带有偶然性、短期性和欺诈性。

二、生产型推销阶段（19世纪中叶到20世纪20年代）

19世纪中叶，在工业革命兴起的欧洲，率先迎来了生产型推销的新时代。随着工业生产水平的大幅度提高，使商品在数量和规模上远远超过古老推销术盛行的时代，推销的主体也由个人转变为企业。各国普遍开始初步城市化的进程，大量失去土地的农民涌向城市，投身社会化的大生产。这个阶段，也是欧洲各国列强向海外疯狂扩张的时期，以英国为代表的近代工业国家开发出的巨大海外市场，为他们的商品推销提供了崭新而广阔的空间。

这种情况下，只要生产就不愁销路，企业主关注的焦点自然在生产领域。他们希望通过降低成本、扩大生产规模来获取更多利益，而不是加强对流通领域推销规律的研究。以生产为中心、以产定销的格局，也使企业在推销方式上主要采取坐等顾客上门的被动推销方式。与此同时，市场的空前扩大客观上也使企业推销活动的范围随之扩大，推销在方式和手段上仍有所发展。一个突出的表现是，在英国一些大城市中，商店零售业产生了。随之，店面装饰、精品陈列、广告等新的推销方式也涌现出来。到18世纪下半叶，商店零售业的迅猛发展也带来了商家间的激烈竞争。为争夺顾客，店主们开始给商品明码标价，还设置了专门的商品展示厅，尽力使顾客获得良好的购物体验。这个时期，随着海外市场的开拓，印刷品广告成为非销售现场广告的主要形式。药品广告就是其中的一个大类，从报纸、书籍、小册子到传单，随处可见其踪影。药品销售商还创造出木刻插图、醒目字体、签名、专利证明等形式的近代广告艺术。

三、销售型推销阶段（20世纪20年代到50年代）

第一次世界大战结束后，以美国为代表的发达资本主义国家在经济上飞速发展，城市化基本完成，从自由资本主义过渡到垄断资本主义阶段，也出现了一批力量雄厚的大型垄断企业。一方面这些企业需要更多的生产和更快的流通以牟取更大的利益；另一方面，在国家和垄断组织的干预下，随着科学管理理论的应用，大企业也有了使用现代调研方法预测市场行情、制定销售计划的可能性。

这个时期，发达资本主义国家在世界范围内出现了越来越频繁的经济危机。这意味着以往卖方市场一统天下的格局被打破，在某些领域，因生产过剩带来的买方市场出现了。这从客观上要求企业必须重视自身在流通领域的表现。许多企业设立了销售部门，出现了批发商、零售商、代理商和经济人，销售作为一种职能开始从企业笼统的经营活动中分离出来。人员推销和非人员推销的一些基本手段已形成并逐步完善。推销方式上也有了新变化，从坐等顾客上门的被动推销，转变为"走出去，说服顾客"的积极推销。但是，由于销售部门与生产部门是企业中平行的业务部门，在以产定销的经营惯性下，两者的矛盾也日益尖锐。

发生在推销实践领域的这些新变化，也引起了美国学术界和教育界的关注。1900年，美国纽约大学率先开设了"推销学"课程。哈佛大学教授赫杰特齐通过走访大企业主了解企业如何进行销售，于1912年出版教科书《销售学》，标志着现代市场营销学科的确立。威斯康星大学等高等院校先后开设了销售学课程，形成了若干研究销售学的中心。

1929～1933 年的世界性经济危机，波及世界上各主要资本主义国家。由于生产过剩，商品销售困难，企业纷纷倒闭。企业面临的首要问题不再是扩大生产和降低成本，而是如何把产品卖出去。这时，销售学的研究逐步受到美国企业界的重视。1931 年成立的美国销售学协会专门设立了为企业管理人员讲授销售学的讲习班，之后加入的企业家们和销售学研究者一起组成了美国销售学会。但由于当时面对的是大多数消费者购买力低下，生产能力相对过剩的问题，强力推销的观念在工商界非常盛行，推销员不惜采取不道德的手段把商品硬塞到顾客手中，这种做法极大地损害了企业和推销人员的形象。

四、现代市场型推销阶段（20 世纪 50 年代至今）

第二次世界大战以后，随着科学技术的高速发展，商品和资本构成的物质财富空前丰富，顾客的需求也呈现更加多样化、复杂化的趋势，真正意义上以顾客为主导的买方市场形成了。迫于形势，市场观念取代了过去的生产观念、推销观念，得到各国企业界的高度重视，市场营销观念应运而生。1958 年，欧洲著名推销专家海因兹·姆·戈德曼的《推销技巧——怎样赢得顾客》出版，宣告了现代推销学的产生。从该书内容中可见现代推销活动的几个主要特点。

第一，现代推销以"人"的研究为中心。在传统的推销活动中，企业推销的起点是"物"，即现有的产品，关注产品的特性、价格、质量以及如何说服顾客购买。现代推销则强调"顾客需求什么，就卖什么"，企业以销定产、以需定产，一切推销策略的应用都旨在满足顾客的需要，解决顾客的问题。

第二，现代推销讲求全局性和系统性。全局性是指将销售提高到企业经营活动的主导地位，销售部门发展为综合性市场部门，企业的一切经济活动都围绕市场来进行，由市场的信息反馈来指导生产和采购。系统性是指现代推销摆脱了传统推销术主要依赖个人经验，缺少内在规律性的缺点，正式确立了以满足顾客需要为核心，以对"人"的研究为重点，由推销观念、推销理论、推销公式、推销方法和技巧等一系列要素组成的，能够有效指导推销实践活动的知识体系。

第三，现代推销的成功具有长期性和稳定性。现代推销更注重服务和管理，注重维护厂商和顾客的良好关系，注重在社会上树立良好的形象，而不能靠短期的"一锤子买卖"来牟取暴利。随着现代推销活动艰巨性和复杂性的不断增强，企业家们逐渐认识到，推销活动的成功与否，与推销员是否具备专业知识、沟通能力、奉献精神等方面的优秀素质密切相关。

第四，现代推销改变了企业的经营目标、策略与方式。在经营目标上，从过去只注意利润指标的硬性目标转化为更重视"创造顾客""顾客满意"的软性目标。在经营策略上，企业从固守现有的老市场、老产品，转向不断开拓新市场，开发新产品。从经营方式上，企业从消极的、被动的推销彻底转向了积极、主动的推销。企业不仅主动积极地开拓市场，而且更注意引导顾客，更注意参与社会生活、承担社会责任，依靠树立顾客心目中的品牌形象来争取经营中的主动权。企业这种积极主动的推销方式也日益为社会所接受，一个突出的标志是许多推销学领域的概念已渗透到社会的方方面面，使推销的内涵和外延已经远远超出了为企业牟利的层面。不仅营利性组织需要推销，非营利性组织如政党、政府、慈善机构等也需要推销；不仅专业的推销人员需要向顾客推销自己与产品，在社会舞台上表演的每一个人都需要推销自己。换言之，推销学已经融入每个人当下的生活，推销无处不在。

第二节 推销的特点、作用与研究内容

一、推销的含义及特点

（一）推销的含义

就其本质而言，推销是一个人人都在做的事情，是现代企业经营活动中的重要环节。对于推销，可以从广义和狭义两个方面来解释。

广义的推销是由信息发出者运用一定的方法与技巧，通过沟通、说服、诱导与帮助等手段，使信息接收者接受发出者的建议、观点、愿望、形象等的活动总称。广义的推销不限于商品交换，也不限于人员推销，泛指一切说服活动。

狭义上的推销指的是企业营销组合策略中的人员推销，即企业推销人员通过传递信息、说服等技术与手段，确认、激活顾客需求，并用适宜的产品满足顾客需求，以实现双方利益交换的过程。本书所要研究的是狭义上的推销。

（二）推销的特点

推销作为一种推销员与消费者面对面的双向沟通活动，它是一种非常有效的产品促销方法。与广告宣传、营业推广等其他促销方式相比较，它具有特定性、灵活性、双向性、互利性、说服性、服务性6个主要特点。

1. 推销对象的特定性 推销是企业在特定的市场环境中为特定的产品寻找买主的商业活动，必须先确定谁是需要特定产品的潜在顾客，然后再针对性地向推销对象传递信息并进行说服。因此推销总是有特定对象的，这种特定性要求推销人员必须从推销对象和推销品的实际出发，采取灵活的推销方案。

2. 推销方法的灵活性 虽然推销具有特定性，但市场环境和推销对象需求的不确定性因素甚多，环境与需求都是千变万化的。所以，推销也没有完全固定的模式，推销人员因根据不同的时间、地点和顾客不同的需求、动机、个性特点以及购买心理变化，灵活运用推销原理与技巧，恰当地调整推销的策略和方法。可以说，灵活机动的战略战术是推销活动的一个重要特征。

3. 信息传递的双向性 推销不仅是推销人员传递信息的过程，也是信息传递与反馈的双向沟通过程。推销人员在向顾客提供有关产品、企业及售后等信息时，必须观察顾客的反应，了解顾客对企业产品的意见与要求。所以说，推销实际上是推销人员和推销对象相互进行信息传递和交换的过程。

4. 推销活动的互利性 推销是一种双赢的社会活动，必须同时满足推销人员和推销对象双方的不同要求。推销人员要卖出商品，实现赢利；推销对象得到商品或者服务，满足自己的需求。这样既达成了眼前的交易，也为长远的交易奠定了良好的基础。

5. 推销手段的说服性 推销的中心是人不是物，说服是推销的重要手段。为了争取顾客的信任，让顾客接受企业的产品，采取购买行动并重复购买，推销人员必须将商品的优点和缺点，耐心地向顾客做宣传、介绍。顾客体会到推销人员的真诚，认可产品的特性以及为自己带

来的利益，就会乐于购买，这就是真正意义的说服而非强卖，也是推销艺术的体现。

6. 推销工作的服务性 推销学认为，推销就是创造推销人员与顾客进行面对面的接触机会，以达到把产品或服务完整、全面、系统地介绍给顾客的目的。推销需要销售服务，推销本身也是一种服务，所以推销的过程，也是顾客享受服务的过程。

推销人员承担了整个销售过程的工作，包括选择潜在顾客、接近顾客、介绍说明、洽谈沟通，以及最后的交易达成，甚至还提供售前咨询、售中的合同履行和售后的培训、检测、维修等服务，所以说，推销不仅是说服顾客购买的过程，也是为顾客服务的过程，服务贯穿整个推销活动。

二、推销的作用

人们对推销作用的认识是随着商品经济的发展而逐步加深的。在商品经济不发达、产品供不应求的时候，人们是不会认识到推销的重要作用的。只有在市场经济条件下，当社会可供产品因生产力的提高而发生供求平衡或者供过于求时，当企业因产品卖不出去而出现亏损甚至有关停并转的危险时，人们才会体会到推销的重要性。推销的作用可以概括在国民经济中的作用和在企业经营活动中的作用两个方面。

（一）在国民经济中的作用

1. 推销是社会经济发展的一个重要推动力 社会再生产过程分为生产、分配、流通与消费四个环节。其中生产是基础与起点，消费是终点与目的，流通是联结生产与消费的纽带。只有借助推销的努力，产品才能更顺利地实现流通。通过流通，产品才能实现价值与使用价值的统一，社会再生产才能实现并不断进行。包括推销在内的流通环节，是实现社会再生产良性循环不可缺少的一环。

2. 推销是促进社会繁荣的重要手段 在市场经济条件下，供求矛盾是影响经济发展的主要矛盾，是影响市场繁荣的主要因素。它影响与制约了市场经济条件下其他矛盾的发展和变化，而推销同时协调了供给与需求双方，使供求矛盾不断趋于平衡。通过推销人员的大量推销活动，把产品推销给目标市场上的顾客，使顾客在需要的时间、地点，以需要的方式与代价获得产品；并把社会需求信息及时反馈给生产企业，从而引导企业合理生产，使资源得到合理的配置与使用。推销使人们的需求更好地得到满足，因而也使人们以更大的积极性投入再生产的创造中。推销满足了人们的需求，实现了产品的价值，创造了就业机会，促进了社会的繁荣与经济的发展。

3. 推销是实现社会再生产目的的主要形式 社会主义生产的目的是为了向人们提供有形与无形的产品，借以满足人们日益增长的物质文化生活需要。一方面，推销人员通过对人们需求的了解与研究，引导企业生产人们需要的产品；另一方面，推销人员通过推销活动，满足人们的需求，从而实现社会再生产的目的。

4. 推销引导社会消费 千千万万名推销人员在他们的推销工作中，把他们认为可以满足消费者需求的产品介绍给消费者；同时，推销人员向人们介绍了商品的有关知识、消费观念以及购买标准等。顾客接受了推销的产品也就接受了推销人员的价值观念与标准。所以，推销人员在推销活动中，起到了引导购买、引导消费，影响购买、影响消费的作用；起到了传递购买标准与传授知识的作用。

（二）在企业经营活动中的作用

1. 推销是实现企业生产劳动价值的主要手段 在商品经济条件下，任何人的劳动成果都是在市场交换中以价格的形式得到表现与实现的。企业的生产过程是一个投入与耗费的过程，也是一个物质的转换过程。在这个过程中，企业使原来的投入与耗费转换为新的价值，使企业的劳动价值获得物质形态的承认与实现。但是，只有通过推销才可以使企业的生产与经营活动价值得到货币形式的承认和实现，企业才可以获得经营收入。没有推销或者推销失败，企业就无法实现销售收入，产品就无法实现与货币的交换，企业的投入与耗费就无法补偿，企业生产的价值就等于零或者负数。在完全的市场经济条件下，销售与推销是企业实现生产价值的主要形式。

2. 推销促进企业生产适销对路的产品，增强企业的产品竞争力 一方面，推销人员使企业产品找到了需要它们的顾客；另一方面，推销人员通过对顾客进行面对面的销售，掌握市场竞争与顾客需要的第一手资料，就可以协助企业调整生产经营计划、调整产品结构和改进企业的市场营销策略，从而使企业生产的产品适销对路，增强企业的应变能力与产品竞争力。

3. 推销是提高企业经济效益的重要途径 由于市场竞争愈演愈烈，企业用于促销的支出越来越大，导致企业产品销售成本急剧增加。如果加强企业的推销工作，提高推销人员的素质，提高企业推销队伍的整体水平，就可以节省推销及其他促销成本，减少产品积压，节省推销时间，加快货物周转的速度，缩短货币回笼的时间，减少呆账与坏账，从而直接提高企业的经济效益。

三、推销的研究内容

想成为一名成功的推销者，就必须了解推销学理论，提高自己的素质与能力，完善推销策略与技巧。

1. 基础理论 推销人员要取得较大的推销成果，必须有科学的理论做指导，因此，掌握现代推销学的基础理论是每一个推销人员的首要任务。具体来说，即要具备现代推销观念，要充分把握顾客、消费者的心理，了解顾客需求，掌握寻找潜在顾客的方法等。作为一个合格的推销人员，必须全面掌握这些知识，以使自己在推销工作中适应各种环境的变化，取得优异的推销业绩。

2. 推销员的素质与能力 推销人员是推销活动过程的主体之一，在企业与消费者沟通、传播新产品和新技术的信息、顺利完成推销任务等方面起着重要作用。推销人员只有具备较高的素质和能力，才能更好地掌握推销理论，灵活而有效地实施推销策略与技巧，才能在推销工作中取得优异成绩。所以，推销人员必须时刻注意提高自我修养，促进自我发展，加强自我完善，明确自我职责，不断提高自身的能力。

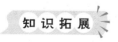 **知 识 拓 展**

推销员应该具备的几种能力

1. 洞察力。新发明、新产品、新广告、新观念、新方法的魅力所在是其"新"，要求推销员具有超凡的注意力和洞察力，透过表象，看到实质。优秀的推销员应该是一名"侦察兵"。

2. 判断力。在推销谈判过程中，顾客受到各种环境因素的影响和各种渠道的信息干扰，其想法经常处于变化之中，敏锐机智的推销员能随时应付各种情景。优秀的推销员应该是一

"心理学家"。

3. 表演力。推销员在有限的时间内，能够熟练地演示所推销的产品，能够吸引顾客的注意力，使他们对产品产生兴趣。优秀的推销员如同一位"演员"。

4. 说服力。推销就是说服，推销就是合理的辩解。逻辑性推理和论理是推销员成功的秘诀之一。优秀的推销员应该是一名"雄辩家"。

5. 社交能力。推销员免不了要出席和应付许多场面，要善于与各种顾客打交道，这包括善于与别人建立联系、相互沟通、取得信任和谅解、处理各种矛盾的能力，也包括在各种场合可以应付自如、使服务圆满周到的能力。优秀的推销员应该是一名"社交家"。

6. 管理能力。推销员需要具备良好的管理能力，包括组织能力、指挥能力、控制能力、协调能力和决策能力。优秀的推销员应该是一名"管理专家"。

7. 记忆力。推销员的工作繁杂，需要记住的东西很多，如顾客的姓名、职务、单位、电话、兴趣爱好；商品的性能、特点、价格、使用方法；对顾客的许诺、交易条件、洽谈时间、地点等。优秀的推销员应该是一名"记忆高手"。

8. 创造力。推销工作是一种创造性工作，是体力、脑力劳动相结合的工作，是一种带有综合性、复杂性、体脑结合的创造性劳动。优秀的推销员应该是一名"成功的创造者"。

9. 语言表达能力。"良言一句三春暖，恶语伤人六月寒"，语言艺术是推销员用来说服顾客的主要手段，每一次推销过程都要使用陈述、倾听及行为评议等多种语言技巧。可以说，没有语言艺术，就不可能有成功的推销。

10. 学习能力。推销工作的业务内容是多方面的，推销活动的组织形式是不断变化的。一个优秀的推销员必须具有勤奋好学的精神，即上进心，这样才能使自己适应工作的要求，进而在事业上有长足的发展。

11. 广泛的兴趣。兴趣是人对客观事物的一种特殊的认识倾向。对于感兴趣的事物，人们会主动去接近、研究，以求得更深刻的认识。推销员一定要培养自己广泛的兴趣。

（资料来源：曾宪凤. 怎样做一名推销员. 重庆：重庆大学出版社，2007）

3. 推销策略与技巧　掌握各种推销策略与技巧是推销人员达成交易的保证。推销策略与技巧主要包括寻找顾客及顾客资料认定技巧、接近与约见顾客技巧、面谈艺术、顾客异议处理技巧、推销策略、成交及售后服务工作技巧等。而推销人员要保证自己取得更好的业绩，就需要掌握推销的组织与管理方式。掌握了这些推销策略与技巧，推销人员在推销工作中才能应付各种突发事件，在处理复杂的推销问题时游刃有余。

第三节　推销原则

推销原则是基于对推销活动本质的认识而概括出来的推销活动的规律，是推销活动的指导思想与基本原则，只有正确掌握推销原则才能使整个推销活动有所依从，减少推销失误，提高推销成效。

一、需求导向原则

顾客的需要和欲望是市场营销的出发点，也是推销的出发点。顾客之所以购买产品或服务，总是为了满足一定的需要。因此，推销人员必须认真了解顾客的需要，把推销品作为满足顾客需要的方案向顾客推荐，让顾客明白这件产品或服务能够满足其需要。顾客只有产生需要才会有购买动机并最终达成购买行为。如果一名推销人员不能真切地了解顾客的内在需要，在推销品与顾客需要之间成功架设一座桥梁，推销是不可能成功的。

推销人员不仅要了解推销对象是否具有支付能力，而且要了解推销对象的具体需要是什么，要熟悉自己的顾客，了解他们共同的需要及每个人的特殊需要，以顾客需要为导向，向其推销适当的产品或服务，是推销活动必须遵循的基本原则。

推销小故事

把木梳卖给和尚

一家著名的跨国公司高薪招聘营销人员，应聘者趋之若鹜，其中不乏硕士、博士。但是，当这些人拿到公司考题后，却都面面相觑，不知所措。原来公司要求每一位应聘者尽可能多地把木梳卖给和尚，为公司赚得利润。出家和尚要木梳何用？莫非出题者有意拿众人开涮？应聘者作鸟兽散。一时间，原来门庭若市的招聘大厅，仅剩下 A、B、C 三人。这三人知难而进，奔赴各地卖木梳。

期限一到，诸君交差。面对公司主管，A 君满腹冤屈，涕泪横流，声言：十日艰辛，木梳仅卖掉一把。自己前往寺庙诚心推销，却遭众僧责骂，说什么将木梳卖给无发之人，心怀恶意，有意取笑、羞辱出家之人，被轰出门。归途中，偶遇一游方僧人在路边歇息。因旅途艰辛，和尚头皮又厚又脏，奇痒无比。自己将木梳奉上，并含泪哭诉。游僧动了恻隐之心，试用木梳刮头体验，果然止痒，便解囊买下。

B 君声称卖掉 10 把。为推销木梳，不辞辛苦，深入远山古刹。此处山高风大，前来进香者，头发被风吹得散乱不堪。见此情景，自己心中一动，忙找寺院住持，侃侃而谈：庄严宝刹，佛门净土，进香拜佛，理应沐浴更衣。倘若衣冠不整，蓬头垢面，实在亵渎神灵。故应在每座寺庙香案前，摆放木梳，供前来拜佛的善男信女，梳头理发。住持闻之，认为言之有理，采纳了此建议，总共买下了 10 把木梳。

轮到 C 君汇报，只见他不慌不忙，从怀中掏出一份大额订单，声称不但卖出 1000 把木梳，而且急需公司火速送货。公司主管大惑不解。C 君说，为了推销木梳，自己打探到一个久负盛名、香火极旺的名刹宝寺。找到寺内方丈，向他进言：凡进香朝拜者无一不怀有虔诚之心，希望佛光普照，恩泽天下，大师为得道高僧，且书法超群，能否题"积善"二字并刻于木梳之上，赠与进香者，让这些善男信女，梳却三千烦恼丝，以此向天下显示，我佛慈悲为怀，慈航普渡，保佑众生。方丈闻听，大喜过望，口称阿弥陀佛，不仅将自己视为知己，而且共同主持了赠送"积善梳"首发仪式。此举一出，一传十、十传百，寺院不但盛誉远播，而且进山朝圣者为求得"积善梳"，简直挤破了门槛。为此，方丈恳求自己急速返回，请公司多多发货，以成善事。

（资料来源：龚荒. 商务谈判与推销技巧. 北京：清华大学出版社，北京交通大学出版社，2009）

二、互利互惠原则

推销的实质是交换，其结果要使双方都有利，使买卖双方都比没有达成这笔交易前更好，达到一种共赢的局面。互利互惠原则是指在推销过程中，推销员要以交易能为双方都带来较大的利益或者能够为双方都减少损失为出发点，不能从事给一方带来损失的推销活动。要知道，顾客之所以进行购买，就在于交易后得到的利益大于或等于他所付出的代价。因此，推销人员在推销活动中要想方设法去满足自己和顾客双方所追逐的目标，在顾客需求和个人推销成功之间寻找平衡点，换言之，实现"双赢"是培养长久客户之计，是顾客不断购买的基础和条件。要成为受欢迎、被期待的推销人员，就必须同时考虑客户利益和个人成功，也就是设法使顾客和自己都能从购买中得到预期的好处。

顾客追求的利益是多方面的，推销人员在努力实现互利原则时，必须善于认识顾客的核心利益，并与顾客加强沟通。

深入分析交易给顾客带来的利益是正确运用互利互惠原则开展推销活动的先决条件。顾客追求的利益，既有物质的，也有精神的。不同的顾客对同一商品会产生不同标准的价值判断，需求强烈的商品，价值判断较高；反之则相反。在进行利益判断时，一个优秀的推销人员，不仅要看到当前的推销利益，而且要看到长远的推销利益；不仅要看到直接的推销利益，还要看到推销的间接利益。推销人员要多因素综合评价利益均衡点，不能以某一次交易的成功与否来判断推销的利益，要坚持用能给顾客带来的利益引导顾客成交。充分展示商品或服务能给顾客带来的利益，是引导顾客购买的重要途径。这种展示越充分、越具体，顾客购买的可能性就越大。

三、诚信推销原则

在市场经济条件下，任何企业和推销人员，要想取得顾客的信任，都必须以诚信为本。诚信的基本含义为诚实、不疑不欺，在人际交往中言而有信、言行一致、表里如一。诚信经营被奉为中国传统的经商之道。孔子曰："人无信不立"，"人而无信，不知其可也。"企业和推销人员不讲信誉，是无法立足商场的。

讲求诚信原则是指推销人员要以自己的言行博得顾客的信任，并且使得顾客相信他的权益也会由于推销人员信守承诺而得到保护。在推销过程中只有不提供伪劣产品，不从事欺骗性活动，不传播虚假信息，才能建立起良好的人际关系。推销人员应该尽量少许诺，多做实际工作。任何时候都应该记住，不论摆在前面的情况如何，决定推销人员是否得到订单的重要因素是顾客对推销人员的信赖，而不是推销人员的承诺。推销人员要想建立良好的人际关系，必须以诚待客，关心顾客，关心他们的事业和生活，并信守各项交易条款，按时、按质、按量兑现自己的承诺。

推销小故事

诚实打动顾客

日本推销之神原一平一次从朋友处得到本田先生的电话，于是打电话预约，在电话中原一平向本田先生保证，只做朋友，不谈保险。与本田先生见面过程中，原一平信守诺言，绝口不提保险的事，只跟本田谈他的生活、教育、家庭和事业，整个约会过程显得非常有趣。

当本田问原一平一些个人问题的时候，原一平也都老实地回答了，而且话题也很自然地转到本田身上，前后不到20分钟的时间，本田已经把原一平当作老朋友看待了。

于是，本田向原一平问到："我目前买了几份保险，我想听听你的意见，也许我应该放弃这几份，然后重新向你买一些划算的。"

原一平老实地回答道："已经买好的保险最好不要放弃。想想看，您在这几份保险上已经花了不少钱了，而且保费是越付越低，好处是越来越多，经过这么多年，这几份保险已经越来越划算。如果您需要，我可以就您现有的保险合约，特别为您设计一套，然后您自己比较一下。如果您不需要购买更多的保险，我会劝您不要浪费那些钱。"

就这样他们开始轻松地讨论保险，而原一平也将他的保险专业知识展露无遗。接下来，原一平告诉对方有关收入、财产、欠债、受抚养人、子女教育以及私有房地产跟保险金额之间的关系。然后把对方手头上的保险单接过来，仔仔细细研究一番。这样专业的知识和认真的态度让客户对他十分信赖。

如果原一平觉得对方的确是需要再购买一些保险，他会坦白地告诉对方，并替他设计一个最合适的保单。如果原一平认为对方不需要再多投保一块钱，他就会告诉客户："您不需要再买保险了，我看不出您有什么理由再买那么多的保险。"

在原一平的眼中，诚实无异于双向行车道，是一个能帮助推销员达到最终目的的唯一途径。

（资料来源：刘子奇.世界上最伟大的推销员.第1版.黑龙江：哈尔滨出版社，2009）

四、说服劝导原则

说服劝导是指推销员以语言和行为将自己的意见通过各种方式传递给顾客，主动引导推销过程朝推销员预期的目标发展。

几乎所有的推销专家都认为，推销是一种十分讲究技巧与方法的活动，推销的技巧和方法又具体体现在推销员说服与劝导的能力上。通过有效的劝导，使顾客愿意接受推销员的拜访，愿意倾听推销员的推销陈述，使顾客充分地了解推销员希望他了解的东西，使推销的进程能按推销员的意愿推进，经由有效说服，方能有效地消除顾客异议，建立顾客对推销员及其推销品的信心。

说服与劝导是现代推销的基本手段。在现代市场经济条件下，推销员与顾客是平等的两个交易主体，推销员既不能强迫顾客购买推销品，也不能放下尊严去乞求，更不可用欺骗的手段。所以，提高自己的说服与劝导能力是当代推销员的必修课。

第四节　推销新趋势

伴随着工业时代成长、壮大的现代推销理论和实践，如今面临着 21 世纪信息时代的挑战。随着科技以前所未有的速度和力量改变着人们的生活，周围曾经熟悉的一切事物似乎都融入了一系列升级变化之中。正如未来学家凯文·凯利在其名著《必然》中所说，"因为科技，我们制造的所有东西都处在'形成'的过程中。每样东西都在形成别的东西，从'可能'中催生出'当前'……我们正在从一个静态的名词世界前往流动的动词世界……产品将会变成服务和流程。随着高科技的注入，汽车会变成一种运输服务，一个不断更新的材料序列，对用户的使用、反馈、竞争、创新乃至穿戴做出快速适应。"而被社会学者们所命名的"成熟社会"的日益走近，也会培养出越来越多成熟、理性而又具有知识的消费者。这些来自商品和顾客要素的挑战，将在今后几十年中乃至更远的未来，长久而深刻地影响推销学的理论创新和推销实践。

一、推销人员的专业化

推销人员必须发展成为精通某类商品的知识、技能和服务的专家，而不仅仅是促进购买的"说服者"。2015 年我国新修订的《中华人民共和国职业分类大典》，对涉及推销工作的专业技术人员统一称为"商务专业人员"，并进一步细分为 13 个小类：国际商务专业人员、市场营销专业人员、商务策划专业人员、品牌专业人员、会展策划专业人员、房地产开发专业人员、医药代表、管理咨询专业人员、拍卖专业人员、物业经营管理专业人员、经纪与代理专业人员、报关专业人员与报检专业人员。

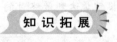
知 识 拓 展

医药代表的定义及其工作任务

医药代表的定义：代表药品生产企业，从事药品信息传递、沟通、反馈的专业人员。

主要工作任务：

1. 制定医药产品推广计划和方案；

2. 向医务人员传递医药产品相关信息；

3. 协助医务人员合理使用医药商品；

4. 收集、反馈药品临床使用情况及医院需求信息。

（资料来源：《中华人民共和国职业分类大典》，中国劳动社会保障出版社，2015）

从医药代表的定义中可以看出，医药代表的专业性是医药代表不同于一般推销人员的最大特点。而未来一个医药代表职业生涯持续发展的能力，将越来越与其能否胜任"药品信息沟通专家"的角色关系密切。

二、推销观念的新发展

1. 社交型推销 在互联网和通信工具高度发达和普及的今天，企业作为社会大系统的一个细小分支，与顾客、政府、合作伙伴、媒体等公共关系伙伴之间的联系日益紧密。广告、销售推广、人员推销、销售材料、新闻发布、活动赞助、招聘信息、专业期刊中的软文，这些过去工业社会由企业投入巨额人力、物力和财力有意发出的推销信息，在众声喧哗的社会上很难产生强大的影响力。相反，产品和服务的信息，以及员工的闲话、小道消息、商圈的评论、竞争对手的评论、谣言等并未由企业有意发出的计划外信息，却容易在社会上引起较大的反响，企业的优良行为和不良行为都会迅速被社会各方面广为传播和渲染。因此，企业必须重视社交媒体的力量。一方面学习选择合适的媒体平台适时、适度地发声宣传自己，保持与社会各方面的和谐健康关系；同时也要清醒地认识到自己处于社会子系统的地位，严于律己、接受社会各方面的广泛监督，真正地服务社会、服务公众，才能为自己谋取更大的利益。

2. 绿色推销 在社会经济高速发展的今天，环境污染、能源短缺等社会问题也日益突出，这也引起社会各界、特别是成长起来的新一代消费者的高度重视。所谓"绿色推销"就是企业在认识到消费者日益增强的环保意识后，及时对产品的原料、材质、产地、工艺、包装等做出的调整和应对。例如，在产品包装和宣传上突出"可生物降解""可回收利用"等文字标识和设立绿色环保标志，就是绿色推销的常规手段。但值得注意的是，这些推销用语和图案标志的使用必须谨慎，如果名不副实，就会使消费者对企业的信任度瞬间降至低谷，招致的后果可能非常严重。

3. 团队推销 在发达的信息社会，人们普遍追求更快的发展节奏、更高的工作效率；同时为了完成某一个"大手笔"的推销活动，更需要仰赖社会资本、技术等多方面的协作。因此，推销时必须采取团队作战的方式，运用集体的智慧；同时，推销也不再是企业营销部门自己的事，必须上升到企业"全员推销"的战略层面，才能形成合力，实现长远的企业目标。

三、技术导向和人本化趋势

管理大师彼得·德鲁克把工业时代 200 年的组织创新总结为三次革命，即工业革命、生产力革命和管理革命。而站在 21 世纪之初，推销者则面临着由高科技引领的第四次组织创新革命——"创意革命"。从互联网到移动互联网，再到物联网，从云计算到大数据，正像阿里巴巴副总裁曾鸣所言"未来商业的一个基本特征已经非常清楚，就是基于机器学习的人工智能将成为未来商业的基础"。

媒体掠影

机器人干起了保险推销员

2016 年 10 月初，一个闪闪发光、全身白色的新队伍正式加入到了台湾的劳动力市场中。这是一支以 Pepper 命名的小型迷你机器人队伍，由日本软银公司研发生产。它们不仅可以快速地招揽客户，而且还非常善于对吸引来的客户进行各式的推销。

这些会说中文的机器人身高只有 120 厘米，头上镶嵌着一双大大的眼睛，胸前的电子屏幕上显示着名字。迷你机器人具有非常强大的功能：它们不仅可以随着音乐的节奏翩翩起舞，还可以陪在大厅吵闹的小朋友们玩耍，甚至还可以带领公司的员工跳健美操活跃气氛。当人们让Pepper猜自己的年龄时，它们一定会比自己预估的年龄少说几岁来讨顾客的欢心。之后，它们会向目标顾客做更进一步的沟通——提供公司内部相关的金融理财产品信息，并且不断鼓励人们去登录公司的官方网站，或者去咨询公司的销售团队来寻求更深入、全面的消息。

台湾最大的保险公司——国泰人寿在Pepper迷你机器人第一天的工作之后，对它的表现非常满意，立即决定向其各个分公司推荐Pepper迷你机器人，计划在全岛一共"雇佣"10个Pepper。

鉴于Pepper的优异表现，其已经被推荐到全世界范围内包括日本、法国等国家在内的更多的劳动力市场中去工作，去发挥其更大的作用。

（资料来源：腾讯科技微博，网址：http://tech.qq.com/a/20161009/017317.htm）

在推销领域，具备可爱的外貌、礼貌的谈吐和熟练社交技巧的机器人推销员的大量涌现或许已不再是遥远的事。那么相对应的，未来社会最有价值的人类推销员，则应是以创造力、洞察力和对顾客敏锐的感知力为核心特征的一群人。这些创意型推销员"既需要独立的空间来思考，但更需要开放的空间来促进交流；他们需要大量在办公室以外工作；他们需要经常交谈、聊天、合作；他们同时需要安静思考、集中精力；他们需要灵活的工作时间，并不关心华而不实的设施，因为头脑风暴是创意的源头，需要大家智慧的碰撞。"而企业所能提供给这些创意型推销人才最重要的东西，就是能让他们更高效创造的环境和工具。

四、商业法规和伦理的约束力进一步加强

当今中国正在经历巨大的社会转型，正如西方工商界曾经历的"强力推销"阶段，在日常销售活动中，过度推销的现象仍然非常严重。产品假冒伪劣、价格欺诈和价格陷阱、虚假促销和广告等种种恶劣的推销行为层出不穷。但随着我国建设法治社会步伐的进一步加大，开放国家国民精神文明素质的进一步提高，保护消费者合法权益，反对不正当竞争和"诚实守信"商业伦理的倡导和回归，必然是今后推销学和推销实践重要的组成部分。

第五节　医药商品推销学的研究内容

一、医药商品推销学的主体

医药商品推销，是指药品生产经营企业通过推销人员向医药临床或相关从业人员推销产品，以实现销售产品和企业盈利的过程。

从上述的定义可以看出医药商品推销是个完整的销售过程，在这个过程中有主体，有客体。医药商品推销的主体为药品生产经营企业的推销人员，或称医药代表、医药专员、药品信息沟通专员等。名称不尽相同，但其职能是共同的，都作为医药商品推销的一线执行者，本书将医药商品推销人员和医药代表混用。

医药代表（MR，medicinal representation），简称药代，是指受过医学、药学或医药营销学

专门教育，具有一定临床理论知识及实际经验的医药专业人员，经过市场营销知识及促销技能的培训，从事药品推广、宣传工作的市场促销人员。医药代表有广义和狭义之区分，前者指所有药品销售人员，后者专指从事药品临床推广工作的医院代表。

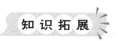

知 识 拓 展

辉瑞公司和医药代表的诞生

药品推广代表作为一个职业，从它诞生之日起，就从来没有与其专业性分离。

在土霉素获批准上市前一个星期，辉瑞公司首席执行官史密斯不幸逝世。他在临终之前对自己的接班人麦基恩说："如果这个抗生素土壤筛选计划能够有任何结果的话，不要再犯我们在青霉素上犯的错误，不要把它交给别的公司，我们要自己去卖……"史密斯之所以留下这样的遗言，是因为近100年来，辉瑞公司一直是将产品以原料药的形式卖给其他公司，遵照史密斯的遗愿，公司立即着手培训了8名医药代表，当土霉素于1950年3月15日得到美国食品与药品管理局批准时，他们马上分头行动，将贴有辉瑞商标的药品推销给批发商，向医生介绍这种辉瑞专利药物的疗效。这8个人成为销售与市场营销组织的先驱，这个组织在以后的岁月里被公认为整个行业的最佳组织。

一个强大的新型制药公司由此诞生了……

中国医药代表制度始于西方，20世纪80年底由日本大冢、西安杨森等外资医药公司率先在国内推出。由于它创造了企业与医师间直接沟通与交流的机会，带动了企业销售业绩的增长，于是很快为国内其他医药企业所效仿并逐渐盛行开来。据了解，目前我国大约有300万医药代表。尽管中国医药代表这个职业存在的历史尚短，但在经济发达国家，医药代表已经发展成具有一整套成熟的管理、经营、服务理论体系的职业。

二、医药商品推销学的客体

医药代表所销售的产品为医药商品推销的客体，这种产品从广义来说，包括药品、保健品、医疗器械、卫生材料、制药机械、药用包装材料等。从狭义的角度来说，专指药品。本书以药品为重点研究对象，但相关理论、知识、推销技巧也适用于广义上的所有医药商品。

药品的定义有别于一般的产品概念。我国现行的《药品管理法》中明确提出了药品的定义：药品是指用于预防、治疗、诊断人的疾病或提高人群的生活质量，有目的地调节人的生理功能并规定有适应证或者功能主治、用法和用量的物质。包括中药材、中药饮片、中成药、化学原料药及其制剂、抗生素、生化药品、放射性药品、血清及疫苗、血液制品和诊断药品等。

正是由于药品是特殊商品，医药代表应该对相关药品知识了如指掌，熟悉该药品的研发来源、历史背景、市场发展、药理作用、临床效果、同类比较、以及相关的政策、法规、方针、管理等。因此，医药代表又不仅仅是一个纯粹的销售人员，他们必须对相关领域的知识有着透彻的了解。作为繁忙的临床医务工作者或者药师，他们可能没有时间和精力去全面了解快速更迭的医药行业信息，他们需要有人准确而及时地向他们传递最新的医学和药学发展讯息。比如在美国，临床医生的新药知识73%来源于医药厂家，来源于医药代表的讲解。医药代表不只是推销员，更是信息传递者，是产品专家。从这个意义上来说，医药代表存在的意义是重要而明显的。

三、医药商品推销学的研究对象

（一）从药品销售流程看

药品从生产企业到达消费者手上所经过的途径即为药品销售渠道（又称药品流通渠道），图1-1是典型的药品销售渠道。

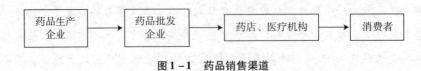

图1-1　药品销售渠道

1. 从生产企业到批发企业　由于物流配送及营销能力的限制，一般生产企业都首先会将药品销售给药品批发企业（有时又称医药公司、医药商业公司），这中间可能只经过一个批发企业，也可能经过两个或者两个以上的批发企业，业内往往又把后者之间的销售关系称为调拨。生产企业和第一个批发企业之间的销售价格往往称为药品的出厂价。

2. 从批发企业到药品零售机构（药店或医疗机构）　药品批发企业购入药品后必须销售给药品零售机构才能获利和满足患者需求，销售价格即为批发价。药品批发企业和药品零售药店合称药品经营企业。

3. 从药品零售机构到消费者　由于药品的特殊性，绝大多数药品会由药品零售机构销售给消费者，这个销售价格即为药品的零售价。

基层药品销售人员一般分为商务代表、医院代表、非处方药代表三类。商务代表的工作领域主要是图1-1中的渠道管理，医院代表的工作领域主要在医院，非处方药代表的工作领域主要在药店。

（二）从两组重要概念看

要了解医药商品推销学的学科边界，关键要区分两组重要概念。

1. 医药商品推销和医药市场营销　医药市场营销是个人和医药组织通过创造并同他人交换医药产品和价值以满足需求和欲望的一种社会和管理过程。医药市场营销包含的范畴较广，既有企业层面的营销活动，又有员工层面的推销活动；既包含产品销售过程，又包含产品定价、广告等营销活动。

医药商品推销则更多地指推销人员销售药品或促销药品的过程。

在市场经济不发达时期，由于竞争不激烈，在医药领域里，买方市场尚未形成，医药企业生产出来的产品只要设法卖出去就可以生存并发展，企业的市场营销活动主要是加强推销，因此市场营销（marketing）与推销（selling）之间没有根本区别。

随着市场经济的发展，买方市场的形成，竞争日趋激烈，医药推销与医药市场营销的区别日益明显。在发达的市场经济条件下，医药推销仅仅是医药市场营销的一部分，如菲利普·科特勒所说：推销只不过是营销冰山上的顶点。可见，在经济不发达时期，医药市场营销从某种意义上说就是推销；在经济发达时期，推销只是医药市场营销的职能之一。

2. 药品临床推广和药店推广　药品是临床推广的客体，目前国际通行的药品分类管理办法将药品分为处方药品和非处方药品两大类分别进行管理。

处方药（RX 药品）是指必须凭执业医师或执业助理医师处方才可调配、购买和使用的药品。批发与零售企业不得以任何形式直接向患者推荐、销售处方药品，必须按医嘱或医护人员的监控和指导下使用，不得在大众媒体上发布广告。非处方药（OTC 药品）指应用安全、质量稳定、疗效确切、使用方便、不需要凭医师处方即可自行判断、购买和使用的药品。处方药与非处方药不是药品的本质属性，而是从药品管理的需要角度确定的概念，两者主要在流通和使用环节上区别管理。

药店是非处方药的主要销售渠道，因而非处方药的推广策略和促销活动主要针对药店零售终端和消费者本身，相应的推广过程就称为药店推广。医院是处方药的主要销售渠道，因而处方药的推广和宣传对象往往是医院的临床医生，相应的推广就是药品临床推广。

案例分析

世界上最伟大的推销员

闻名遐迩的汽车推销员乔·吉拉德，以 15 年共推销 13000 辆小汽车的惊人业绩，被《吉尼斯世界纪录大全》收录，并荣获"世界最伟大的推销员"的称号。乔·吉拉德自我介绍有三点成功经验可以借鉴。

1. 树立可靠的形象。乔·吉拉德总是衣着整洁，朴实谦和，脸上挂着迷人的微笑，出现在顾客的面前。而且对自己所推销的产品的型号、外观、性能、价格、保养期等烂熟于心，保证对顾客有问必答、一清二楚。他乐于做顾客的参谋，根据顾客的财力、气质、爱好、用场，向他们推荐各种适宜的小汽车，并灵活地加以比较，举出令人信服或易于忽略的理由来坚定买主的信心，主动热情、认真地代顾客进行挑选。年复一年，乔·吉拉德就这样用自己老成、持重、温厚、热情的态度，真心实意地为顾客提供周到及时的服务，帮助顾客正确决策，与顾客自然地形成了一种相互信赖、友好合作的气氛。

2. 注重感情投入。乔·吉拉德深深懂得顾客的价值，而顾客都是活生生的人，人总是有感情并且重感情的。所以，他标榜自己的工作准则是："服务，服务，再服务！"乔·吉拉德感情投入的第一步是以礼貌待客，以情相通。顾客一进门，他就像老朋友一样地迎接，常常不失时机地奉上坐具和饮料；顾客的每一项要求，他总是耐心倾听，尽可能做出详细的解释或者示范；凡是自己能够解决的问题则立即解决，从不拖拉。乔·吉拉德感情投入的第二步是坚持永久服务。他坚信："售给某个人的第一辆汽车就是跟这个人长期关系的开始。"他把建立这种与"老主顾"的关系作为自己工作的绝招。他坚持在汽车售出之后的几年中还为顾客提供服务，并决不允许别的竞争对手在自己的老主顾中插进一脚。乔·吉拉德的种种服务使他的顾客备受感动，第二次、第三次买车时自然就忘不了他。据估算，乔·吉拉德的销售业务额中有80% 来自原有的顾客。有位顾客亲昵地开玩笑说："除非你离开这个国家，否则你就摆脱不了乔·吉拉德这个家伙。"乔·吉拉德感动地说："这是顾客对我的莫大的恭维！"

3. 重复巧妙的宣传。乔·吉拉德宣传的办法不但别出心裁，而且令人信服。顾客从把订单交给乔·吉拉德时起，每一年的每一个月都会收到乔·吉拉德的一封信。所用的信封很普通，但其色彩和尺寸都经常变换，以至没有一个人知道信封里是什么内容。这样，它也就不会遭到免费寄赠的宣传品的共同命运——不拆就被收信人扔到一边。乔·吉拉德特别注意发信的时间，1 日、15 日不发信，因为那是大多数人结算账单的时候，心情不好；13 日不发信，因为

NOTE

日子不吉利。总是选取各种"黄道吉日"，让顾客接到自己联络感情的信件，心情愉悦或平静，印象自然更加深刻。因为平时"香火"不断，关键时候顾客这个"上帝"会保佑的。然而这么一位优秀的推销员，却有一次难忘的失败教训。有一次，一位顾客来跟乔·吉拉德商谈买车。乔·吉拉德向他推荐了一种新型车，一切进行顺利，眼看就要成交，但对方突然决定不买了。乔·吉拉德百思不得其解，夜深了还忍不住给那位顾客打电话想问明原因，谁知顾客回答说："今天下午你为什么不用心听我说话？就在签字之前，我提到我的儿子即将进入密歇根大学就读，我还对你说他的运动成绩和将来的抱负，我以他为荣，可你根本没有听我说这些话！你宁愿听另一位推销员说笑话，根本不在乎我说什么！我不愿意从一个不尊重我的人手里买东西！"从这件事，乔·吉拉德得到了两条教训：第一，倾听顾客的话实在太重要了，自己就是由于对顾客的表面看来和买车毫无关系的闲话，漠然、置之不理，因而失去了一笔生意；第二，推销商品之前，先要把自己推销出去，顾客虽然喜欢你的产品，但如果不喜欢你这个推销员，他也可能不买你的产品。

案例讨论题：

1. 乔·吉拉德为什么会有骄人的业绩？

2. 你能够从乔·吉拉德的那次失败中吸取什么教训？

3. 讨论：想成为一名超级推销员，应该具备哪些素质和技能？

【思考题】

1. 推销学从古至今经历了哪些发展阶段？

2. 与传统社会相比，现代推销具有哪些特点？

3. 推销的作用有哪些？

4. 推销的原则有哪些？

5. 现代推销的整体过程包括那几个阶段？

6. 限时 5 分钟向全班同学做自我推销。要求：突出自己特点，令人印象深刻。

7. 作为 21 世纪的推销人员，应具备哪些新的推销观念？

8. 试分析医药商品推销学和医药市场营销学的联系和区别。

第二章　推销要素

【学习目标】

1. 掌握：推销人员的素质及能力，推销方格理论，顾客方格理论，整体产品，产品质量概念。

2. 熟悉：推销人员的职责，推销对象的层次，吉姆公式。

3. 了解：产品层次学说。

推销主体（即推销人员）、推销客体、推销对象、推销环境是现代推销活动的四个基本要素，也是推销活动得以实现的必要因素。医药商品的推销过程，就是推销人员在一定的医药环境中运用各种推销技术和手段说服潜在推销对象接受其推销的医药产品的以实现自身的推销目标的过程。因此，要求医药产品的推销人员在推销活动中协调好四个基本要素之间的关系以保证推销目标的实现。

第一节　推销人员

推销人员在推销的四个基本要素中处于主导的地位，承担着主动向推销客体推销医药产品的工作。推销人员在推销活动中非常重要，没有推销人员，也就没有推销活动；而推销过程中推销策略和技巧也是由推销人员掌握并具体实施的，因此，推销人员的素质与能力对于沟通医药生产企业及医药经营企业与市场间的关系、顺利完成推销任务起着十分重要的作用。

一、推销人员的职责

在产品推销过程中，推销人员既代表公司，又要联系顾客；既要取得经济效益，又要为顾客提供周全的服务。要完成如此艰巨的任务，首先必须明确自己的职责，以便全面协调各方面的关系，也为提高自身的素质、能力奠定基础。

（一）寻找与发现市场

寻找与发现市场是推销人员的首要职责，尤其是潜在市场，潜在市场是医药企业的希望，是医药企业市场营销活动的下一个目标。因此，推销人员在平时的推销活动中必须时刻寻找与发现潜在市场。所以，在这一过程中所做的主要工作有：寻找潜在市场；寻找与确定目标市场，即寻找并确定哪个地区、哪部分人是企业产品目前的需要者或未来的购买者；估算目标市场的容量及可以达到的销售额；了解目标市场需求的特点，根据不同的特点为自己的推销工作提供决策依据；为企业市场营销决策当好参谋，因为推销人员直接接触市场，接触顾客，因此对市场、对顾客更加了解，因此，推销人员在企业进行市场营销决策时更有发言权，从而介入企业整体营销决策。

（二）开拓与进入市场

开拓新的目标市场是推销人员的主要工作，只有开拓新市场，才可以将潜在市场变为现实市场，把市场机会变为企业的盈利机会，把潜在利润变为真实利润。为开拓新市场，推销人员应做好下列工作：

1. 分析目标市场需求变化的影响因素　通过信息的收集、整理、分析、传递与储存，追踪目标市场需求的变化，分析市场机会与风险，发现、开拓进入新市场的最佳时机。在企业整体营销策略的配合下，实施市场开拓活动。

2. 制定企业产品的销售网络计划　协助企业销售经理选择可以利用的中间商及其他销售渠道，为企业产品的销售铺路搭桥。

3. 实施开拓　在企业营销组合多种因素配合下，根据目标市场的特点开展产品推销工作的全部活动，例如：预约顾客、拜访顾客、消除顾客异议、办理各种销售手续、向顾客提供完善的售后服务等。

（三）沟通信息，协调关系

在推销过程中，推销人员要上下沟通，起到企业和消费者之间的桥梁作用。

1. 沟通产品信息，引导消费　推销人员应准确、及时地向目标市场传递有关企业、产品（或服务）的信息。推销人员在产品销售的过程中，必须掌握所在企业的有关信息资料，如企业的经营历史、经营规模、产品的市场地位、工艺水平、品种质量等，以便在适当的时间和地点，用适当的销售方式和价格向顾客介绍和提供企业的产品（或服务），并向顾客展示、示范，启发购买，引导消费。

2. 沟通供求信息，保证按需生产　推销人员应随时收集和掌握有关市场信息资料，例如：消费需求的变化趋势，顾客对产品质量、规格档次、花色品种、包装、价格、服务等方面的要求；竞争企业的情况，包括它们的产品质量、工艺水平、品种规格、价格档次以及推销的战术策略等，此外，还要了解消费者对本企业产品的评价意见、品牌忠诚状况以及外部社会环境对企业营销活动的影响。这些信息要及时、准确地搜集并反馈给企业，以便企业决策者审时度势，制定可行的经营战略。

（四）开展推销活动并做好服务工作

推销人员的主要工作就是开展具体的推销业务，如寻找顾客、进行顾客资格审查、约见、洽谈、处理异议、促使成交、办理交易手续、催缴回收货款等。

另外一项就是做好推销的服务工作。目前的医药产品推销竞争的焦点是服务。顾客由于对琳琅满目的医药产品缺乏选择的知识与标准，便会倾向选择能够提供更好服务的供应商。并且，服务的方式和质量决定着推销任务的完成情况，为以后的销售奠定基础。推销人员要善于利用向顾客提供服务的机会促进交易的达成。推销服务包括售前、售中和售后三个阶段。

1. 做好售前服务，才有成交的可能性　售前服务是进行医药商品推销工作的前提条件，售前服务应首先确定推销重点和推销方式。推销人员要在推销自己的产品之前先了解其他同类产品的销售情况，分析产品畅销或滞销的原因，以确定自己所推销产品的推销重点和推销对象，采用合适的推销方式；推销人员还应积极向顾客介绍和宣传商品，为顾客提供信息咨询。

2. 做好售中服务，推销才能成功　售中服务是商品推销过程中的服务工作，它是决定推销成功与否的关键环节。因为顾客在购买产品时都非常重视推销人员提供的服务。推销人员在产品推销中提供服务的项目与质量体现着企业的经营理念。因此，做好推销过程中的服务工作，是促进顾客产生购买欲望、达成交易的有力手段。

3. 做好售后服务，才能赢得顾客　顾客在购买后都会进行总结，产品好不好，服务优良不优良，价格合不合理等，若得出满意的结论，便会使推销得以强化。能提高推销的知名度与美誉度，不断巩固老顾客和开发新顾客；若得出不满意的结论，便会把这种不满情绪扩散，使公司失去顾客。

医药产品的推销是一个长期的连续过程，因此，尤其要重视售后服务及相关工作。首先，继续与顾客保持联系，定期地与顾客接触，了解他们对产品的使用情况。对不满意者要采取一些补救措施，以防失去顾客；对于顾客提出的合理要求，要尽量予以满足。其次，时时关注销售情况。推销人员要把销售过程中的有关情况作详细记录，对顾客的基本情况、使用医药产品的情况、顾客的意见、顾客未来的需要、竞争对手的情况等资料进行认真的加工、整理，为企业领导进行营销决策提供客观依据。第三，对重点顾客进行分析和管理，从推销人员的销售记录中选出那些使用量大的顾客作为重点顾客，将它们作为未来推销工作的重点对象，以提高销售工作的效率。

二、推销人员的素质

医药产品的推销工作对推销人员的素质提出了很高的要求，一个医药企业如果拥有一批素质优秀且受过良好训练的推销员，就能吸引较多的客户，进而在市场竞争中取得成功。因此，推销人员必须具备一定的素质才能成为一个称职的推销人员，较为理想的推销人员，主要应该具备以下基本素质。

（一）思想素质

推销工作不同于其他工作，是一项独立性的、富有创造性的工作，同时也是一项艰苦的脑力劳动和体力劳动工作，它要求推销人员具有强烈的事业心和高度的责任感。

1. 强烈的事业心　推销工作与其他行业相比有无法比拟的困难，推销是勇敢者才能从事的职业。从事推销活动的人，可以说是与拒绝打交道的人。推销员从举手敲门，顾客开门，与顾客的应对进退，一直到成交、告退，每关都是荆棘丛生，没有平坦之路可走。而且所面对的顾客千差万别。所以，没有强烈的事业心是干不好推销工作的。推销人员如果想在推销方面取得成绩，首先要有强烈的事业心，具体表现为：能充分认识自己工作的价值，热爱推销工作，有献身推销事业的工作精神，不怕艰苦，任劳任怨，有取得推销成功的坚定信念。

2. 高度的责任感　推销员在工作中担负着医药企业的重任，是医药企业及产品的代言人。医药企业的产品销售任务靠推销人员完成，推销员的一言一行也都关系到企业的声誉和形象。因此，推销人员首先必须有高度的责任感，千方百计、想方设法地完成企业的销售任务，这也是推销人员的主要工作。其次，推销员代表的是一个企业，除完成一定的推销任务外，也需要在推销活动中为企业树立良好的形象，与客户建立和保持和谐的关系。

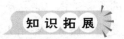

推销人员的慎独精神

推销员的职业比较自由，平时无人监督，全凭自律，因此，在推销的工作中要具有慎独精神。所谓慎独精神，是指推销人员在单人独处状态下能约束自我、能自我开发的精神。推销员的工作基本上都表现出一种单独行动，处于一种无人直接管理的状态中，所以推销人员若不能自我约束、自我开发的话，该去拜访不去拜访，而跑去逛街或去娱乐，甚至跑到某个地方去休息，则无法完成推销任务。其次，推销员的工作多与钱物打交道，而且又无人监督，所以就要求推销员要有严于律己、独善其身的良好职业道德。

（资料来源：李桂荣. 现代推销学. 北京：中国人民大学出版社，2004）

（二）知识素质

推销人员除了要具备过硬的思想素质外，还要求具有广阔的知识视野。推销人员所接触的顾客众多，并且，医药产品的推销人员所接触的顾客文化素质较高，因此，对于高素质的顾客必须是高素质的推销人员与之交往。其次，顾客的兴趣爱好千差万别，推销人员在推销的过程中要善于投其所好，因此，要求推销人员具有丰富的知识。

1. 行业知识　对医药行业的发展历史与现状、医药行业的发展动态与趋势、医药行业内部的竞争状况等情况的掌握有助于推销人员了解自己所从事工作的意义，制定未来的个人职业发展规划等。

2. 企业知识　推销人员应掌握的企业知识主要包括：企业背景、企业的经营现状、企业的市场地位、企业文化、企业政策、企业的组织与人事、企业的交货方式和结算方式等知识。推销人员只有对自己所在的企业全面了解，尽可能掌握全面的企业知识，特别是企业文化以及企业经营的方针、政策，才能熟练地回答顾客提出的相关问题，满足顾客对企业了解的欲望。

3. 产品知识　推销人员应熟练掌握所推销的医药产品知识及相关的医学知识，医药产品的推销人员在推销过程中不仅是推销医药产品，而更多的是传递观念从而让顾客接受产品，因此，只有掌握丰富的产品知识及相关的医学知识才能有效地开展消费教育、传播市场知识，从而当好这些高素质顾客的导师和顾问。先卖知识、后卖产品，这样才能有效地提高推销效率。药品知识主要包括药物主要成分、作用机理、药理作用、药物代谢动力学、适应证、用法用量、不良反应、注意事项等知识。

4. 市场知识　推销人员要了解和掌握市场营销学的基本原理，掌握市场调查和预测的原理、原则和方法，善于把握销售的变化趋势，掌握医药产品推销的策略及各种技巧，掌握医药客户管理的原理及方法等相关的市场知识。推销人员只有掌握了市场知识，努力挖掘市场潜力、开发潜在客户，才能更好更快地完成销售任务。

5. 其他相关知识　推销人员还应该尽可能地掌握各种自然知识、社会知识、文化知识、语言知识、技术知识、法律知识、政治知识、宗教知识，以及其他方面的相关知识，包括各国风情、各地方言、各种风俗习惯等。

NOTE

学习方式

推销人员要不断学习

推销人员必须具有多种知识能力，所以就要不断地学习。这种学习，除了从书本上学习之外，还必须向自己学习，向别的推销员学习。

1. 从书本上学习 推销之神原一平年轻时读的书很少，随着业务面的扩大，他越来越感到知识的贫乏给他带来的不便。甚至一些人谈话的内容他都很难理解，这使他感到非常惭愧，他知道这是知识太贫乏所造成的后果，于是就下决心苦读。他选定每周六下午为进修时间，每逢周六他都提早结束推销工作，偷偷溜到图书馆去苦读。在浩瀚的书海中，他乐此不疲，后来任何人与他谈起任何问题，他都能谈得头头是道。原一平正是这样一边推销、一边学习而成为学识渊博之人，也正是学习筑起了他的事业巅峰。

2. 向别的推销人员学习 在商场上，不管你多么精明能干，随时都会有人取而代之，这些人也许比你更加精明，在推销的工作中也可能比你更有法子。因此，推销人员必须时刻注意、细心观察，从别人那里学习到自己所欠缺的技巧和方法，从别人那里得到重要的启发，改进自己的推销工作。

3. 向自己学习 向自己的成功学习宝贵的经验，向自己的失败学习难得的教训。推销人员可以将自己所经历的最富代表性的推销事件记录成推销案例，对其加以研究，分析哪些地方做得好，哪些地方做得不好，将不满的地方加以完善。如此进行下去，将会使自己的推销工作更加完美。

（资料来源：李桂荣. 现代推销学. 北京：中国人民大学出版社，2004）

（三）身体素质

推销工作既是一项复杂的脑力劳动，也是一项艰苦的体力劳动，强健的体魄是推销成功的前提与基础。这表现为：推销工作的性质就决定了推销人员必须经常外出拜访顾客，必要时还得携带样品、目录、说明书等。与客户接触的整个推销过程，更是曲折复杂，也需要旺盛的精力作保证。其次，在顾客面前推销人员应永远保持最佳的精神状态，哪怕是已经奔波了一天，已经很疲劳了，但是当拜访最后一位顾客时，推销人员都应保持旺盛的热情。因此，良好的身体素质、充沛的体能和体力是胜任推销工作的必要条件。日本推销之神原一平推销一份保单平均要完成11次拜访洽谈，这样高强度的体能耗费对推销员的身体素质要求是可想而知的。

（四）心理素质

推销工作是勇敢者的职业，每天要面对各种各样的顾客，失败的情形常伴随而行，经常会遭到顾客的拒绝或冷眼，这可能会使推销人员产生一种比较糟糕的心情，但是推销人员永远不能将这种沮丧的心情带到顾客面前，所以推销人员必须要有一个健康的心理，应该具备一种坚韧不拔、积极进取的心态。

（五）高尚的礼仪和风度

推销员不仅仅推销商品，更重要的是推销自己。推销员只有用得体的礼仪、丰富的知识、完美的人格，才能赢得顾客，才能让顾客欣赏、喜欢，从而接受产品。推销人员如果成功地推

NOTE

销了自己，就等于推销成功了99%。推销人员的礼仪和风度应从仪表服饰、谈吐等方面去培养和展示。

1. 仪表与服饰　推销人员的仪表和服饰是推销成功的第一块敲门砖，也是自己修养的体现，更是公司形象和产品形象的具体体现。富有吸引力的外表、得体的服装和恰当的装饰构成的第一印象必然深刻而强烈，使顾客产生深入交往下去的兴趣。一个人的仪表不但可以体现文化修养，也可以反映审美趣味。适宜的衣着是仪表的关键，推销人员必须注意自己的服装与装束。服饰的穿着没有固定的模式，应该根据预期的场合、所推销的商品类型等灵活处理。一般来说，推销人员的服饰应与走访对象的服饰基本吻合，如果反差太大，会使受访者产生不良情绪，不易形成和谐的推销氛围。推销人员的服饰还应与推销对象所在的场合一致，如果推销对象是在工作场所，则穿着应较为正规；如果走访对象是在家里，则穿着应当休闲一些；如果走访对象是高层管理者，应注意服饰的品牌、质地。推销人员也应注重自身的整洁状况和卫生习惯，男士应该修理自己的胡须、头发，给人以精神饱满的感觉，不能不修边幅，邋邋遢遢，使顾客感到不舒服。

总之，精干的外表、匀称的体型、得体的服饰会给顾客一个良好的整体印象，有利于推销活动的推进。

2. 说话语气与交谈习惯　推销人员的言谈举止在推销的过程中同样起着非常重要的作用。如果说仪表是取得与顾客交谈的钥匙，则言谈举止是征服顾客心灵并取得顾客信任的推进器。从言谈方面来说，交谈的艺术与技巧显得尤为重要，这就要求推销人员加强自身的语言训练，提高表达水平，积累交谈技艺，掌握谈话重点。

在行为举止方面，推销人员应该注意养成良好的习惯，克服一些怪癖。进门前，无论门是关闭还是开启，都应先按门铃或轻轻敲门，然后站在离门稍远一点的地方；看见顾客时应该点头微笑作礼；在顾客未坐定之前，不应该先坐下；用双手递送或接受名片；绝对不能任意抚摸或者玩弄顾客桌上的物品，更不能把顾客的名片当玩具玩；用积极关心的态度与顾客谈话；落座要端正，身体稍往前倾；认真并善于听取顾客的意见，眼睛看着对方，不断注意对方的神情，一定要给顾客足够的时间发言，切忌只按自己的情趣一味地讲下去；不卑不亢，不慌不忙，举止得体，彬彬有礼；除遵守以上准则外，推销人员还应避免和克服一些不良习惯，如：不停地眨眼，摸鼻子，挖鼻孔，发出怪声，咬嘴唇，舔嘴唇，抓头搔耳，吐舌，耸肩，脚不停地敲击地板，不停地看表，皮笑肉不笑，东张西望，慌里慌张，耐性极差等。

3. 其他礼节　打招呼的礼节。打招呼时，一定要亲切热情，应是发自内心的问候，而不只是一种表面的形式，真正从感情上打动顾客；应根据顾客的性别、年龄等特征，使用适当的称谓，并因事因地确定一个适宜的问候语。

招待顾客进餐的礼节。推销人员请顾客进餐时，应注意：选择宴请地点时要考虑顾客心理；菜肴要适合顾客的口味，最好有顾客点菜；陪客人数要适度，一般不能超过顾客人数；不能醉酒，劝酒要适度，以顾客的酒量为限，破除一些陈规旧习；最好自己单独去结账；宴毕应请顾客走在前面。

使用电话的礼节。推销人员给顾客打电话时，应主动说明自己的身份、目的；讲话不要啰唆，声音适度；通话过程中应讲"请""谢谢"等礼貌用语；打完电话应等对方挂断后，再轻轻地挂断电话；打错电话，应表示歉意；如果是接电话，应及时拿起听筒，无论是找自己还是找别人，都应热情，不要冷冰冰的或冷嘲热讽。

三、推销人员的能力

优秀的推销人员除了具备上述这些基本素质外，还应具备各种能力。

（一）敏锐的洞察能力

推销人员应该是心理学的行家里手，具有洞察细微事物的慧眼，通过对顾客所处环境的观察与分析，与顾客的接触和交流，依据顾客的手势、反应、脸色、心境等表现，在头脑中快速形成印象并做出判断。优秀的推销人员应该具备洞察顾客心理活动的能力，对细枝末节有较强的敏感性，并能针对顾客心理活动采取必要的刺激手段，转变顾客看法，变潜在需求为现实需求，并扩大其需求。

推销人员要想提高洞察能力，首先必须从提高洞察的质量入手。知识、方式和目的是影响推销员洞察质量的主要因素。知识是洞察顾客行为、了解顾客心理的基础。推销人员掌握的相关知识越多，对顾客的洞察也就越深入、全面，也就越能准确地把握顾客的购买心理。例如，掌握心理学知识的推销人员，通过洞察顾客的言行、情绪，就能很快地了解到顾客的需求与意图。

（二）快捷的应变能力

应变能力是指人们在遇到意外的情况时，能够沉着冷静、灵活机动、审时度势地应付变化，并能达到原来既定目标的能力。推销人员虽然在与顾客接触前，都对其推销对象做过一定程度的研究，进行了接洽前的准备，制定了推销方案，但由于实际推销时面对的顾客太多，无法把所有顾客的可能反应都全部列举出来，必然会出现一些意想不到的情况。对于这种突然的变化，推销人员要理智地分析和处理，遇事不惊，随机应变。一般人很难在毫无思想准备的情况下，面对意想不到、突如其来的变故做出恰如其分的反应，因此应变能力的提高只有靠推销人员平时在推销实践中总结自己的应变经验与教训，找出符合自己特点的应变经验与规律。

（三）良好的语言表达能力

在推销的过程中很多时候都需要推销人员用语言去进行表达，如：回答顾客的各种问题，向顾客介绍、宣传本企业的产品，与顾客洽谈业务等。推销人员必须善于用语言去启发顾客、说服顾客。语言是人们沟通、交流，以及建立感情、友谊的交际工具。良好的语言表达能力表现为：①发音准确；②条理清晰，逻辑性强，不能前言不搭后语，自相矛盾；③谈话有理有据，不能强词夺理；④注意语音、语调、语速及停顿等语言基本功的训练；⑤交谈富有热情，充满活力，使人感受亲切，有渴望交流的冲动；⑥注意语言的规范化，尽量避免使用俚语和口头语；⑦使用礼貌语言，讲究语言美，不讲粗野语言等。通过这些良好的语言表达能力能感染顾客，激发顾客的购买热情，营造良好的购买氛围，实现销售产品的目的。

良好的语言表达能力还表现在说服能力上。推销工作的核心是说服，说服力的强弱是衡量推销人员水平高低的标准之一。要说服顾客，不仅要掌握一定的说话艺术，更重要的是把握正确的原则。其中最重要的原则就是：抓住顾客的切身利益开展说服工作，即在产品推销过程中，不能将说服的重点放在对产品特点的过度渲染上，从而忽视了对顾客切身利益的考虑，这样就很难使所推销的产品与顾客的需要密切联系起来，也就无法促使顾客产生强烈的购买兴趣，以致推销工作难以有成效。如果推销人员在推销过程中语言表达逻辑性差、思路不清、词不达意、语言贫乏、笨嘴拙舌，顾客是不可能接受他的，也不可能接受他所推销的商品。优秀的推销人员应该是具有超人天赋的演说家，也是富有鼓动激情的"辩才"，能言善辩，但同时又是最忠实的听众，善于聆听顾客的意见。

（四）理解、判断和决策能力

理解能力是指推销人员对事物本质与深层原因了解与认识的能力。理解能力高，就可以通过复杂、多变的关系来认识事物的内在联系。推销人员具备较高的理解能力，可以准确地把握与理解顾客的言行举止，与顾客及相关人员愉快地合作。

判断能力是指推销人员用某个标准对事物做出定量或定性界定与区别的能力。例如，基于对医药行业的观察与了解，从而判断出医药行业中医药消费者偏好的发展趋势等。良好的判断能力有利于推销人员做出正确的决策。推销人员应该努力学习，通过日积月累提高自己的判断能力。

决策能力是指推销人员依据所处的环境和条件确定行为目标，在达到目标的多个可行方案中进行分析、判断与优选的能力。现代企业的推销人员，不仅是产品销售任务的简单执行者，而且是有一定权限与职责的推销决策人，因此，必须有自我决策能力。例如，有一位推销员在火车站听到某医院急需医疗器械，中途急忙下车联系，迅速将产品送到顾客手中，达成了交易。这充分体现了推销员具有较强的判断能力与决策能力。

（五）处理顾客异议的能力

在推销的过程中顾客通常会提出各种各样的异议，推销员必须掌握一定的处理异议的方法，在实践中提高处理顾客异议的能力。这是因为，在推销中顾客往往会对医药产品的质量、价格、疗效等方面提出种种异议，甚至故意挑剔。对于顾客所提出的疑问，推销员应区别对待，不能统统都认可或完全拒绝。如果顾客的异议是合理的，同时也是推销员能够解决的，就应该设法为其解决，但对于有些顾客本无心购买，只是为不买找一个借口，就不能一味地迁就，为和这样的推销对象达成一笔交易而进行马拉松式的交锋，可能需要很长的时间，但同样的时间可能已找到更多的客户，达成了更多的交易，从时间效应上看是得不偿失的。

四、推销人员的推销方格理论

1970 年，美国著名管理学家罗伯特·布莱克和简·蒙顿在其管理方格理论的基础上，根据推销人员对顾客与销售的关注程度，提出了推销方格理论。这一理论建立在行为科学基础之上，着重分析推销人员与顾客、销售额之间的关系，以此规范推销人员的行为，指出最适宜的推销类型。推销方格理论不仅可以帮助推销人员更清楚地认识到自己的推销心态，看到自己在推销工作中所存在的问题，还有助于推销人员更深入地了解自己的推销对象，掌握顾客的心理活动规律。

推销人员在推销时，有两个明确的目标：一是要努力地说服顾客，完成自己的推销任务；二是竭力迎合顾客偏好，以求与顾客建立良好的人际关系。不同的推销人员，由于心理愿望与时间的不同，对待这两个目标的关注程度的侧重点不同，就构成了推销方格理论。

在推销方格中，横坐标表示推销人员对推销的关注程度，纵坐标表示对顾客的关注程度。数值越小说明对某个方向的关注程度越低，数值越大说明对某个方向的关注程度越高。布莱克和蒙顿根据推销人员对这两种目标的重视程度，将推销人员分为事不关己型、顾客导向型、强力推销导向型、推销技术导向型和解决问题导向（图2－1）。

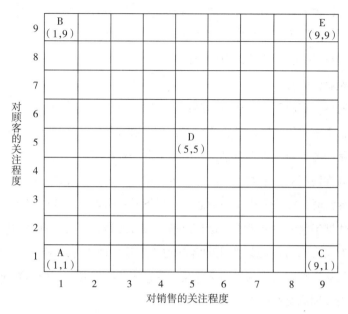

图2－1 推销方格理论

（一）事不关己型

事不关己型位于图2－1中的A方格，其坐标位置对应于（1，1）。处于这种心态的推销人员既不关注顾客的需要，也不关心销售，这样的推销人员没有明确的工作目标，缺乏强烈的成就感，对顾客的实际需要毫不关心，对能否完成销售目标也毫不在乎，他们只是将产品摆放在顾客面前，能卖就卖出去一些，不能卖出去也就罢了，缺乏积极进取之心。产生这种心态的原因可能有：一是推销人员主观上努力不够，缺乏成就感，毫无进取之心；二是推销人员所在企业的工作压力不够，没有明确的激励手段与奖励措施。针对这两方面的原因，企业在选拔推销人员时，一方面要注意吸收有强烈事业心的人来充实销售队伍；另一方面，要建立一套完整的奖惩制度，给予推销人员必要的刺激和压力，调动起推销人员的积极性。在激励手段的运用中，不仅要重视金钱效应，也要重视精神、心理等方面的刺激，对杰出推销人员的推销成果，应予以充分的肯定，并提拔出类拔萃者充实管理层，使人的自我潜能得到充分的挖掘。

（二）顾客导向型

顾客导向型位于图2－1中的B方格，其坐标位置对应于（1，9）。处于这种心态的推销人员一味地重视与顾客的人际关系，不管顾客提出的要求与异议是否合理，都一味地让步与迁就，希望给顾客留下良好的印象，以凭借这种私人感情促使顾客购买所推销的产品，对于公司的销售目标则考虑不多，甚至根本就不加考虑。这种心理类型的推销人员把建立和维持良好的人际关系作为推销工作的第一目标，为了达到这个目标可以不考虑推销工作本身的实际绩效。这样的推销人员充其量是一个交际活动者，算不上是一个称职的推销人员。

（三）强力推销导向型

强力推销导向型位于图2－1中的C方格，其坐标位置对应于（9，1）。处于这种心态的推销人员有着较强的成就感，关注自己的推销业绩，以完成或超额完成销售任务作为推销工作的首选目标，忽视或完全不关注顾客的需要与心理。在推销过程中，为了达成一定数量的交易额，他们往往千方百计地说服顾客购买，向顾客发动攻心战，采取咄咄逼人的推销攻势迫使顾客就范。这种强力推销的方法与顾客导向型刚好相反，容易引起顾客的反感，使成交率大大降低，即使顾客第一次购买了，也难以使顾客重复购买，很难长期占领市场。从推销学的角度来看，这种类型的推销人员也不能算理想的推销人员。

（四）推销技术导向型

推销技术导向型位于图2-1中的D方格，其坐标位置对应于（5，5）。处于这种心态的推销人员既比较重视销售效果，也比较关注顾客。在推销过程中，这种推销人员既不是一味地取悦于顾客，也不是一味地向顾客强行推销，而是采取一种切实可行的推销技术，稳扎稳打，力求成交。为了提高推销绩效，他们十分注意顾客的购买心理，研究推销技术，注重迎合顾客心理。当顾客提出异议时，往往采取折中的态度，尽量避免出现不愉快的情况，以便顺利地完成销售目标。从现代推销学的角度来看，这种推销人员可能是一位业绩卓著的成功者，但未必是一位理想的推销专家。因为他们只关注顾客的购买心理，而不设身处地去考虑顾客的实际需要，他们费尽心机劝说顾客高高兴兴购买的是一些顾客并不需要的东西，并非真正满足了顾客的实际需要，因而长期成交的可能性较小。

（五）解决问题导向型

解决问题导向型是图2-1中的E方格，其坐标位置对应于（9，9）。处于这种心态的推销人员既关注顾客，也关注销售效果；既关注顾客的购买心理，也关注顾客的实际需要。这种类型的推销人员善于研究顾客的购买心理，发现顾客的真正需要。他们往往把自己所推销的产品或服务与帮助顾客解决实际问题、克服困难有机地结合起来，顾客问题得到圆满解决即意味着推销目标的实现。从现代推销学的角度来看，持有这种推销心理的推销人员是最理想的推销专家。他们不忘自己的推销职责，也不忘顾客的实际需要；他们了解自己的推销品，也能体谅顾客的难处。他们在推销工作中积极进取，奋发向上，热情接待顾客，急顾客之所急，想顾客之所想，通过与顾客共同磋商帮助顾客做出合理的购买决策，使双方都受益。

第二节   推销客体

推销客体是指被推销的标的物，即推销品。推销品是推销活动中的客体，是现代推销学的研究对象之一。推销品包括商品、服务和观念。因而，商品的推销活动是对有形与无形商品的推广过程，是向顾客推销某种物品使用价值的过程，是向顾客实施服务、向顾客倡导一种新观念的过程。从现代营销学的角度看，向顾客推销的是整体产品，而不仅仅是具有某种实物形态和用途的物理意义上的产品。

一、产品层次学说

（一）两层次说

1988年，贝内特构建了一个三角形的两层次产品模型（图2-2）。在这个模型中，附加产品包括送货、维修服务、品牌形象、保证、包装和信贷等。他指出："附加产品是由伴随的利益中而增加了价值的物品、服务和思想，它是卖方打算卖的东西和买方感知到的东西两者的综合。"但他错误地认为:"附加产品是消费者真正购买的东西。"这就无视了核心产品给消费者带来的利益。

1993年,马杰罗、佩恩以及齐克曼德等同时推出了圆形模型。马杰罗和佩恩的模型在结构上十分相似,均由核心产品和产品围绕物构成。齐克曼德和达米科共同推出的模型由核心产品和附加产品构成。他们认为产品整体分为主要性状和附属方面两个层次。核心产品即产品整体的主要性状,是核心提供物的基本特性和基本方面,是基本利益,如牙膏的洁齿、防龋;附加产品即产品整体的附属方面,包括具体的特性、美学、包装、保证、使用指令、修理服务、合同、威望和品牌名称等,每一部分都提供追加利益;附属方面与核心产品的绩效结合后满足购买者的需要。

1987年,库尔茨和布恩推出了一个正方形的两层次模型(图2-3)。内层的正方形是提供给消费者的物品/服务的物理特征和功能特征;外面的正方形中包括品牌、包装和标签、保证和服务以及产品形象等。

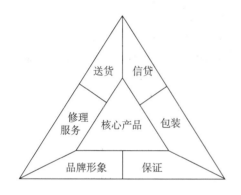

图2-2 贝尔特模型

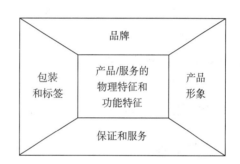

图2-3 库-布模型

(二)三层次说

科特勒在《营销管理》(1976年版)中最早提出了三层次产品划分:有形产品、核心产品和附加产品。有形产品是产品的外观,包括质量、特性、式样、品牌名称和包装;核心产品乃是提供给购买者或购买者所追求的基本效用或利益;附加产品为买主取得有形产品时所获利益的总和。1984年,科特勒进一步确定了三种产品的具体位置:核心产品位于产品整体的中心,回答"购买者真正要购买的是什么";有形产品位于产品整体的中间层;附加产品位于产品整体的最外层。

(三)四层次说

四层次结构的产品整体模型是莱维特于1986年提出的。他认为,提供物可以在几个层次上加以观察,并具体地提出了四个层次:①核心产品或一般产品。它是产品的有形属性或属性。②期望产品,是消费者对有形属性或其他属性的期望,是需要满足的最低限度的购买条件,诸如送货条件、安装服务、售后服务、维修、备件、训练、包装、便利等。③附加产品,是超出顾客期望的部分。④潜在产品,是可能增加对购买者具有效用或可能具有效用的特点和利益。

(四)五层次说

五层次产品整体模型最早见之于科特勒《营销管理》(1984年版)。与三层次模型相比,五层次模型增加了潜在产品（第五层）和期望产品（第三层），改造了原来的第二层，有形产品的提法代之以"一般产品"；附加产品层被推向第四层，成为延伸产品。产品整体概念的五个层次分别是核心产品、形式产品、期望产品、延伸产品、潜在产品。

1. 核心产品　核心产品是指向顾客提供的产品的基本效用和利益。从根本上讲，每个产品实质上都是为解决问题而提供的服务。例如，消费者购买口红的目的不是为了得到某种颜色某种形状的实体，而是为了通过使用口红提高自身的形象和气质。

2. 形式产品　形式产品是指核心产品借以实现的形式或目标市场对需求的特定满足形式。形式产品一般有五个特征构成，即品质、式样、特征、商标及包装。核心产品必须通过形式产品才能实现。

3. 期望产品　期望产品是指购买者在购买产品时期望得到的与产品密切相关的一整套属性和条件。旅馆的客人期望得到清洁的床位、洗浴香波、浴巾、电视等服务。

4. 延伸产品　延伸产品是指顾客购买形式产品和期望产品时，附带获得的各种利益的总和，包括说明书、保证、安装、维修、送货、技术培训等。

5. 潜在产品　潜在产品是指现有产品包括所有附加产品在内的，可能发展成为未来最终产品的潜在状态的产品。潜在产品指出了现有产品可能的演变趋势和前景。如彩色电视机可发展为录放映机、电脑终端机等。

产品整体概念的五个层次，十分清晰地体现了以顾客为中心的现代营销理念。这一概念的内涵和外延皆以消费者的需求为标准。

二、整体产品

整体产品是指能提供给市场以满足某一需求或欲望的有形与无形的任何东西，它包括具有特定形态、体积、重量、味道、色彩、式样等能用人的感官感知和触摸到的一切有形物，也包括一些不能触摸的思想、观念、服务等无形的东西，它能满足顾客心理的需要。

整体产品包括核心产品、形式产品与延伸产品（附加产品）三个基本层次。核心产品是指推销品给顾客带来的基本效用或利益，是顾客购买决策的根本驱动力。顾客购买某种商品并不是为了占有产品本身，而是通过商品或服务的使用解决顾客面临的实际困难与问题，或者心理上获得某种满足与享受，因而推销人员应善于发现顾客购买某种商品的真实需要；形式产品是指核心产品借以实现的具体形式。不论是有形还是无形的产品，都具有可以为消费者所识别的外观特征，这些特征反映在产品或服务的质量、式样（形态）、品牌、特色和包装上。由于核心产品的基本效用与利益必须通过某种形式才能得以实现，因而设计人员应着眼于产品能为顾客带来什么样的利益，寻找实际利益得以实现的形式，满足不同顾客对不同形式的需求。延伸产品是指推销形式产品时顾客所能获得的附加利益的总和，包括各种服务和观念。由于顾客需求是一个完整的系统，有着各种不同的需求层次，推销人员还得随同形式产品的出售向顾客提供必要的服务，引导顾客的消费观念，给顾客当好参谋。

三、产品质量

所谓产品质量是指向顾客提供的产品或服务的内在质量与外在质量的总和。如前所述，整体产品包含三个层次，质量是形式产品之一，要使顾客需要真正得到满足，质量是基础。对产品"质量"内涵的理解，应从顾客的角度去考虑。由于顾客使用产品的条件、时间、场合等环境因素不同，因而每一位顾客对产品质量的内涵规定和理解都是依据自身的感觉来评价的，而不是厂商的意愿。同样的产品在不同顾客心目中的"质量"可能是不同的。推销时，应因人、因时、因地分析推销品的质量是否符合顾客使用的要求。

理解产品质量要注意区分产品质量与实用性这两个不同的概念。质量是产品的内在特性或内在价值，实用性则是产品对顾客某种特殊需要的适应性。在向顾客推销时，产品实用性是比产品质量更为重要的因素，任何产品不管质量怎样，都必须符合顾客某种特殊需要。如果顾客对某种产品没有需求，即使产品质量再好，也不能成为推销品。企业重视产品质量问题，不是说在推销过程中用花言巧语、无中生有、以次充好去欺骗顾客，而是一个在生产前、生产中和生产后都必须严加控制、把关的问题。

在推销洽谈中，质量不是交谈的重点，应把焦点集中在产品的实用性上，强调产品对顾客实际问题的解决能力。例如，在推销中可以强调，使用推销的产品，可以使顾客更加漂亮，可以提高工作效率，可以减轻家庭的繁琐劳动，可以节省更多的时间与钱财，这样往往比单纯宣传产品的质量更能吸引顾客的注意力。

四、产品的效用价值

推销人员不应单纯向顾客推销纯粹的产品，而应借助于所推销产品的效用价值，想方设法唤起顾客消费需求，促成顾客为满足现在或将来的需求而产生购买欲望。推销人员必须善于巧妙地把产品的使用价值观念传递给顾客，也必须善于分析各种产品的使用价值，还要精于把产品的基本效用与顾客的基本需要结合起来，只有这样才可能成为成功的推销人员。

首先，推销人员自身必须认识到产品的基本效用，同时也应让顾客知晓产品的使用价值。任何一种产品或服务，都有其特定的用途。由于使用者的时间、地点、条件等的差异，产品也就有着许多不同的使用价值观念，只有让顾客也明白这种使用价值观念，顾客才会购买。任何产品都有若干使用价值，具体选择哪一种作为推销的卖点，要依不同的顾客及其需求而定。譬如，有四位顾客购买汽车，但各自的需要和目的却大相径庭。第一位顾客可能是作为一项投资，第二位顾客可能是出于显示身份的社会需要，第三位顾客可能是由于工作的需要，第四位顾客可能是为了旅游享用。

其次，向各个层面的顾客尤其是最终使用者推销产品时，应推销产品的使用价值观念。即使购买者不是最终使用者，而是经销商或其他组织，也应向他们推销产品的使用价值观念。因为经销商是最终使用者的代言人，他们帮助所有使用者买到产品的使用价值，最终使顾客的实际问题得以圆满解决。因而，经销商购买的是成功销售、赢得顾客和获取利润的方法。所以，推销人员越是竭力帮助经销商搞好销售工作，自身的推销工作也就会越顺利、越有成效。

第三，推销品能使顾客获得某种益处，能给顾客提供解决问题的方法。不论是个人还是组织，在其发展中都将面临若干问题。个人可能要处理工作、生活等问题，组织则面临效率、财力、成本盈亏等经营管理问题。推销人员应该不失时机地深入到这些个人或组织中去，通过提供推销品的使用价值及时为顾客排忧解难。譬如，同一个计算机厂家的两个推销人员，可能取得截然不同的业绩，单纯推销计算机的推销人员一年可能只获得屈指可数的订单，而通过推销计算机向顾客提供问题解决方案的推销人员一年可能获得几千台甚至几万台的订单。

NOTE

最后，推销品的使用价值观念既包括有形产品，也包括无形产品。推销保险、金融、旅游、咨询等服务产品时，推销人员也一定要向顾客推销产品的使用价值观念，向顾客提示接受此服务后在生理和心理上可以获得的利益、效用。

第三节　推销对象

推销对象就是推销的受众，是接受推销活动的主体，与推销人员构成交易活动中的买卖双方。

一、推销对象的两个层次

依据购买者所购推销品的性质及使用目的，可以把推销对象分为个体购买者与组织购买者两个层次。个体购买者购买或接受某种推销品，是为了个人或家庭成员消费使用，而组织购买者购买或接受某种推销品是为了维持日常生产，加工、转售或开展业务需要，通常有盈利或维持正常业务活动的动机。个体购买者的全体构成消费者市场，组织购买者的全体构成组织市场或产业市场，由于推销对象的特点不同，因而采取的推销对策也有差异。

（一）个体购买者

个体购买者是为购买者自己或家庭采购，在产品的采购上，一般都是少量购买，购买频率高，购买流动性大，属于非专家购买，一旦产生需求，就希望立即得到满足。个体购买者在购买便利品时，一般愿意接受替代，受推销宣传影响大，很多场合的购买都是由情境因素所引发，情感型购买（冲动型购买）占有一定比重。根据上述购买特点，推销员在向个人购买者推销时，应该首先明确推销对象是谁，比如老年人购买长期慢性病用药，中青年人购买针对当前疾病的药品，女性购买滋补保健品等。在这种简单购买行为中，购买者既是决策者又是使用者。

在购买单价高、购买频率低且有一定购买风险的耐用消费品时，购买者的购买行为则较为复杂，购买者未必是决策者或最终使用者。这种类型的购买通常由家庭成员共同决策，每一个人的意见、看法都会影响某个购买决策。对这种复杂的购买行为，推销员不但要抓住采购者，而且要善于影响发起者、使用者与决策者等，对耐用消费品采购的有关人员，推销对象的范围需要适当延伸，不只是采购这一个人，而是一个决策团体。

医药商品购买者的年龄、性别、职业、收入、居住条件、家庭结构、社会阶层、参照群体等客观因素会影响到最终的消费决策，同时来自购买者的内部心理和生理因素，比如生理和心理需要、动机、个性、态度、观念、习惯等也会影响到最终的消费决策。因而，销售人员应抓住消费者市场的特点来分析推销对象的购买行为，制定恰当的推销策略。

（二）组织购买者

组织购买者是代表一个组织采购，为组织的生产经营或业务需要而采购。医药组织购买者包括：医药生产企业、医药商业企业、医药零售企业、各级各类医院和诊所、政府机构等。医药组织购买者呈现出的特点包括：购买数量大，购买次数少，采购人员接受过专业的培训，通常熟悉所要采购医药商品的性能与特点，重视产品质量与性能，因此价格效应、促销宣传对购买者影响相对较小，影响购买决策的人员众多，一般属理智型、专家型购买。所以，向组织购买者推销时，正确地把握推销对象的特征并影响推销对象，可以起到事半功倍的效果，并形成稳定的购销关系。

组织采购决策比个人采购决策的参与者要复杂得多，任何一个环节未能通过，都难以达成交易，组织购买者包括以下成员。

1. 使用者　即组织内部使用某种产品或服务的人员，在多数情况下都是由使用者首先提出购买倡议的，如医药生产车间的工人在使用某种设备或工具时，由于陈旧设备的效率低下而引发对新式生产设备或工具的购买需求。

2. 影响者　即影响采购决策的人员，通常在产品规格、性能方面有决定性作用，如医药生产企业中的工程技术人员。

3. 决策者　即有权决定是否购买以及购买多少的人员。

4. 批准者　即有权批准决策者或采购者所报采购方案的人员。

5. 采购者　即具有选择供应商，并商定购销合同条款的人员。采购者一般协助确定产品的规格，但其主要职责是与销售人员谈判，争取买到货真价实、符合需求的产品。医药组织市场的采购者往往并非使用者或决策者、批准者，例如医药生产企业在购买设备或工具时，在技术性能、规格型号的选择方面受到设计人员、技术人员强有力的影响，在实用性、方便性方面会受车间生产人员，即使用者的影响。因而向组织购买者进行推销时，必须要清楚谁是购买决策的主要参与者，他们对决购买决策的影响表现在什么方面，影响力怎样，决策参与者用什么标准来评估购买行为等。如果购买决策参与者太多，推销员应集中力量对付那些影响购买的主要人物。如果推销对象是一个大客户，则推销员应全力以赴进行多层次的深入推销，尽可能多地接触决策参与者，加强与决策者的沟通。

总之，推销员应根据医药组织市场的特点，分析组织市场采购者、购买决策的参与者及其影响力，采用科学合理的推销策略。

二、顾客方格理论

推销人员要善于洞察顾客的购买心理，根据具体的推销对象采用相应的推销技法。在一位顾客准备采购商品时，他心里至少有两个目标：一个目标是所购物品能满足自身（或组织）的某种特定需要，解决实际的困难和问题，并希望以有利的条件达成交易（如价格适宜、交货及时、服务周到等）；另一个目标是希望与推销人员建立良好的长期关系，以便于日后的长期合作，甚至为了达成此目标也愿做出一定程度的让步。简言之，顾客在购买中的上述两个心理可归纳为对购买的关心与对推销人员的关心。各种不同的顾客，由于社会、经济、文化及性格等特征方面存在差异，每个人对这两方面的重视程度也不尽相同。有时候对这两种目标的追求强度是一致的，既关心自己的购买，也注重推销人员的推销；而有些时候，顾客对两种目标追求的强度是不平衡的，可能比较关注其中的一个目标，而忽视或完全不顾另一个目标。参照推销方格的做法，根据顾客对购买与销售人员的关心程度，将顾客的购买心态分为五种类型：漠不关心型、软心肠型、防卫型、干练型与寻求答案型。这种划分被称为顾客方格理论（图2－4）。在顾客方格中，横坐标方向用数字1~9表示对购买的关心程度，纵坐标方向用数字1~9表示对销售人员的关心程度。数值越小说明对某个方向关心程度越低；数值越大说明对某个方向关心的程度就越强。

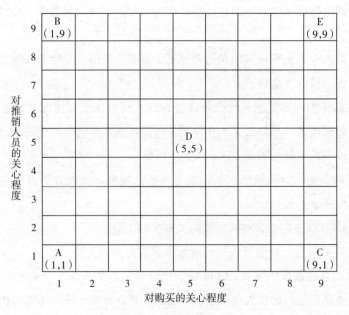

图 2 - 4　顾客方格理论

（一）漠不关心型

漠不关心型位于图 2 - 4 中的 A 方格，其坐标位置对应于（1，1）。处于这种心态的顾客，既不关心推销人员，也不关心购买行为，这种类型的购买者一般自己没有购买决策权，往往是受人之托，如果购买情况（条件）与委托人的交代略有改变，则有可能拒绝购买；或者害怕承担风险，避免引起麻烦，会把购买决策推给上级主管或其他人员，自己只做询价或搜集资料等辅助性工作。从心理上分析，由于该类型的采购者购买的是非自己需要的物品，因而对购买持消极态度，不愿承担购买责任，他们往往把购买行为视为应付差事，把购买看成是麻烦事，能推就推，万不得已才承接，因而也就不会主动寻找推销员，他们把推销人员看成是找麻烦的人，尽量回避，以推脱购买责任。

（二）软心肠型

软心肠型位于图 2 - 4 中的 B 方格，其坐标位置对应于（1，9）。处于这种心态的顾客极为重视与推销人员建立融洽的关系，而对于自己的购买行为则很不关心。软心肠型的顾客极易被说服，一般不会拒绝推销员所推销的商品。因而，推销员只要善于处理好人际关系，给顾客留下深刻印象，打动顾客的心，顾客就会觉得推销员所推销的商品一定不会错，在信任销售员的同时也就对其推销的商品确信不疑。这类顾客较为注意推销人员的言谈举止，重视建立感情，对于推销气氛十分敏感，他们非常注重推销人员的"和气"与"热情"。在整个购买过程中，顾客重感情、少理智，可能会购买一些自己不需要的物品，或者尽管需要这些东西，但实际上并不需要那么多。产生这种购买心理的原因很多，可能是由于顾客同情推销人员的工作，也可能出于顾客的个性心理特征。

（三）防卫型

防卫型位于图 2 - 4 中的 C 方格，其坐标位置对应于（9，1），恰好与软心肠型的购买者相反，处于这种心理态度的顾客，极其重视自身的购买行为，而对推销人员极不关心，甚至对推销人员抱着敌对的态度，心中时刻提防着推销人员的"侵袭"。在这一类型购买者的眼中，推销人员都是不可依赖的人，进而认为对付推销人员的最佳办法是在心理上筑起一道自我保护墙，精打细算，拒绝推销员从自己手中夺走钱。产生这种购买心理的原因也很多，主要是由于传统观念或先验性感受所带来的偏见，他们时刻对推销人员戒备、敌视，可能曾经遭受过某些推销员的欺骗，从而认为所有推销人员都是不诚实的人，本能地表现出反感。因此，这种顾客拒绝推销人员并不一定是因为他们不需要所推销的商品或服务，而是因为他根本就不能接受推销人员的推销工作。针对这种类型顾客的购买心理，推销人员应首先推销自己，要以实际行动说服和感化顾客，使顾客对推销员产生信任，打消顾客固执的偏见，而不要急于推销产品或服务。

（四）干练型

干练型位于图 2-4 中的 D 方格，其坐标位置对应于（5，5）。处于这种心态的购买者既关心自己的购买行为，也关心推销人员的推销工作。这种顾客比较冷静，通常经过全面的分析和客观的判断后，才做出购买决策。他们往往依据自己的知识、经验来选择品牌，决定购买数量。这种顾客既尊重推销人员的推销人格，也竭力维护自己的购买人格，他们既重感情，也重理智；他们愿意听取推销人员的意见与购买建议，但又不轻信推销人员的允诺；他们的购买行为不拘泥于传统的偏见，但又在很大程度上受时尚、流行趋势的影响。持这种购买心理的顾客，大多都比较自信，往往是由自己做出购买决策，尽量避免受推销人员的影响。对待这种顾客，推销人员应该摆事实、讲证据，通过比较与分析竞争品及自身产品的优缺点，帮助购买者分析购买何种品牌能获得较大的实惠，让顾客自身判断后，做出购买决策。

（五）寻求答案型

寻求答案型位于图 2-4 中的 E 方格，其坐标位置对应于（9，9），处于这种心态的顾客既高度关心自己的购买行为，又高度关心销售人员的推销工作。这种顾客的购买往往是理智分析的结果，而不是凭感情冲动。他们明确自己需要用什么商品或服务去解决什么问题，而且也希望购买自己所需要的东西，欢迎能够帮助自己解决问题的推销人员。他们善于独立分析、思考与判断，对广告宣传和销售人员的许诺并不盲目轻信，对于符合需求的商品与服务，积极与推销员合作，当机立断地做出购买决策。如果遇到意外的问题，他们会主动要求推销人员协助解决，但不会提出无礼的要求。对于这种顾客，推销人员应该认真分析顾客问题的关键所在，真心真意地为顾客服务，利用所推销的产品或服务为顾客排忧解难。如果推销员知道顾客并不需要自己所推销的产品，就应该停止其推销工作。不管推销人员的推销手段如何高超，向寻求答案型顾客推销他们不需要东西，是不会收到理想的推销效果的。理想的推销人员应该当好顾客的参谋，主动为顾客提供各种服务，通过双方紧密配合，既满足顾客的需要，又取得良好的推销效果。

第四节 推销三要素的协调

医药商品推销的三个基本要素是推销员（推销主体）、推销品（推销客体）及顾客（推销对象），如何实现三个要素之间的协调，保证顾客实际需求得以满足，企业销售任务得以完成，这是广大推销员必须关注的问题。

一、吉姆公式

"吉姆（GEM）公式"也可称为"产品（Goods）、公司（Enterprise）、推销员（Man/My-self）"三角公式，如图 2-5 所示。吉姆公式所表达的意义是：作为一名推销员，必须具有说服顾客的能力，推销员推销活动应建立在相信自己所推销的产品、相信自己所代表的公司、相信自己的基础上。上述三个方面被定义为吉姆公式的三个要素，推销员只有对此三要素有着强烈的自信心，才会对推销活动产生积极性，由此才可能使推销获得成功。

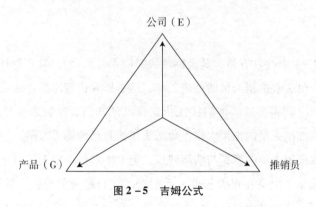

图 2-5　吉姆公式

把产品推销出去，是推销员的最终目的。要使推销产品获得成功，推销员必须具备良好的业务素质、强烈的服务意识、高超的语言技巧和坚定的推销信心，重要的是推销员要对产品有全面的了解，推销员应根据不断更新的资料，将自身产品与同类竞争品加以比较，从而清楚地知晓他所推销产品的优点。其次，推销员应收到所推销产品的信息反馈，以便了解到有关产品的市场信息，这样就可以在推销洽谈中使推销员自身增强信心，另一方面也有利于说服顾客。如果可能的话，推销员应该亲自试用过他所推销的产品，首先使自己对产品的功能产生信服。此外，还要对产品的生产过程、原材料的取得及市场反应等情况有较为充分的了解，不要让顾客怀疑自己的能力和专业知识。顾客通过推销员熟练的业务水平，更能增加对推销员的信赖，从而增加对产品的信心。总之，推销员应当相信他所推销的产品是好产品，应通过与生产部门、计划部门及有关专家接触，或拜访使用本产品的顾客，增强对产品的信心。

要使推销员相信自己，就是让推销员相信自己是合适的推销人选，自己完全有能力把自身的公司或产品介绍给顾客，应付推销工作并不困难。推销员只有建立并保持这种自信心，才能使推销工作的开展有保障。如果推销员根本不关心顾客是否购买自己的产品，顾客就会比他更满不在乎；如果推销员对自己的推销目的产生怀疑，那么顾客也会像推销员一样产生同样的怀疑。只有当推销员相信自己能够胜任自己所担负的工作时，才有可能获得成功。

推销员应当相信自己的公司，并设法了解公司。如果一家公司受到顾客的尊重与信任，则受聘于公司的推销员也会从中受益，也会增加推销员的自信心。因而，推销员应该把每一次推销活动看作是推销自己公司形象的公关活动。公司应当有计划地对推销员进行系统的培训与指导，使他们了解公司的声誉、历史、规模与发展，共同创造一个良好的形象，塑造特色。

二、推销方格与顾客方格的关系

从现代推销学角度来看待推销方格，推销人员的推销心理越接近于解决问题导向型，就越可能取得较好的推销绩效。因而从推销方格的划分可提出这样的观点：每一个推销员都应该加强自身修养，培养良好的个性心理品质，使自己成为解决顾客问题的行家里手，既重视顾客利益或需要，也关注自身的推销成绩。

每一位推销员不但要有正确的推销心理，而且还要与顾客心理相适应。从推销心理来看，解决问题导向型的推销心理无疑是最理想的，但并非只有这种推销心理的推销人员才可能获得成功。因为顾客心理的多样性，并非要求以一种非常心理态度去面对众多的顾客心态。一个顾客导向型的推销人员，尽管算不上是理想的推销专家，但如果他面对的是软心肠型的顾客，双方的互相关心体谅照样可以达成交易，收到预期的推销效果。因此，客观上存在着推销心理与顾客心理的搭配协调问题，一味地强求对所有顾客都采用一种推销心理模式都是牵强附会的，也是难以取得好的推销效果的。推销方案中的推销类型应该与顾客方格中的顾客类型适应且匹配（表2-1）。

表 2-1　推销方格与顾客方格的搭配

推销员类型	漠不关心型	软心肠型	干练型	防卫型	寻求答案型
解决问题导向型	√	√	√	√	√
强力推销导向型	-	√	√	-	-
推销技术导向型	-	√	√	×	-
顾客导向型	×	√	-	×	-
事不关己型	×	×	×	×	×

注：表中"√"表示可以有效地完成推销任务；"×"表示不能完成推销任务；"-"表示介于上述两种情况，可能完成推销任务，也可能无法完成推销任务。

三、推销三要素的协调

在推销活动中，成功实施推销计划与推销战略，应该是推销人员、推销客体和推销对象这三个要素的有机协调，缺一不可。但是，在这三个要素中，每一个要素所扮演的角色及所处的地位是不相同的。推销员在推销活动中处于主导和支配地位，推销对象的需求在推销活动中处于中心地位，推销客体联结着推销员和推销对象，只有提供满足顾客需求的推销品和推销服务，才能导致推销活动的顺利进行。

推销员在整个推销进程中，始终处于支配地位。一方面，推销员帮助顾客确定购买商品的真正目的，为顾客解决实际问题；同时，推销员在顾客需求处于潜在状态时，通过运用推销技术，劝说客户，使其潜在需求转变为现实需求。此外，推销员帮助顾客，分析各种同类商品，购买何种商品受益最大、实惠最多，以此推动顾客做出有利于公司的购买决策，说服顾客促成购买。因而，没有推销员，就不可能进行有效的商品推销活动。

案例分析

医药代表张磊的学术推广生活

张磊是一家大型跨国制药公司的药品推销人员，负责推介一种肿瘤患者化疗期间使用的特种药。他一天里平均要拜访十几位医生，"转战" 1~2 家医院。

早上没到 9 点，张磊就起床了。8 点，他赶到一家三甲医院，在外科病房外等候。利用医生巡查完病房、上手术台之前的间隙里，与他们说上几句话。8 点 10 分，张磊找到了科室的一位主治医师，开始询问他对这个药的使用感受和总体评价，顺便关注一下上周用药的几个化疗患者各自效果如何、副作用在哪儿；询问医生用药感受的过程。随后，张磊找到了正在准备手术的科室主任，这位主任已经受邀出席张磊的公司当晚将要举办的学术研讨会，并且要做主题报告。张磊用几句话的功夫，与主任最后敲定了报告主题。大约 8 点半，张磊敲开了科室一线医生办公室的门。在 10 分钟时间里，他记下了这些医生在临床用药过程中的几个疑问，答应下周给出回复；然后，给他们留下公司市场部制作的小礼品。

差不多接近 9 点，张磊 "转战" 另一个科室——内科。内科一般没有手术，赶上医生不出门诊、又有兴趣谈的话，可以坐在他的办公室里，聊上一段时间。

这天张磊看到内科主任应该在办公室里 "赋闲"。于是，他给主任带去了一份公司印发的论文汇编和内部医学刊物，顺便与主任聊了 40 分钟。"很多时候，医生会跟你像朋友一样聊聊家常，但是你不能一直被医生带着走，你得有意识地在谈话里，穿插进去你想传递的信息。"张磊介绍说，"比如我会在聊天当中，提到国外对这个药品的最新试验，提示医生这种药的优势又被证明了，或者它在某一人群身上可以使用了。总之，要带给医生一些新的东西。"

快到中午 11 点，张磊离开病房区，来到门诊部，等着与快要结束门诊的内科副主任见一面，给他送去一份肿瘤领域研讨会的邀请函。与门诊医生打个招呼，中午有时自己吃饭，有时邀请医生一起吃饭，有时在午餐时间预约一个 "科室会议"。科室会议一般是把某个科室的医生全部聚在一个小会议室里，召开药品宣讲会。平时每个医生都太忙了，很难凑齐，所以科室会议多数会安排在吃饭时间。每当此时，张磊会提前一天在医院附近的肯德基或吉野家，预定整个科室的盒饭，会议开始前，还要跟同事一起安装投影仪、散发 PPT 材料。当医生用餐的时候，张磊就站在台上，用 10~20 分钟时间，讲解公司在全球批准的一套药品宣传片，通过分析试验数据来介绍药品各方面的特性。讲完之后，医生会问各种问题，面对医生的提问，药品信息沟通人员要能运用专业知识回答，并让医生信服。科室会议的正常时间是 30 分钟，通常会在医生用餐结束前 "撤离" 会议室。

下午，张磊赶到了另一家医院，把上午的流程 "复制" 一遍。期间，他还偶尔帮医生影印文件、去邮局取包裹。

傍晚接上主任一起驶往北京国际会议中心。主任做主题报告的时候，下面的张磊就负责照顾其他医生，顺便也给自己充个电。晚 8 点散会后，再安排车辆把主任送到家。时针指向晚 9点，他一天的工作结束了。

（资料来源：王梦婕. 一个医药代表的一天［N］. 中国青年报. 2011-3-15（10）.）

案例讨论题

1. 张磊作为一名医药代表应具备哪些素质？

2. 依据推销方格理论，张磊是属于哪种推销风格？

【思考题】

1. 要想在推销事业上有所成就，推销人员应具备什么素质和能力？

2. 推销人员的职责有哪些？

3. 面对顾客方格理论中不同类型的顾客，应采用什么对策？

4. 向组织购买者大量推销商品时，应把握好哪些环节？

5. 为什么推销心理必须与顾客心理相适应？

第三章　顾客需要、动机与需求

【学习目标】

1. 掌握：顾客需要的概念、内容、特征与形态，需求转移理论及需求转移的分类。

2. 熟悉：顾客动机的概念、特征、类型和冲突，购买动机的影响因素和诱导方式。

3. 了解：顾客需求的含义、内容及产生的原因，以及需求的量变质变规律，当今顾客需要的发展趋势。

第一节　顾客需要

一、顾客需要的概述

顾客的需要是现代市场营销和商品推销的基础。在高度竞争的市场环境里，比对手更早、更好地识别并满足顾客需要的能力，是企业得以生存和发展的关键。顾客为什么购买某种产品，为什么对企业的营销刺激有着这样或那样的反应，在很大程度上受到顾客需要的影响。

（一）顾客需要的含义

顾客需要是顾客在生理上或心理上感到某种缺乏而力求获得满足的一种不平衡状态，是个体对自身和外部生活条件的需要在头脑中的反应。简而言之，就是人们对某种目标的渴求和欲望需要，是与个人的社会活动紧密联系在一起的。需要是人类心理活动的前提和动力。人们购买产品和服务，都是为了满足一定的需要。例如，为维持生存，人们对衣食住行等物质生活资料产生需要；出于对情感的苛求人们会产生进行社会交往以排除孤单寂寞的需要。

顾客需要包含在人类一般需要之中，更直接表现出顾客对获取以一定商品或服务形式存在的消费对象的要求和欲望。顾客的需要是无限发展的，一种需要满足之后，又会产生新的需要，人的需要绝不会有被完全满足和终结的时候。正是需要的无限发展性，决定了人类活动的长久性和永恒性。

需要虽然是人类活动的原动力，但它并不总是处于唤醒状态。只有当顾客的匮乏感达到某种迫切程度，需要才会被激发，并触动顾客有所行动。人的总需要越强烈，人的行为动力越强大。例如，我国绝大多数居民都希望能够有精美的食品、舒适的独栋别墅，但由于受经济条件和其他客观因素制约，这种需要大都只是潜伏在顾客心里，没有被唤醒，或没有被充分意识到。此时，这种潜在的需要或非主导的需要对顾客行为的影响力自然就比较微弱。

（二）需要的基本类型

顾客需要是顾客行为的基础，需要推动着顾客去进行必要的活动，没有需要就不会产生相应的消费行为。同时个体的消费需要是多方面的、丰富多彩的。这些需要可以从多个角度予以分类：

1. 根据需要的起源划分

（1）生理性需要　又称自然需要，是指个体为维持生命和延续后代而产生的需要，如进食、饮水、睡眠、运动、排泄、性生活等。生理性需要是人类最原始、最基本的需要，是人和动物所共有的，而且往往带有明显的周期性。人的生理需要，从需要对象到满足需要所运用的手段，无不烙有人类文明的印记，人类在满足其生理需要的时候，并不像动物那样完全受本能驱使，而是受社会条件和社会规范的制约。不仅如此，人类还能够应用生产工具和手段创造出面包、牛奶等需要对象，而动物则只能被动的依靠大自然的恩赐获得其需要物。

（2）社会性需要　社会性需要是人类在社会生活中形成的，得以维护社会的存在和发展而产生的需要，如求知、求美、友谊、荣誉、社交等需要。社会性需要得不到满足，不直接威胁人的生存，但会使人产生不舒服、不愉快的体验和情绪，从而影响人的身心健康。

人的生理需要和社会需要是不可分割、相互联系的。人的生理需要是社会需要的基础和前提，并从属于社会需要；人的社会需要是生理需要的进化和质变，是人类社会发展的必然趋势。

2. 根据需要的对象划分

（1）物质需要　它是指人们在社会生活中对各种物质资料的需要，如顾客对衣食住行等有关物品的需要。人们购买这些物质产品，在很大程度上是为了满足其生理性需要。但随着社会进步和发展，人们越来越多地运用物质产品实现自己的个性、成就和地位，因此物质需要不能简单地对应于前面所介绍的生理性需要，它实际上已日益深入到社会需要的内容。

（2）精神需要　是人所特有的心理需要，是人们对认知、审美、交往、道德、创造等方面的需要。这类需要主要不是由生理上的匮乏感而是由心理上的匮乏感造成的，多属于社会需要。精神需要和物质需要是密切相连的，在社会生活中，两种需要常常被希望都能得到满足。

3. 根据需要的社会性划分　美国哈佛大学教授戴维·麦克利兰通过对人的需要和动机进行研究，于 20 世纪 50 年代提出成就需要理论。在生存需要基本得到满足的前提下，人们最主要的需要有成就需要、亲和需要、权力需要三种平行的需要。成就需要，指追求优越感的驱动力，或者创造某种标准去追求成就感、寻求成功的欲望；权力需要，指驱使别人顺从自己意志的欲望；亲和需要是指寻求与别人建立友善亲近的人际关系的欲望。这三种需要在人们的需要结构中有主次之分，作为人们的主需要在满足了以后，还会要求更多更大的满足，也就是说拥有权力者更追求权力、拥有亲情者更追求亲情，而拥有成就者更追求成就。

4. 根据需要的形式划分　根据需要的形式可以把顾客需要分为：生存的需要、享受的需要和发展的需要。

（1）生存的需要　包括对基本物质生活资料、休息、健康、安全的需要，满足这些需要的目的是使顾客的生命存在得以维持和延续。

（2）享受的需要　表现为要求吃好、穿好，住得舒适、用的奢华，有丰富的消遣娱乐生活，这些需要的满足可以使顾客在生理上和心理上获得最大限度地享受。

（3）发展的需要　体现为要求学习文化知识，增进智力和体力，提高个人修养，掌握专门技术，在某一领域取得突出的成就等。这类需要的满足可以使顾客的潜能得到充分的释放，人格得到高度的发展。

5. 根据需要的层次划分   美国著名心理学家马斯洛于1943年在《动机与人格》一书中提出了需要层次理论，这是迄今为止得到最广泛认可的人类需要理论。马斯洛将需要分为五个层次，认为人是有欲望的动物，为了满足不同层次的需要而产生了特定的动机。该理论认为人的需要由低到高可以像金字塔一样归纳为五大类：生理需要、安全需要、社交需要、尊重需要和自我实现需要（图3-1）。

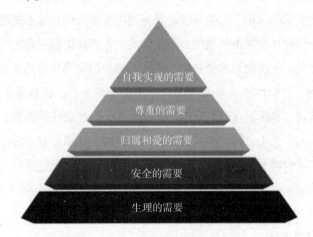

图3-1   马斯洛需要层次理论模型

（1）**生理需要**   生理需要是人类最原始、最基本的需要，如吃饭、穿衣、住宅、医疗等，人们最基本的活动都集中在满足生理需要上。马斯洛认为，在人的需要都未得到满足之前，生理上的需要是压倒一切的、最为优先的需要。从这个意义上说，生理需要是最强烈的、不可避免的最底层的需要，是推动人们行动最强大的动力。只有这些最基本的需要满足到维持生存所必需的程度后，其他需要才能够成为新的激励因素。对于一个处于极端饥饿的人来说，除了食物，没有别的兴趣，就是做梦也梦见食物。甚至可以说此时只有充饥才是独一无二的目标。

（2）**安全需要**   当人们的生理需要得到基本满足后，就会产生避免生理及心理方面受到伤害而要求得到保护和照顾，它包含对于安全感、稳定性、保护者、正常状况和摆脱恐惧焦虑的需要。现代社会中人们购买各种保险以及储蓄等行为都是表达了人们希望得到安全保障的需要。

（3）**社交需要**   社交需要又称爱与归属的需要，是人类希望给予和接受他人的友谊、关怀爱护、得到某些社会团体的重视和容纳的需要。人都有一种归属于某种群体的情感，个人由家庭培育而进入社会，在接触团体过程中与其他成员建立感情，久而久之便隶属于该团体，因为归属而扩大了个人从事社会活动的范围。广义上的爱体现在成员之间相互信任、深深理解和相互给予上，包括给予爱和接受爱。社交需要驱使人们致力于与他人感情的联络和建立社会关系，如，与朋友交往、参加某些团体等。

（4）**尊重需要**   尊重需要来源于外部其他人的尊重与自我尊重。他人尊重即以名誉、地位、威信或社会成就为基础，获得他人的敬重。自我尊重即人们希望对自己的生活有一定的控制力，希望能独立生活而不依赖他人，以及不断增长知识与能力的需要。这类需要比前三种需要更进一个层次，顾客选择名牌高档产品就是自尊需要的体现。

（5）**自我实现需要**   自我实现需要位于需要层次的最高层，它包括希望个人自我潜能和才能得到最大限度的发挥，取得一定的成就，对社会有较大的贡献甚至获得与众不同的成果，需要他人对自己的努力成果给予肯定，受到社会的承认等。这是一种创造性的需要，有自我实现需要的人，似乎一直在竭尽所能，使自己趋于完美。自我实现意味着充分的、活跃的、忘我的、全神贯注地体验生活。马斯洛认为，满足自我实现需要所采取的途径因人而异，但是相同的是自我实现需要都是个体努力实现自己的潜力，是自己努力成为自己所期望的人物。

人们潜藏着这 5 种不同层次的需要，但在不同时期所表现出来的对各种需要的迫切程度是不同的。在这 5 个层次的需要中，前两者纯属基本的物质需要，满足这种需要必须消耗一定的生活资料。而后三种则是精神需要，但是这一类的需要同样要消耗一定的物质资料，而且是高等级的物质资料。马斯洛认为人的需要必须在低层次需要得到满足之后才会向更高层次的需要推进。

任何一种需要并不因为下一个高层次的需要的发展而消失，各层次的需要相互依赖和重叠，高层次的需要得到发展后，低层次的需要依然存在，只是对行为的影响减轻而已。人的最高层次的需要即自我实现需要就是以最有效和最完整的方式来表现自我的潜力，只有这样个体才能获得高峰体验，所以从某种意义上讲，更高层次的需要对个体而言具有更大的价值。如图 3-2 所示。

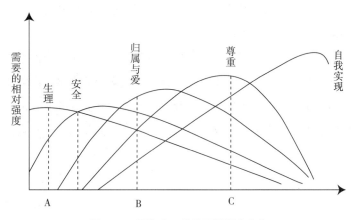

图 3-2　马斯洛五种需要的渐进变化

马斯洛理论的重要性在于他将顾客的需要分为几个大类，并且指出需要是由低到高发展的，后者包容前者，这些观点对现代推销的理论和实践有着重要的指导作用：①需要层次的划分为市场细分提供了重要的理论依据，顾客需要分为不同的层次，与之相联系的市场也可以被细分为不同的层次。②从顾客需要的多样性可以看出，顾客购买活动可能是出于多种需要与动机，这说明产品、服务与需要之间并不存在严格的一一对应关系。③需要层次理论指出需要是由低级向高级渐进层次发展的。一般只有低层次需要获得充分满足的情况下，高层次的需要才会被顾客逐渐推进去实现。因此企业在营销过程中，既要重视一般与基本需要相联系的产品的核心价值，同时也要注意到与高层次需要相联系的附加价值，但是绝对不能用产品的附加功能去排挤甚至取代其核心功能。④需要层次理论中低层次的需要往往是具体的物质需要，而越是高层次的需要，越难以确定满足这种需要的方式和途径。例如满足生理需要通常要有形的方式和物质，如渴了想喝水、冷了要穿衣等；但是如何满足自尊需要，顾客心中往往没有十分明确的观念。

二、顾客需要的特征

现实中，顾客的需要丰富多彩，并随着社会经济和时代的发展而不断丰富、发展和变化。尽管如此，顾客的需要存在着共同的特性，具体表现为以下几个方面：

（一）多样性和差异性

多样性和差异性是顾客需要最基本的特征，它既表现在不同顾客之间多种需要的差异上，也体现在同一顾客多样化的需要内容中。多样性表现在两个方面：其一是对同一类商品的多种需要。顾客在购买某一商品时，不仅要求只具备某种基本功能，还要求兼有其他附属功能。其二是对不同商品的多种需要。随着生活水平的提高和价值观念的变化，顾客需要的对象种类越来越多，而且质量越来越高，如营养保健品和美容产品已成为顾客需要的必备用品。顾客自身的主观状况和所处消费环境的差异决定了消费需要存在差异性。每个顾客的年龄、性别、民族传统、收入水平、文化程度等存在诸多差异，由此形成多种多样的消费需要。每个顾客都会按照自身的需要选择、评价和购买商品，比如有人追求商品的外形美观，有人则注重产品的实用，从而显示出需要的差异性。

（二）层次性和发展性

顾客的消费需要是有层次的，并按照低层次向高层次逐渐延伸和发展。通常情况下，顾客首先关注低层次的需要，而当低层次的需要被满足时，就会向高层次的需要转化。例如，解决温饱、御寒属于较低层次的需要；受人尊重、实现自我价值则属于高层次的需要。人们通常在满足生存、安全需要的基础上，才会追求受人尊重、自我实现等高层次的需要。顾客需要是一个由低级向高级、由简单向复杂不断发展的过程，因此，顾客需要并非一成不变，而是具有发展性。随着社会经济的发展和人们生活水平的提高，顾客对商品的需要在数量上和质量上都不断地变化提升。

（三）周期性

顾客的某些需要在获得满足后，一定时期内不再产生，但随着时间的推移还会重新出现，呈现出明显的周期性。重新出现的需要不是原有需要的简单重复，这种需要的周期性特点主要是由顾客的生理运行机制及某些心理特性引起，更受到自然环境变化周期、商品生命周期等的影响。例如许多季节性商品、节日礼品的需要就具有明显的周期性。

（四）可诱导性

需要不仅是由于顾客自身的因素所引起，而且可能会受外界环境的刺激而产生。每个顾客需要都可能受到外界直接或间接的影响。消费需要可以随着外界的刺激而变化，传媒的倡导、广告的宣传、推销人员的演示、相关群体的示范都会影响顾客的需要。"顾客不逛街不知道需要什么，一逛街才知道什么都需要"，这说明顾客需要是可以引导的。企业可以利用消费需要的可诱导性，通过广告宣传、促销策略等适当的营销活动激发和诱导顾客某种需要的行程，并促成购买行为。

（五）互补性和替代性

顾客对某些商品的需要具有互补性的特点。例如购买药品时可能附带购买一些保健品；而购买衣服时可能会附带购买鞋子等。因此经营此种商品的商店不仅便利了顾客，更能扩大商品的销售额。此外对某些商品的需要还具有替代性，市场上某些商品的销售量减少将导致其替代商品的销售量增加。这就要求企业及时把握顾客需要的变化趋势，有目的、有计划地根据消费需要变化规律供应商品，更好地满足顾客的需要。

三、顾客需要的影响因素

（一）个人因素

购买者决策也受个人特征的影响，这些影响因素包括家庭生命周期、经济环境、生活方式和个性等。

1. 家庭生命周期　家庭生命周期分为满巢阶段、新婚阶段、空巢阶段、鳏寡阶段。不同阶段的家庭有不同的需求特点，推销人员只有明确自己的目标市场处于生命周期的什么阶段，拟订适当的营销计划，才能取得成功。

2. 经济环境　一个人的经济环境会严重影响其产品的选择。人们的经济环境包括：可花费的收入、储蓄和资产、债务、借款能力、对消费和储蓄的态度等，推销人员必须研究个人可支配收入的变化情况，以及人们对消费和储蓄的态度。

3. 生活方式　即使是来自相同的亚文化群、社会阶层，甚至来自相同职业的人们，也可能具有不同的生活方式。因此，推销人员要研究产品和品牌与具有不同生活方式的各群体之间的相互关系。

4. 个性　每个人都有影响其购买行为的独特个性。一个人的个性通常可以用自信、保守和适应的性格特征来加以描绘。按个性的不同，可将购买者分为习惯型、理智型、冲动型、经济型、情感型等类型。每个类型的顾客，其消费偏好是不同的，因此推销人员应该了解目标市场的顾客属于哪种类型，然后有针对性地开展推销活动。

（二）心理因素

一个人的购买行为受知觉、学习、信念与态度等心理因素的影响。

1. 知觉　人们对同一刺激产生不同的知觉，是因为人们会经历选择性注意、选择性扭曲和选择性保留三种自觉过程所致。选择性注意，是指人们在日常生活中面对众多刺激物的时候，会更加注意那些与当前需要有关的刺激物，人们会更多地注意他们期待的刺激物，更多的注意跟刺激物的正常大小相比有比较大差别的刺激物。选择性扭曲，是指即使是顾客注意的刺激物，也并不一定与原创者预期的方式相吻合。对于选择性扭曲，推销人员无能为力。选择性保留，是指人们会忘记其所知道的许多信息，而倾向于保留那些能够支持其态度和信念的信息。

2. 学习　人类行为大多来源于学习。一个人的学习是通过驱动力、刺激物、诱因、反应和强化的相互影响产生的。对推销人员来说，可以通过将学习与强烈驱动力联系起来，运用刺激性暗示和提供强化的手段建立起对产品的需求。

3. 信念与态度　通过实践和学习，人们建立起自己的信念和态度。信念是指一个人对某些事物所持有的描述性想法。态度是指一个人对某些事物或观念长期持有的好与不好的认识上的评价、情感上的感受和行动倾向。信念和态度能直接影响人们的购买行为。

四、顾客需要发展变化的趋势

随着时代的变迁和社会环境的发展，顾客需要的内容和形式、层次也在不断改变和进步，并呈现一系列新的发展趋势。

（一）高级化消费趋势

随着人均收入和消费水平的提高，消费者的需求结构将逐渐趋于高级化。处于高速增长阶段的发展中国家这一趋势表现得尤为明显。与我国经济高速增长相适应，我国居民的消费水平也在不断提高。可以预见，随着消费水平的进一步提高，人们的消费观念、方式、内容以及消费市场供求关系都将发生重大变化，基础性消费在总消费中的比重将进一步下降，发展型消费支出将大幅度增加。

（二）感性化趋势

根据西方营销理论的研究，顾客的需要发展大致可以分为三个阶段：第一个阶段是量的消费时代；第二个阶段是质的消费时代；第三个阶段是感性消费时代。在感性消费阶段，顾客所看重的已不是产品的数量和质量，而是与自己关系的密切程度。他们购买商品是为了满足一种情感上的诉求，或者追求某种商品与理想的自我概念的吻合。在感性消费需要的驱动下，顾客购买的商品并不是非买不可的生活必需品，而是一种能愉悦心理需要引起共鸣的感性商品。这种购买决策往往采用的是心理上的感性标准，既"我喜欢的就是最好的"，个体购买行为通常建立在感性逻辑之上，以"喜欢就买"作为行动导向。简单地说，就是商品不但要有功能上的效益，还要有情感上的效益，顾客愿意付更多的金钱换取额外的体验满足。因此，所谓感性消费实质上是高技术社会中人类高情感需要的体现，是现代消费者更加注重精神的愉悦、个性的实践和感情的满足等高层次需要的突出反应。

（三）绿色消费趋势

绿色消费趋势，是指顾客要求自身的消费活动要有利于保护人类赖以生存的自然环境，维护生态平衡，减少和避免对自然资源的过度消耗和浪费。21世纪以来，人们面临着自然资源日益匮乏和环境过度破坏的严重困扰。随着环境压力的与日俱增和世界环保运动的兴起，现今顾客的环保意识日益增强。越来越多的顾客开始认识到地球资源的有限性，过度消费不仅带来成堆的垃圾，也会对环境造成破坏，从而导致人类的自我毁灭。为此，绿色消费倡导把保护自然资源和生态环境视为己任，将消费与全球环境和社会经济发展联系起来，自觉地把个人消费需求与消费行为纳入环境保护的规范之中。提出做一个绿色消费者的口号，根据自己的实际需要购买最必要的物品，并尽可能做到商品的循环使用。绿色消费意识在发展中国家也逐渐产生较大影响。许多发展中国家的消费者意识到，不应重蹈发达国家在推进工业化进程中资源消耗和环境污染的覆辙。为了保护自身健康并获得一个安全、洁净的生存环境，"绿色消费"者倡导购买无公害、无污染、不含添加剂、使用易处理包装的绿色商品，并自动发起和支持抵制吸烟、禁止放射性污染等保护消费者的运动。由此，绿色消费已成为现代顾客的基本共识和全球性的消费发展趋势。

（四）共创共享型消费趋势

进入21世纪的互联网时代，社会呈现一种全新的消费倾向，即顾客与企业经营者一起共同创造新的生活价值观和生活方式的生活共感、共创、共生型趋势。生活在21世纪的顾客，具有高收入、高学历、高信息、高生活能力和高国际感觉的特性。与此相应，他们的消费需要也将呈现六大新特点：一是美学性，精美的意识和艺术性；二是知识性，即教养性和科学性；三是身体性，即体感性；四是脑感性，即官能性；五是心因性，即精神性；六是网络性，即往往和互联网和智能化相联系。具有上述新的需要的消费者，其生活价值观将发生根本性变化，消费生活方式也将大大改变，消费和生活意识的中心将由物质转向到精神，健康、教育、娱乐、文化及信息将成为新的消费增长领域。

顾客不再局限于被动地接受企业经营者所提供的有限种类、样式中选购商品，而是要求作为参与者，与企业一起按照顾客新的生活意识和消费需要，开发能与他们产生共鸣的"生活共感型的商品"。在这一过程中，顾客将充分发挥自身的想象力和创造性，积极主动地参与商品的设计、制作和再加工，包括精神产品和物质产品，通过创造性的消费来展示独特的个性，体现自身的价值，获得更大的成就感和满足感。

总之，随着时代的发展和社会环境的变化，顾客的需要结构、内容和性质也在不断发展变化。企业应该及时分析和了解顾客需要的变化趋势，才能从整体上把握顾客心理与行为发展的脉络。

用数字说话

共享单车与共享经济

说起共享单车市场，在中国其实已经历了三个发展阶段：

2007~2010 年为第一阶段，由国外兴起的公共单车模式开始引进国内，由政府主导分城市管理，多为有桩单车。2010~2014 年为第二阶段，专门经营单车市场的企业开始出现，但公共单车仍以有桩单车为主。2014 年至今为第三阶段，随着移动互联网的快速发展，以 OFO 为首的互联网共享单车应运而生，更加便捷的无桩单车开始取代有桩单车。

2014 年，北大毕业生戴威与 4 名合伙人共同创立 OFO，致力于解决大学校园的出行问题。2015 年 5 月，超过 2000 辆共享单车出现在北大校园。

2015 年，摩拜单车在上海创立。

2016 年 12 月 8 日，OFO 在广州召开城市战略发布会，宣布正式登陆广州，将与海珠区政府建立战略合作，2016 年内连接 6 万辆自行车。

2017 年 3 月 12 日至 15 日，OFO 出现在了"西南偏南"大会专设的贸易展上。与此同时，奥斯汀城区街头不时可以看到停放在路边的 ofo 单车。

2017 年 3 月 16 日，共享单车平台 OFO 迈出了免押金的第一步。凡是 ofo 上海用户，只要芝麻信用分在 650 以上，即可免去 99 元的用车押金，直接开始骑行。

2017 年 1 月 4 日晚，智能共享单车平台摩拜单车宣布完成新一轮（D 轮）2.15亿美元的股权融资。

第三方数据研究机构比达咨询日前发布的《2016 中国共享单车市场研究报告》显示，截至 2016 年底，中国共享单车市场整体用户数量已达到 1886 万。

（资料出处：陈鑫. 从共享单车案例学习"共享经济模式"）

第二节 顾客动机

一、动机概述

（一）动机的定义

动机是引起和维持个体活动并使之朝向一定的目标和方向前进的内在心理动力，是引起行为发生和结果产生的原因。购买动机不仅反映了顾客的需要，而且形成了为获得满足而实施购买行为的决心和意志。

动机产生于需要，甚至可以说动机的本质就是需要，但动机又不同于需要。每种生物都会有许多需要，但是需要并不一定能够产生具体的行为。只有当需要达到一定的强度，而且客观环境存在有可能满足需要的目标和条件时，需要才开始转化为行为的动机。例如，在消费行为中，尽管商场里五颜六色的商品堆积如山，尽管顾客都是带着钱去逛商场的，但并不是每次都能够将钱花出去。琳琅满目的商品和笑容可掬的推销人员都会刺激需要的产生，引起购买的冲动，但是只有当找到称心如意的商品时，才有可能产生购买行为。

（二）动机的产生

人们从事任何活动都由一定动机所引起。引起动机条件有内外两种，内在条件是需要，外在条件是诱因。需要是动机产生的基础。需要是人生理上或心理上的某种缺乏，当人们感到生理和心理上存在着某种缺失或不足时，就会产生需要。一旦有了需要，人们就会设法满足这个需要。只要外界环境中存在着能满足个体需要的对象，个体活动的动机就可能出现。

例如，血液中水分的缺失会使人产生对水的需要，从而引起唤醒对水的需要的状态，促使人从事喝水这一行为。由此可见，需要可以直接引起动机，从而导致个体朝特定目的行动的可能。但是，并非任何需要都可以转化为动机。只有需要达到一定的强度后，才会转化为相应的动机。当需要的强度较弱时，人们只能模糊地意识到它的存在，这种需要由于不能为人们清醒地意识到，因此难以推动人们的活动而形成活动的动机。当需要的强度达到一定的程度时，就能为人们清晰地意识到，这时的需要转化为愿望。只有当人们具有一定的愿望时才能形成动机。当然，个体的愿望要转化为动机，还要有诱因的作用；否则，只能停留在大脑里。例如，一个人无论多么想读书，如果没有读书的必要条件，他读书的愿望就不能付诸行动，也就不能形成读书的动机了。

（三）顾客动机的特征

与需要相比，顾客动机的目的性更强，但同时也具有更复杂的特征。具体表现在以下方面。

1. 组合性 动机和顾客行为之间并非完全一一对应，顾客在购买某一种或某一件商品时，可能是出于一种动机，也可能处于多种不同的动机，这种现象被称为动机的组合性。两者关系如图 3 - 3 所示。首先，具有相同动机的人可能有不同的行为活动。例如，同样是为了赚钱，但不同的人选择从事的活动不同，有人炒股，有人开公司，有人炒房地产等。其次，具有相同行为活动的人则可能有不同的动机。例如，同在北京买房子，有人是为了改善生活质量；有人是为了得到北京户口；有人则为了增值等。

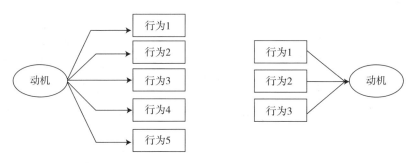

图 3 - 3   动机与行为的关系

2. 内隐性   现实生活中，顾客的动机并不总是容易捕捉和觉察的，即真实的动机经常处于内隐状态，难以从外部直接观察到。事实上，顾客经常出于某种原因而不愿意让他人知道自己的真实动机，除此之外，动机的内隐性还可能是因为顾客对自己的真实动机缺乏明确的意识，即动机处于潜意识状态。

顾客的动机无法直接从外部观察，只能通过购买行为加以推断。因此，企业在判断顾客的购买动机时，往往难以准确把握。以一个买名牌产品的行为为例，顾客可能出于显示身份、地位的动机而购买名牌，也可能是出于避免或减少购买风险的考虑。又如顾客在购买隐形眼镜时，可能是出于方便、保护眼睛的动机，但也可能是为了满足美观要求的隐性动机。上述动机所适应的营销诉求是完全不同的。为此，推销人员必须准确把握顾客的真实动机，才能有针对性地制定推销策略。

3. 主导性   现实生活中，每一个顾客同时具有多种动机。这些复杂的动机之间按照一定的方式相互联系，构成完整的动机体系。在动机体系中，各种动机所处的地位以及作用互不相同，表现强烈、持久的动机处于支配地位，属于主导性动机；而有些动机表现微弱且不稳定，处于从属地位，属于非主导性动机。

一般情况下，主导性动机决定着人们的行为，尤其当多种动机之间发生矛盾、冲突时，主导性动机往往对行为起支配作用。例如，吃要营养、穿要漂亮、用要高档，是多数顾客共有的购买动机。但是受经济条件所限，上述购买动机不能同时实现时，讲究穿着打扮的顾客，宁可省吃俭用也要满足穿着的漂亮；注重饮食营养身体保健的顾客，会把大多数收入用于购买食品和营养品，这些都是由于顾客的主导动机不同而导致的在消费行为方面的差异。企业的推销人员应深入了解顾客购买产品的主导动机，并将产品特点与满足这一主导动机结合起来，以利于产品销售。

4. 可转移性   可转移性是指顾客在购买过程中，由于新的消息刺激的出现而发生动机的转移，原来的非主导性动机由潜在状态上升为主导性动机的特征。现实生活中，顾客在购买前可能制定过购买计划，然而在实际购买过程中可能会临时购买某种商品，这种行为的变化就是动机发生转移的结果。例如，顾客本来要购买牛奶，但在购买现场得知酸奶降价销售，降价刺激了顾客求廉的潜在动机，使其上升为主导性动机，导致顾客最终转而购买酸奶。有时，动机的改变可能是由于原有动机在实践过程中受到了阻碍，例如，售货员的服务态度恶劣，使顾客自尊心受到伤害，此时维护个人自尊的非主导性动机转为主导地位，导致了购买行为的终止。

NOTE

二、顾客购买动机类型

顾客的动机是复杂多样的，顾客的每次选择和购买行为，都是受动机系统支配的。推销人员深入了解顾客的动机，对于把握顾客购买行为的内在规律和指导推销活动具有积极意义。

（一）顾客购买动机的基本类型

购买动机是使顾客做出购买某种商品决策的内在驱动力，是引起购买行为的前提，也就是引起行为的缘由。有什么样的动机就有什么样的行为。动机分为三类：生理性购买动机、心理性购买动机和社会性购买动机。

1. 生理性购买动机 是顾客为了维持和延续生存的需要而产生的购买动机，又叫本能动机，这是人人都具有的动机。顾客为了寻求温饱与安全、逃避痛苦与危害、组织家庭与延续后代及增强体质与智能等方面的需要所引发的购买动机都属于此类。在这类动机驱使下的消费行为，在不同个体之间差异较小，具有明显、简单、重复的特点，也比较容易实现。

一般而言，生理性需要的满足对象多数是日常生活不可缺少的必需品，需求弹性较小。在生理性购买动机支配下，顾客往往早已计划妥当或很自然地要求购买，购买时较少犹豫，且不太注重品牌。生理性购买动机是顾客的本能促使购买者行为发生的内在驱动力，在所有购买动机中最具普遍性和主导性。

2. 心理性购买动机 是由人们的认识、情感、意志等心理过程引起的行为动机，心理性购买动机比生理性购买动机更为复杂，强调精神层面需要的满足。随着社会经济的发展和社会生活的多元化，心理性购买动机对购买行为的影响占有越来越重要的地位。在其他因素相同的情况下，受不同的心理因素支配，顾客的行为方式会表现出明显差异。顾客的心理性购买动机又可细分为以下几种。

（1）**感情动机** 感情动机包括情绪动机和情感动机。情绪动机是由人的喜、怒、哀、乐、欲、爱、恶等情绪引起的购买动机。人们在过节的时候张灯结彩购买年货，换上新装，购买平时并不舍得购买的商品，这是在喜庆的情绪下推动的购买行为，显然情绪动机具有冲动性、即时性和即景性的特点。情感动机则是由道德感、群体感、美感等人类高级情感引起的动机。这类动机推动下的购买行为，一般具有稳定性和深刻性的特点。

（2）**理智动机** 在购买商品前，顾客一般都经过深思熟虑，对所要购买的商品有足够的知识和经验，对其特点、性能和使用方法等早已心中有数，因而在进行比较时，不受周围环境气氛和言论影响的一种行为动机。理智动机推动下的购买行为具有客观性、周密性和控制性的特点。通常说的"货比三家"就是这种动机的具体表现。

（3）**惠顾动机** 也叫信任动机，兼有理智动机和感情动机的特征。惠顾动机是建立在以往消费经验的基础上，对特定商店和品牌产生信任和偏爱，是顾客重复的、习惯的前往购买的一种行为动机，它具有明显的经常性、习惯性特点，在这种动机支配下，顾客重复的、习惯的购买某种产品、某个品牌或到某一商店的购买。认牌购货现在已成为许多人的购买习惯，这是基于对某个品牌过去使用的经验产生了某种好感和信任，形成对该品牌的忠诚，从而产生重复性购买行为。

3. 社会性购买动机 是顾客由于受所处社会的自然条件、生活条件和各种社会因素的影响，而产生的为满足社会性需要而购买商品的动机。社会性购买动机主要是受社会文化、社会风俗、社会阶层和社会群体的影响和制约。社会性购买动机与心理性购买动机常常密不可分。由于成就、威望、自我价值、社交等动机引起的购买行为，不仅能够给人以心理上的满足，而且不可避免地反映着社会的政治、经济、历史、文化、自然等环境因素对人的购买动机产生及变化的影响和制约。

人类文明在不断进步，顾客的行为无不受到社会经济文化发展的影响和制约，单纯的生理性购买动机推动购买行为的情况已经越来越少，而心理性购买动机和社会购买动机则越来越多的发挥着主导作用，这三种动机系统的有机结合和共同作用，推动着顾客的购买行为。

（二）具体购买动机

由于顾客具有不同的兴趣、爱好、性格和经济条件，需要就会多种多样，以此为基础产生的购买动机也就复杂多样。据统计，顾客的具体购买动机多达600种以上，而且针对每种商品都包含有多种动机，顾客每一项购买行为都是在一种或多种动机的推动下完成的。较为常见的购买动机主要有以下几种。

1. 求实动机 是一种追求商品或服务的使用价值为目的的购买动机。这种动机比较注重商品的质量、功效，要求一分钱一分货。相对而言，对商品的象征意义，所显示的个性，以及商品的新颖性和时尚性等都不是特别强调。

2. 求新、求异动机 是顾客以追求时尚、新颖、奇特、个性为主导倾向的购买动机。这种动机比较注重商品的款式、色彩、流行性、独特性与新颖性。相对而言，产品的耐用性、价格等成为次要考虑因素。一般而言，在收入水平比较高的人群及青年群体中，求新、求异的购买动机比较常见。他们容易受广告宣传和外界刺激的影响，往往是新商品和流行趋势的接受者和追随者。他们追求个性，行为大胆，较少受传统观念的束缚，容易为潮流所动。顾客需要的个性化发展使求新、求异的动机更加普遍。

3. 求美动机 是以追求商品的美感和艺术价值为主要倾向的购买动机。这种动机比较注重商品的款式、艺术价值，讲究商品的造型美、装潢美和艺术美。求美动机的核心是讲求赏心悦目，注重商品的美化作用和美化效果，其在受教育程度较高的群体以及从事文化、教育等工作的人群中是比较常见的。

4. 求名动机 是通过购买名牌和高档商品，借以显示和提高自己的身份、地位、品味而形成的购买动机。人们在购买象征类商品时大多追求商品和厂家的名气，注重商品的档次和社会声誉，通过消费来显示生活水平、社会地位和个性特征，显示自己的成功或个人价值。

5. 模仿、从众动机 是在购买某种商品方面要求与别人保持同一步调为主要特征的购买动机。模仿、从众是人们普遍具有的一种行为方式。一般而言，在经济落后、传统保守的社会以及普通顾客中，模仿、从众动机较为多见。

6. 兴趣动机 是为满足个人特殊兴趣、特殊爱好而形成的购买动机。具有这种动机的顾客，大多出于生活习惯或个人癖好而购买某些类型的商品，如收藏、集邮、摄影、钓鱼和体育等。兴趣动机具有浓厚的感情色彩，以获得喜爱、稀有之物为最大的满足和享受，为了满足这种需要，可以约束正常消费甚至可以压缩生活必须消费品，节衣缩食。

7. 求便动机 现代人生活丰富多彩而且节奏加快，人们追求快捷方便的生活方式。所以，快餐店、自选市场、共享单车、网上购物应运而生。人们希望在最短的时间、以最便利的方式买到可以信赖的商品，同时希望提供安全、周到的服务以减轻家务劳动，这种趋势越来越明显，这要求推销员以提高生活质量为目标，在商品的功能设计、销售服务、家政服务、社区服务等多方面开拓，满足这种日趋普遍的需要。

8. 求廉动机　是指顾客以追求商品、服务的价格低廉为主导倾向的购买动机。在求廉动机驱使下，顾客选择商品以价格为其考虑因素。他们宁肯多花体力和精力，多方面了解、比较产品价格差异，选择价格便宜的产品。相对而言，此种动机的顾客对商品质量、花色、款式、包装、品牌等不是十分挑剔，而对降价、折扣等促销活动有较大兴趣。

9. 好胜动机　是一种以争强好胜或为了与他人攀比为目的的购买动机。这种顾客购买商品主要不是为了使用而是为了表现比别人强。在购买时主要受广告宣传、他人的购买行为所影响，对于高档、新潮的商品特别感兴趣。

需要指出的是，上述购买动机绝不是彼此孤立的，而是相互交错、相互制约的。在有些情况下，一种动机居支配地位，其他动机起到辅助作用；在另一些情况下，可能是另外的动机起主导作用，或者是几种动机共同作用。因此，推销人员在调查、了解和研究顾客购买动机时，切忌做静态、简单的分析。

三、购买动机的冲突

由于顾客动机系统往往由两种或两种以上动机构成，顾客的购买动机是种种有意识和无意识动机总和的结果。如果几个动机的作用方向是一致的，顾客因此会产生更为强大的推动购买的力量，则很容易产生购买行为；相反，如果有的动机促动购买行为，有的动机阻碍购买行为，即存在方向相反、相互抵触的动机，这时占上风的动机力量决定购买行为。由于存在多种动机，动机之间的冲突难以避免。顾客的动机冲突有双趋式、双避式和趋避式三种类型。

（一）双趋式冲突

双趋式冲突是顾客具有两种以上可供选择的目标，又只能从中选择其一时所产生的动机冲突。该类购买动机冲突，发生在购买者面对两个都具吸引力的商品，而必须选择其中一个的情况之下。购买者在购买过程中，由于对这两个商品的各个方面，诸如质量、价格、款式、效用等，通过综合评价后，可能感到这两个商品的几个主要方面难分优劣或各有所长，一个可能质量高、款式新，另一个可能价格较低、比较实惠，也可能质量、价格、款式、效用都比较接近，所以，就难以决断到底购买哪一个最好。两个商品各自的吸引力越接近，购买者的这一动机冲突就越激烈。因此，择优选购的心理使顾客在对两个具有同等吸引力的商品中必然选择其一，而又难舍另一个。例如，顾客获得一笔奖金，它既希望用来购买电脑，又希望可以用来外出旅游，但奖金的数目限定他只能选择其中一项支出而放弃另外一项，这样的动机冲突就是双趋式冲突。对此，作为销售人员，应该主动地帮助顾客挑选，为顾客解答疑难问题，充当顾客的参谋。这不仅能达到销售商品的目的，而且能够在顾客中建立良好的声誉。

（二）双避式冲突

双避式冲突是顾客有两个以上希望避免的目标但又必须选择其中之一所面临的冲突。例如，顾客牙疼的时候，不去看医生任其发展下去是一种痛苦，而去医院拔牙同样也是一种痛苦。顾客总会去选择不利程度低的目标，以将损失降到最低。因此，作为市场推销人员，要消除这种类型的购买动机冲突，就应该为顾客创造好的购买环境，并为顾客提供适宜的购买条件，以便更好地满足顾客的需求，并在不断满足顾客需求的过程中，使企业获得更多的经济利益。

（三）趋避式冲突

趋避式冲突是一种当购买者遇到某种既能为其带来某种利益，又会为其带来问题的商品时所具有的动机冲突类型。如顾客去购买一辆新车，必须从他目前或未来的收入中节省开支，才能达到购买及使用的目的。

造成这种购买动机冲突的主要原因是：首先，商品价格超出了购买者的预期，超过其应有的支付能力；其次，购买者在两种利益的权衡中，既希望采取购买行为，得到购买、使用商品所带来的利益，又担心购买使用该商品损害了自身的利益。基于这种冲突，顾客往往会犹豫观望，始终难以做出购买决策。

在这种情况下，推销人员应该为顾客的切身利益着想，使企业所生产或推销的商品，既能为顾客带来他们所期望得到的利益，又能消除顾客购买使用此商品所造成的利益损失。这样，便能迎合顾客，扩大商品的销路，树立企业形象。因此，消除这种购买动机冲突，就必须消除顾客购买使用某种商品所带来的利益损失，维护或提高顾客的预期利益。上述三种动机冲突如图 3－4 所示：

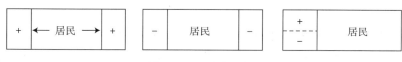

图 3－4　三种动机冲突

四、顾客购买动机的诱导

顾客在购物时，常常会在多种动机推动下进行，如果多个动机都促使顾客购买，那么顾客购买行为就会发生。如果发生动机冲突则会导致顾客购物时犹豫不决，动机冲突越严重，顾客购买行为越难以发生或完成。所以，当顾客产生动机冲突时，诱导就显得极其重要。购买动机产生之后，不仅要挖掘顾客购买行为背后的隐性动机，而且还要分析和了解有几种动机影响顾客购买，进而设法激发购买动机，促使购买行为的发生。

（一）动机诱导的作用

动机诱导就是推销人员针对顾客的购买主导动机指向，运用各种手段和方法，向顾客提供商品信息资料，对商品进行说明，使顾客购买动机得到强化，对商品产生喜欢倾向，进而采取购买行为的过程。诱导是顾客在购买时处于犹豫不决的状态时采用的有效沟通方式，如果诱导运用得当就会起到"四两拨千斤"的作用。面对冲突，推销人员的任务是通过诱导激起顾客的购买动机，并促使主导动机的力量，以引导其购买行为。

顾客都是带有一定动机和欲望和推销人员会面的，但愿意会面的顾客并没有全部实现购买。据一项调查显示，和推销人员会面的顾客只有 20% 发生购买行为。这些顾客可以分为两种：一种是"意识的欲望"，具有明确购买动机和目标的顾客；另一种是"潜在的欲望"，即虽然需要某种商品，但没有明确意识到因而没有做购买预定的顾客；或者是犹豫不决的顾客。对于第一种顾客而言，他们也许出于一种或多种积极动机，而且多种购买动机的方向是一致的，进而促使购买。对于第二种顾客而言，常常会由于外界的刺激，潜在欲望被激发，使他成为一个可能的买主。据美国一家百货公司调查发现，在顾客的购买行为中，有 28% 来自"意识欲望"，72%来自"潜在的欲望"。顾客在商店里或者会面时完成由"潜在欲望"到"意识欲望"的飞跃，是扩大销售、提高效益的关键。实现这一飞跃，除了厂家、商品等因素外，很重要的是推销人员的仪表、神态、语言、示范，即推销人员的诱导，使顾客的心理朝着倾向购买的方向发展。在商店或者会面中，推销人员对顾客的影响，比来自家人、朋友、广告、使用经验的影响更为直接、更为广泛、更为有力。

（二）动机诱导的方式

对顾客进行诱导，一般而言，要围绕着影响顾客购买的环境因素进行诱导，也要根据影响购买行为的主要动机类型进行诱导。主要有以下几种。

1. 实证诱导 有时顾客对于选择什么样的商品，选择什么品牌的商品都已确定下来，但是还没有把握，怕承担风险而犹豫不决。这时运用实证提供诱导方式，告诉顾客什么人买了，有多少人买了这种商品，强化顾客的购买动机，消除顾客的顾虑，从而可以促成购买行为的产生。

2. 利益诱导 顾客对产品带给他的利益是感性的、有限的，这就使得顾客对商品的评价具有局限性，这时利用利益诱导方式，增加顾客对某一品牌、某一品种商品的认识，提高其感知价值。

3. 品牌诱导 顾客对于购买某种商品已经做出了决定，但是挑选哪个品牌好像没定，在购买现场会对品牌、厂家等的情况进行询问。此时运用品牌强化诱导方式，推销人员可以突出介绍一个品牌，详细说明它的好处，以及其他顾客对这个品牌的认识、感受，就可以促进顾客的购买。而如果这个品牌介绍一下，那个品牌也介绍一下，最后顾客还是不知道如何选择。

4. 观念诱导 顾客对某一品牌的印象较低，往往是由于这个品牌的商品在顾客认为比较重要的属性方面还不突出，不具有优势。此时可以采用观念转换诱导方式，改变顾客对商品的观念，这也是心理再定位的方法。

5. 特点诱导 当顾客对选择某一品牌已有了信念，但是对其产品的优点、缺点还不能一时做出判断时，采用特点补充诱导方式，在顾客重视的属性之外，再补充说明其他一些性能特点，可以通过品牌之间的比较进一步分析，以帮助顾客进行决策。

实训项目

超市"半日游"

实训目的：①通过模拟实训，了解和掌握顾客需要和动机的种类。②调查了解顾客购买商品时是基于什么需要和动机，企业的哪些方法使顾客产生购买动机。③了解超市的厂家推销人员是如何对顾客动机进行诱导的。

实训时间：本节理论教学结束后的双休日和课余时间，为期半天，或指导教师另外指定时间。

背景材料：大型连锁超市中拥有的产品数量最丰富，到超市购买的顾客也有着不同的需要和动机，部分组可以随机采访 10～20 人，询问其需要和购买动机，对需要和购买动机进行分类整理，采访中，注意与人沟通的技巧。部分组可以通过观察或者以顾客的身份去体验超市的推销人员的推销过程，对其诱导顾客的过程进行分析。

实训过程设计：

（1）指导老师布置学生开展实训，以三人为一组，每组选出一名组长。

（2）各组在组长的带领下进行分工，拟定采访或体验计划。

（3）进行超市实地采访和体验。

（4）各组对采访结果进行整理，写出实训报告。优秀的实训报告在班级贴出，并收入课程教学资源库。

问题讨论：1. 作为采访者，你对顾客购买某一产品的需求和动机是否明确？

　　　　　2. 如果作为推销员，你该如何满足顾客的需求和激发顾客的购买欲望？

第三节　顾客需求

现代营销之父菲利普·科特勒认为"市场营销最简单的解释是：发现还没有被满足的需求并满足它"。现代推销的目的就是为了满足顾客的需求，因此研究顾客的需求有着十分重要的价值。

一、需求的含义

顾客需求是指顾客对有能力购买的某个具体产品的购买欲望。简单地说，需求就是建立在顾客购买力基础上的购买欲望。需求是和人的活动紧密联系在一起的。人们购买产品、技术服务，都是为了满足一定的需求。一种需求满足后，又会产生新的需求。

菲利普·科特勒认为，对需要加上主观约束（愿意满足）和客观约束（有能力满足）之后，就能形成需求，即顾客需求指的是顾客有能力购买并且能够且愿意购买的对某种产品或服务的消费需要。

一般来说人们的需要是相似的，但由于购买力的不同人们的需求就大不相同。比如每个人都要吃饭，但有的需求是山珍海味，而有的却是粗茶淡饭就行。需要和需求的一个区别在于，需要是人们在心理和生理上未得到满足的驱动下产生的，而需求是在人们想使其生理及心理条件高于最低限度的满足程度时产生的。

需要与需求的另一个区别在于促使它们产生的因素不同。需要是由个人的特性和环境的特性决定的。决定需要的个人特性是遗传特性、生理特性和心理特性，环境特性是气候特性、地形特性和生态特性。决定需求的个人背景包括：一个人的购买力、所处的组织与文化，环境背景包括：经济、技术与公共政策。

二、需求的内容及产生原因

（一）需求的内容

1. 功能需求　当一个产品可以帮助顾客实现他们认为必要的或者想要的欲望，这个产品就具有了功能需求。功能需求与产品的性能直接相关。例如人们需要整理头发，就会去买一台吹风机，购买吹风机是由于它具有帮助顾客整理发型的功能。

2. 体验需求　体验需求是顾客在拥有、使用或消费一个产品时所体验到的物质感受和情感。体验需求驱动了很多产品的购买。美凯琳的美容顾问经常会组织一些类似公益性的美容知识讲座。在讲座中，美容顾问会对如何护肤提供一些建议，同时提供现场解答，一些顾客希望皮肤白嫩，一些顾客希望减少皱纹。美容顾问会在现场为顾客化妆，同时发放免费试用装。在体验需求的驱动下很多人购买了美凯琳产品。

3. 财务需求 当顾客为一种产品消费之后，他花在其他产品上的钱就更少了，所有产品的购买都受顾客经济状况的影响。然而在许多产品类别中，购买价格只是整体拥有成本的一部分，拥有成本还包括安装、培训、维护、紧急修理及废弃处理等。一些公司承诺顾客购买其产品后可以在其他产品和服务上省钱从而来降低整体购买和使用费用。例如，多年来，日本汽车公司对顾客的诉求点在于省油和更少的维修费用。

4. 心理社会需求 心理社会需求与顾客在购买并拥有某产品时的个人满足感直接相关。顾客拥有、使用或消费特定产品的行为可以影响他们看待自己的方式。具体来说，顾客可能会将自己看成是勤劳的、有竞争力的、整洁的、独立的、聪明的、负责任的、自立的人。顾客通常通过使用产品而强化自身形象。顾客也会通过他们的消费行为来使他们现在的形象向理想中的形象转变。

（二）需求产生的原因

推销工作说到底就是识别需求并予以满足。顾客需求是多样化的，就像买家具，有人喜欢真皮，有人喜欢布艺；有人喜欢欧美风格，有人喜欢明清风格。推销要研究的是，形形色色的顾客需求是如何产生的。

1. 自然驱动力产生的需求 是指由于人的器质性器官通过人的植物神经作用而诱发形成的内在驱动力所产生的需求。例如，人的肠胃等器质性器官的蠕动和所发出的声音，就会使人产生饥肠辘辘的感觉，人们自然会产生一种对食物和其他充饥物的需要，这是人与生俱来的本能需求。

2. 功能驱动力产生的需求 是指由于人的功能性器官通过动物神经作用形成的内在驱动力所诱发的需求。例如，人们看到嫩黄碧绿的食物就会引起对食品及其他美食的需求；看到画面上清澈见底的池水就会想到畅游；看到大海或听到大海的涛声会想到冲浪；看到名山大川的景色会产生旅游的需求，等。这种需求属于外在刺激引发的。

3. 人际交往引发的需求 人总是要与他人交往的。在交往与交谈中，人们会从多个角度不自觉地向他人学习购买与消费的经验，把这些习得的经验用于指导自己的购买力消费。在消费攀比成风的地区与人群中，人际交往已成为顾客主动学习、产生需求的主要形式。

4. 自身经验总结而产生的需求 如果人们曾经购买过或消费过某种产品，并在对消费感受总结后认为产品是好的，就会把这个经验记忆、存储在大脑中，一遇到提示物的提醒或是类似情况的诱导等，就会产生对该产品的需求。

5. 因营销活动而引发的需求 此类需求是指由企业或推销人员通过有意识组织的市场营销活动诱发顾客被动产生的需求。如企业不断开发出适销对路的产品，并把产品开发的信息通过各种手段传递给顾客，有意识地向顾客施加影响，使顾客产生需求，就是顾客被动学习产生需求的主要形式。顾客由学习而产生的需求，为推销人员引导、影响、教育与创造需求提供了依据。

三、需求转移理论

（一）需求转移理论的含义

需求转移，是指功能相同或相近的产品或服务之间，由于某种原因导致顾客从对一种商品的消费需求转移到另外一种商品，消费在群体内、群体间以及时间、地点的转移和扩散的现象。在激烈的市场竞争中，企业之间、产品之间存在需求转移是市场竞争的根本原因所在，如果不存在需求转移，企业之间就没有相互竞争的必要了，企业将失去发展的动力，最终导致市场运行停止。

很多研究者研究了产品之间的替代效应，在这里必须区分需求转移和产品替代的关系。产品替代与需求转移之间是相互联系的，但也存在很大差别。产品替代是需求转移的基础，产品替代是指产品之间在功能上有相似之处，顾客可以用一种产品来取代另外一种产品；而需求转移是指顾客将对一种产品的需求转移到了另外的一种产品，这种转移的发生前提一般是这两种产品或服务在功能上具有相似之处，具有相互替代的可能性，如果发生需求转移之间的产品没有可替代性，那么它们应该归属于不同的需求，不属于需求转移的范畴。

（二）需求转移的分类

1. 根据需求转移的方向划分　根据转移的方向，可以把需求转移划分为单向转移和双向转移。所谓单向转移，是指需求在两种产品之间，仅仅从一种产品转移到另外一种产品，而不存在逆向的关系；双向转移是指需求在两种产品之间互相转移，需求可以从一种产品转移到另外一种产品，同时还存在逆向的关系。

2. 根据产品的市场定位划分　根据产品针对的目标，可以将需求转移划分为从高端产品向低端产品发生的需求转移和从低端产品向高端产品发生的需求转移。现在越来越多的企业为了满足不断细分的市场需求，往往根据不同的顾客需求提供不一样的产品或者服务，比如，很多企业提供高端产品满足高端顾客的需求，同时提供低端产品来迎合消费水平不高的顾客。当然这种划分并不是绝对的，所谓高端和低端产品都是具有一定的动态性的，而且对于不同顾客而言，高端产品也是有很大差异的。

3. 根据需求转移的产品归属划分　根据发生需求转移的两种产品是否属于同一企业，可以分为企业内的需求转移和企业间的需求转移。对于企业内的需求转移，由于是在企业内部产品之间发生了转移，企业可以通过控制产品的价格、上市时间，改变促销策略等来调节两种产品之间的需求转移的方向和规模，从而实现企业的经营目标。企业间的需求转移，这是企业参与市场竞争经常会遇到的情况，这种市场博弈和竞争是推动市场产品和服务不断发展的动力所在。

4. 根据产品的上市时间先后划分　根据两种产品上市时间的先后，可以划分为新老产品之间的转移，新老产品之间存在双向转移，也有可能只存在单向转移的情况。正是由于新老产品之间存在需求转移，很多企业才花巨资不断开发新产品。

5. "滴流"和"逆流"　在同一类型人群中，总有个别人成为这群人的消费领袖，他们有时被称为消费的"明星"或者"领袖"。他们的购买与消费行为在同一群体中起到了示范作用，引起周围追随者与崇拜者的效仿。于是，一个产品或是一种消费便会在一个群体内传播。这种由高社会地位阶层影响低社会地位阶层，由高收入人群影响低收入人群，需求和消费在群体内和社会群体间转移的现象称为"滴流"。相反，消费从低社会地位阶层人群扩散到高社会地位阶层人群、由低社会地位阶层影响高社会地位阶层的消费现象称为"逆流"，例如牛仔服装的流行等。"滴流"和"逆流"是需求在群体内和群体间的转移规律。

6. 根据需求转移的时空划分　这是指需求在更大的时空范围内转移的规律。一般由发达地区向不发达地区转移。例如在我国，购买与消费具有由南向北、由东向西、由边贸地区向内地、由中心大城市到郊区再向边远农村转移的规律。每完成一次转移所经历的时间，随着地区间沟通的加快而缩短。这种需求在时空上的转移成为时尚的横流现象。了解和确定需求在以上方面的转移和扩散规律，对企业与推销人员制定推销计划、做好推销的可行性研究等有很大帮助。

上述根据不同的标准，对需求转移进行了划分。事实上这样的划分也不是绝对的，各种需求转移类别之间也不是对立的；相反地，他们之间是相互联系、相互依赖的。

（三）需求的量变与质变规律

需求的量变与质变规律，是指对于某个层次的需求而言，随着社会生产的发展和生活条件的改善，人们由追求数量的增加转向追求质量提高的趋势，即顾客的需求会不断深化、拓展，需求的内涵处于发展之中。例如，对生理需求这一层次而言，人们首先追求的是那些能满足生理需求的物质在数量上从无到有，从少到多、从多到充足的变化。到了一定程度，人们将不仅仅满足于量的增加，而是开始追求质的升级。不仅要求吃得饱，更要求食品有营养，不仅要求色香味形俱全，而且要求食品能减肥、健康。人们对每一层次的需求都有这样一个由量变到质变然后再升级的过程与变化规律。

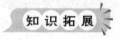

下一代医药公司：让消费者凌晨 2 点吃上药

2016 年 6 月 26 日，在天津夏季达沃斯论坛上，梯瓦制药（Teva Pharmaceutical）董事会主席 Yitzhak Peterburg 表示，未来 3D 打印技术能够在制药行业大有所为，而他们的目标是为了使消费者在凌晨 2 点吃上药。

Yitzhak Peterburg 表示，任何发展优势都是来源于需求，下一代医药公司应该更好地满足消费者的需求。对于医疗服务的需求来说，消费者甚至不清楚去哪看病和买药，但是依然能够在凌晨 2 点吃上药。

Yitzhak Peterburg 设想了这样一个场景。未来药瓶盖可以记录患者的身体数据，比如上次吃药是什么时候，而消费者可以实现个性化的用药，根据患者的性别、体重等各项数据，提供"定制化"的解决方案。Yitzhak Peterburg 表示，这样智能化的药瓶盖还能及时帮助患者获得医生的意见。比如在患者接受器官移植后，药瓶盖可以根据患者的细胞类型帮助选择抗排斥的药物。

（资料来源：下一代医药公司：让消费者凌晨 2 点吃上药．国际金融报 http：//www.gfic.cn/17/detail - 11490.html.）

四、需求与购买动机

各种各样的购买行为都是由顾客的购买动机引起的，而顾客的购买动机却是以需求为基础的。顾客个体行为的一般规律是：需求决定动机，动机支配行为。这是一个不间断的循环过程。顾客还在其中不断满足并产生新的需要，由此推动整个社会的消费和生产的持续发展。

需求，特别是当前需求的强烈程度对顾客的参与水平、认知范围、产品或品牌态度的形成、采取购买行动的可能性以及如何行动等，都是有直接或间接影响的。

案例分析

谁是未来药店的顾客？

在四川一些二级城市走访药店进行调研时，人们发现药店店员通常不清楚谁是药店消费目标顾客？怎样详细描述目标顾客？药店店员通常认为：顾客就是患者。在新的医改背景下和经济高速发展的形势下，如果弄不清谁是药店的顾客，药店营运就会像一艘在黑暗的茫茫大海中航行的轮船，没有航标的指引，漫无目的地航行，触礁或许是迟早的事情。

对药店来说，研究顾客需求的转移趋势，如同研究疾病谱变化一样重要。那么谁是未来药店的顾客？

1. 新医改政策把药店患者分为两大类 医疗保险覆盖的中低端药品顾客和自费买药的中高端顾客。在这两类人群中，自费人群也必将慢慢扩大，他们又分为三类：第一类是刚进入城市定居的外来打工者以及刚刚大学毕业在城市就业的人群，属于自费中的低端顾客群。第二类是商务人士、高级白领，属于自费中的中端顾客群，他们较看重时间和精力成本，需要就近购买。第三类是企业主人群，属于高端顾客群，图方便和买好药，不在乎价格，需要很好的用药服务。对药店来说，要重点研究的是这三种人群。

2. 治疗人群和保健人群 治疗人群不是未来药店的主力人群。药店的主力顾客群体应是保健人群，既具有保健需求和保健意识又有保健品消费能力的人群。包括这样几大类：有一定经济实力和消费能力，且有保健意识的人群和富裕人士；中老年人，这和慢性患者群吻合，社区医疗机构只卖药，但药店可以卖保健品、食品、器械，以及疾病解决方案；第三是亚健康人群、高级白领等，由于工作压力大，身体处于亚健康状态，需要整体调理。显然这群人对药店的服务更有需求。

3. 便利性需求人群将是未来药店的顾客群体 未来药店，便利性需求的满足是其经营的必然趋势，很多人就选择就近方便购买。因此药店未来的顾客就是选择性满足有便利性需求的顾客群体。连锁药店必须研究周围的顾客是哪群人，他们对药店的产品结构有什么需求。

4. 新疾病谱人群 2009 年，以岭药业的莲花清瘟胶囊 9 月份的销售额高达 1 亿多元，禽流感、甲流等疾病成就了以岭药业的莲花清瘟胶囊。新的疾病的出现，药店必须密切关注疾病变化。随着中国富裕起来，迅速扩增的"三高"类疾患者群都是未来的药店顾客群之一。

5. 新消费习惯人群 众所周知，10 年前还没有药妆的概念和品类，但是现在很多消费者已经习惯到药店去买药妆，而不是仅仅到商场去购买一般的化妆品和护肤品解决自己的皮肤问题。消费习惯是会慢慢改变的，其一方面和经济发展水平有关，另一方面又和商家的引导有关。因此，药店必须关注已经和未来将要形成的消费习惯的产品品类核心的消费群体。

案例讨论题

1. 根据案例描述，你是如何理解马斯洛的需要层次理论的。

2. 如果你是药店店员，针对不同层次需要，你会提出怎样的营销建议。

3. 如何理解顾客需要的趋势变化？

4. 根据案例描述，谈谈如何把自己培养成一名优秀的推销员？

（资料来源：根据"李从选：谁是未来药店的顾客？http://www.emkt.com.cn/article/443/44358.html"改编。）

【思考题】

1. 什么是需要？它主要有哪些特征？

2. 在市场环境中，需要存在哪些特征？其对应的营销策略是什么？

3. 顾客需要的变化趋势有哪些？企业应该如何应对这些趋势的变化？

4. 什么是动机？顾客购买动机有哪些形式？

5. 动机冲突有哪几种类型？怎样激发顾客购买动机？

6. 什么是需求？需求产生的原因是什么？需要和需求的区别是什么？

7. 需求和购买动机之间的关系是什么？

8. 简述需求的转移理论。

第四章 推销模式

【学习目标】

1. 掌握：爱达模式的含义、核心特色、具体步骤，迪伯达模式的含义、核心特色和具体步骤，埃德帕模式的含义和主要特点，费比模式的含义和主要特点，随机制宜模式的含义和具体内容。

2. 熟悉：推销模式的含义、埃德帕模式和费比模式的具体步骤。

3. 了解：爱达模式的由来和应用范围，迪伯达模式、埃德帕模式和费比模式的应用范围，随机制宜模式的由来。

所谓推销模式，就是根据推销活动的特点、顾客购买行为各阶段的心理特征以及推销人员应采用的相关策略等进行系统归纳，总结出的一套具有代表性的程序化的推销操作方式。在推销实践中，由于市场环境的多变性、产品的多样性、顾客购买行为的各异，因此推销活动过程是复杂的、多变的，推销人员不应被某一种标准化的程序所束缚，更不应生搬硬套标准化的推销程序模式，而应从掌握推销活动的规律入手，以典型推销模式理论为指导，具体问题具体分析，灵活运用各种推销模式，以提高推销的效率。

第一节 爱达模式

一、爱达模式的含义

爱达（AIDA）模式的含义是指 attention（注意），interest（兴趣），desire（欲望），action（行动），AIDA 的 4 个英文单词分别代表了爱达模式的 4 个主要步骤（图 4 - 1）。

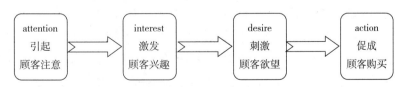

| attention 引起 顾客注意 | interest 激发 顾客兴趣 | desire 刺激 顾客欲望 | action 促成 顾客购买 |

图 4 - 1 爱达模式的基本步骤

爱达模式的四个主要推销步骤，被认为是推销成功的四大法则，其核心内容可以概括为：推销员首先必须把顾客的注意力吸引过来并转移到所推销的产品上，使顾客对所推销的产品（品牌）开始关注并产生兴趣，顾客的购买欲望随之产生，随后的工作就是促进顾客做出购买行动。其中"引起注意"（attention）是该模式的核心特色。

NOTE

可以说当今市场经济是眼球经济，注意力是一种资源，"注意力营销"大行其道，所以遵从注意力推销的爱达模式有很强的实用性。从应用范围看，爱达模式特别适用于有形店堂推销行为，如店面推销、柜台推销、展销会推销等；也适用于易于携带、展示的生活用品和办公用品的推销，如化妆品等；同时适用于新推销人员以及面对陌生推销对象的推销行动。

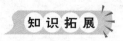

爱达模式的由来

爱达（AIDA）模式是一种常见的、获得国际公认的基本推销模式，它是国际推销协会名誉会长、欧洲市场及推销咨询协会名誉会长、著名的推销专家海因兹·姆·戈德曼根据自身推销经验总结出来的推销模式，其在《推销技巧——怎样赢得顾客》一书中详细介绍了该模式。该书于1958年出版后，曾被译成18种文字在全球销售，成为推销学的经典。1980年新版书的中译本于1984年由中国农业机械出版社出版。此后，爱达模式被我国较多的推销学著作介绍或借鉴。

二、爱达模式的具体步骤

（一）引起顾客注意

所谓引起顾客注意，是指推销人员通过推销活动刺激顾客的感觉器官，使顾客对其推销的产品有一个良好的感觉，促使顾客对推销活动及产品有一个正确的认识，并产生有利于推销的正确态度。

顾客的购买行动通常由注意开始，因此，推销人员的第一个步骤就是要吸引目标顾客对推销品的注意，当推销人员和目标顾客互相陌生时更是如此。能否吸引顾客注意，是决定推销能否成功的重要前提。若顾客注意到推销人员提供的商品和所传递的信息，其推销活动就可以进行下去，否则这种推销活动即已宣告失败。

注意是人的大脑处于兴奋状态，心理活动集中指向特定客体，以求获得对该客体清晰而真实的反映。顾客的注意有两种：一是不由自主地对推销活动产生的无意注意；二是主观能动地对推销活动产生的有意注意。对采取完全主动行为态度的有意注意的顾客，推销人员可较为容易地抓住时机促成交易，但推销人员大量地是和没有明确购买目的的无意注意的顾客打交道。当推销人员进入目标顾客所在的现场时，目标顾客有可能会对其他刚介入者一样对推销人员产生无意注意。推销人员强化信息刺激，把顾客的无意注意转化为有意注意，使顾客把注意力、时间和精力都从其他事物上转移到推销活动上来。根据心理学的研究结果，人们在接触最初30秒内获得的刺激信息，比在此之后10分钟里获得的要深刻得多。因此，推销人员必须在特定场所、时间和空间的限制下，用极短时间和最有效的手段，引起顾客的注意。在推销中，引起顾客注意就是通过推销人员的特殊活动刺激顾客的感觉器官，引起顾客的注意，将顾客的注意力引导到自己所要出售的商品上来，同时，努力把顾客非自觉的无意注意转变为主观上能动的有意注意，从而使顾客正确、高效地认识被推销的商品或劳务。

引起顾客注意，在步骤上包括吸引与转移两个方面。在推销过程中应根据不同的推销对象、推销环境，采取不同的方法。一般来讲，可采用的吸引顾客注意力的基本方法有仪表形象吸引法、语言吸引法、动作吸引法、音响吸引法、文字图形吸引法、产品吸引法等。吸引的核心是调动顾客感觉器官的良好反应，任何吸引的方法都应当与推销的内容有联系，与推销活动有关。这一阶段可以说是表象层次的动员。一方面，它要唤起顾客的无意注意，将顾客的注意力引导到推销人员所追求的方向上来；另一方面，要引导顾客由无意注意转向有意注意，推动有意注意的形成并使之能持续延长。顾客注意力有目的的转移，是推销中引起顾客注意所要达到的目的，可以说它是推销的真正开始。在这里，推销工作者必须认识到的是，引起顾客注意有着细腻的技术要求和多种多样的方式方法，它绝不是评书艺人那种"惊堂木"式的单一格式，以不变应万变不可能达到高效地引起顾客注意的目的。

推销案例

洒水器的成功推销

　　华人首富李嘉诚年轻时曾经做过多年的推销员，推销过五金产品、塑胶洒水器等产品。在其推销生涯中有这么一个故事广为传诵。有一天，年轻的李嘉诚带着洒水器到几家公司推销都没有成功，客户对他关于洒水器的介绍都不感兴趣。于是，他在进入另一家公司推销时灵机一动。说洒水器出了点问题想借水管试一下，对方同意后，李嘉诚就地开始演示起来，迅速将水喷洒到办公室玻璃墙上，又迅速用带的毛巾将其擦拭干净。公司工作人员没有怪罪李嘉诚，反而被这个年轻人的即兴表演吸引，最后购买了十几件产品。李嘉诚从这次尝试中有了意外的收获，认识到要想推销成功，不能墨守成规，必须先想办法吸引顾客的注意以引起对方关注。

　　（资料出处：郑锐洪，李玉峰．推销学［M］．北京：中国人民大学出版社，2015：34）

（二）激发顾客兴趣

在吸引顾客注意的基础上，推销人员就可以开始第二个步骤，设法引起顾客对推销品的购买兴趣。

在这个阶段推销人员要做的具体工作主要有两项。

1. 向顾客示范所推销的产品　必须向顾客表明产品或服务如何发挥效用，如何使顾客受益。为了使顾客消除。疑虑产生购买欲望，推销人员可采用的一个效果良好的方法就是实际演示所推销的产品，让顾客亲眼看到产品所具有的功能、特性和使用效果。这个过程需要目标顾客的参与，让他们自己亲身体验一下产品或服务，证明你的观点。顾客的参与比推销人员的独自演示更有说服力，也更能调动起顾客的兴趣。

2. 了解顾客的基本情况　了解顾客的基本情况是示范产品的一个先决条件，爱达模式的激发顾客兴趣阶段要求推销人员首先要对顾客的基本情况进行了解。要做到这一点，推销人员应该向自己提出下面两个问题：

（1）为了使产品满足顾客的愿望和需要，应当了解顾客哪些方面的情况？

（2）通过哪些问题可以了解顾客的基本情况？即推销人员应如何提出问题，并对掌握的情况加以分析，运用好自己手头掌握的资料。

对上述问题推销员处理得越巧妙，就越有可能直接与顾客交换意见和看法，也就越有希望达成交易的目的。

推销案例

经典推销案例中的产品示范

1. 一个油污清洗剂推销员过去是用他推销的清洗剂把一块脏布洗干净，用以说明他的产品清洗效果好。后来，他改变了示范方法，把穿在身上的白衬衣袖子弄脏，然后用他所推销的油污清洗剂洗净。

2. 一家胶水生产企业的推销员让顾客在一页纸的一端涂抹胶水，然后把它贴在一本厚厚的电话号码簿上，用这张纸把电话号码簿提起来。他用这种方法向顾客证明胶水的粘合力。

3. 一个钢化玻璃推销员在向顾客作示范时，用随身带的铁锤猛力敲打钢化玻璃。

4. 一个帆布推销员在向顾客作示范，为了显示帆布的结实，把一把剪刀和一块帆布样品递给顾客，让他们亲手把帆布剪成碎片。

5. 一家跨国公司的推销员，为了向顾客证明他们公司生产的计算机键盘的按键富有弹性、灵敏度强，他用一根香烟去点击按键。

此外，推销人员不要强迫顾客下决心，特别是在他们进行抉择的时候。介绍产品情况应突出重点，内容不要太多，以免顾客在推销过程的第二个阶段就有厌烦感觉。

用数据说话

顾客的参与更有说服力

心理学家估计，3 小时后，人们平均能够记住：①自己听到的 10%。②自己听到和看到的 70%。③自己所听、所见、所参与的 90%。

（三）刺激顾客的欲望

刺激顾客的购买欲望是爱达模式的关键性阶段。如果顾客已经明确表示信服推销人员的示范，对推销客体产生了兴趣，这时若使其相信通过购买可获得特定的利益，就会刺激顾客的购买欲望，形成购买动机。推销人员提供顾客的利益包括两个方面：一是让顾客得到好处。利益可能是诸如感觉良好、赚更多的钱、节省时间、提高效率等，它代表着一种获得，是顾客能够更多地拥有或更好利用的东西。二是让顾客减少或避免损失。利益也可能是解决问题的方案，它可能使顾客摆脱困境或使顾客避免从正在进行的事务中受到损失。研究表明，让顾客减少一些肯定的损失比承诺更大的获得更具有说服力。所以，在这一阶段，推销人员要向顾客充分讲明理由，举出例证，用理智唤起顾客的购买欲望。当顾客觉得购买产品所获得的利益大于付出时，购买欲望会油然而生。推销人员在推销活动过程中要善于根据顾客认识过程的心理活动规律，设法打消顾客的种种疑虑，刺激顾客的购买欲望，使顾客对购买持肯定态度。

刺激顾客购买欲望的方法：巧妙运用感情因素，用自信和热情去感染顾客，建立信任；有针对性地介绍，突出商品特性，刺激和强化顾客的购买欲望；语言生动活泼，配合演示和顾客参与，提高顾客的想象力；适当运用例证，巩固和进一步刺激顾客的购买欲望。优秀的推销人员善于寻找产品的优点，发现任何一款产品的卖点、亮点，凸显产品的功能与利益，以此与顾客产生互动，让顾客相信产品可能带来好处。对价值高的产品，要善于分解、细化，以化解顾客因一次性投入多而产生的疑虑。例如，可以这样说："这台电脑功能全、效率高，正常情况下，可以使用 5 年，平均每月不到 100 元。"有心的推销人员，平时会注意记下哪些名人买了这种产品，各品牌的市场占有率、排行榜上的情况，顺口说给顾客听，能产生"第三者效应"，促使顾客下决心购买。比较成熟的顾客沉着冷静、从容不迫，不易为外界事物和广告、宣传所左右，他们对推销人员的建议认真聆听，有时还会提出问题和自己的看法，但不会轻易做出购买决定。对此类顾客，推销人员必须从熟悉产品特点着手，谨慎地应用层层推进引导的办法，多方分析、比较、举证、提示，使顾客全面了解利益所在，以期得到对方理性的支持。

（四）促成顾客购买

促成顾客购买是爱达模式的最后一个步骤，也是全部推销过程与推销努力的目的。一般情况下，顾客一旦产生了强烈的购买冲动，采取购买行动就是自然而然的了，这时推销人员不能掉以轻心，应该顺水推舟，速战速决，以免顾客受外界因素影响而改变态度。当顾客对推销客体产生了兴趣并有意购买，但还处于犹豫不决的状态时，推销人员不应悉听客便，而应不失时机地促进顾客进行关于购买的实质性思考，进一步说服顾客，帮助顾客强化购买意识，促使顾客实际进行购买。在成交阶段，推销人员可以使用一些技巧促使顾客采取购买行动，比如提醒顾客该款产品很畅销，如果现在不买，很可能以后会涨价，或者出现断货；还可以告诉顾客现在是优惠期，马上购买会比较划算，过期享受不了价格优惠等，促使顾客立即采取购买行动。

第二节 迪伯达模式

一、迪伯达模式的含义

迪伯达（DIPADA）模式的含义指 definition（发现），identification（结合），proof（证实），acceptance（接受），desire（欲望），action（行动），DIPADA 代表了迪伯达模式的六个主要步骤，如图 4-2 所示。

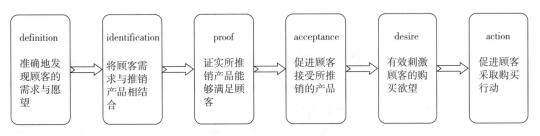

图 4-2 迪伯达模式的基本步骤

与传统的爱达模式相比，迪伯达模式被认为是一种创造性的推销模式，是以需求为核心的现代推销学理念在推销实践中的突破与发展，被誉为现代推销法则。迪伯达模式的要诀在于：先谈顾客的问题，后谈推销的产品，即在推销过程中必须先准确地发现顾客的需要和愿望，然后把它们与自己推销的产品联系起来。推销人员应想办法向顾客证明，他所推销的产品符合顾客的需要和愿望，为顾客所必需，并促使其购买。其中证实（proof）是该模式的核心特色。

从应用范围看，迪伯达模式比较适用于生产资料市场、机器设备等产品的推销，适用于对老顾客及熟悉顾客的推销，适用于保险、技术服务、咨询服务、信息情报、劳务市场上无形产品的推销及开展无形交易，适用于对组织（或集团）购买者的推销。

推销小故事

"先试用后购买"的推销策略

某电脑销售公司开张不久，在当地市场代理了一个新的电脑品牌，在销售竞争中处于劣势。公司张老板很是紧张，希望想出办法扭转颓势。经过认真的策划，张老板决定针对公司用户采用"先试用后购买"的策略，以抢占集体顾客。公司决定提供足够数量的样机给顾客试用，试用期一个月，不满意可退货。试用期间公司准备了丰富的产品技术资料（使用说明书、宣传单张等），到顾客公司培训关于产品的功能配置、操作技术等知识，并有意无意向对方通报已购买客户的信息，并安排对方代表人员到相关客户处参观，派优秀技术人员进行现场指导和培训。结果，接受试用的公司大部分接受了该公司的产品，较少出现退货现象，公司的"先试用后购买"策略取得了成功，其代理的电脑品牌也获得了很高的知名度和市场占有率。

这个案例表明，推销工作不仅需要将顾客需求与推销产品结合，更重要的是能够证实该产品能很好地满足顾客的需求。

（资料出处：郑锐洪，李玉峰. 推销学［M］. 北京：中国人民大学出版社，2015）

二、迪伯达模式的具体步骤

（一）准确地发现顾客的需求与愿望

成功的推销首先要把重点放在了解顾客的需求和愿望上，而不是急于宣传所要推销的产品。推销人员要善于了解顾客需求变化的信息，利用多种方法寻找与发现顾客现实和潜在的需求和愿望，只有准确发现顾客的愿望和偏好，才能以此作为说服的要点，有的放矢，唤起顾客的购买欲。因此，准确发现顾客的需求、了解其偏好是有效说服顾客的基础，是提高推销效率的根本立足点。

在实际推销活动中，准确地发现顾客的需求与愿望是相当难的，但推销人员在实践中可以运用现场观察、市场调查、建立信息网络、引导需求、推销洽谈等方法顾客的需求与愿望。

（二）将顾客需求与推销产品相结合

这一步骤是一个由探讨需要的过程向实质性推销过程的转移，是迪伯达模式的关键环节。它要求推销人员在了解顾客的愿望和偏好的基础上，有目的地介绍所推销的产品，充分展示产品的功能、优点和特点，把顾客的需要和愿望与所推销的产品结合起来。这样就能很自然地把顾客的兴趣转移到推销产品上，为进一步推销产品铺平道路。但由于结合是一个转折的过程，因此，推销人员一定要注意从顾客的利益出发，用事实说明二者之间存在的内在联系；否则，牵强附会的结合必然使顾客反感，最终葬送推销。

将顾客需求与推销产品相结合的主要方法有需要结合法、关系结合法、逻辑结合法。

1. 需要结合法　把握顾客的需要和愿望，从产品功能、价格、质量、售后服务等方面准确地向顾客说明该商品正是他所需要的。

2. 关系结合法　联想并借助各种人际关系和工作关系，使顾客认可该产品能满足他个人或其单位的实际需要。

3. 逻辑结合法　通过利弊分析和逻辑推理方法，向顾客说明购买该产品是其明智的选择，为顾客的购买行为提供信心依据。

（三）证实所推销产品能够满足顾客需求

当推销人员把推销品和顾客的需求与愿望结合起来后，顾客虽然认识了推销品，但尚不能充分相信推销品符合他的需求，还需要推销人员拿出强有力的证据向顾客证明他的购买选择是正确的，推销品正是他所需求的。这个阶段推销人员的主要任务是：通过真实的且顾客熟悉的人士从推销产品的购买与消费中所获得的利益，或展示有关部门出具的证据，或采用典型事例等，向顾客证实他的购买是正确的，推销人员的介绍是真实可信的。"证实"的方法多种多样，可提供人证、物证或例证等有说服力的证据，如顾客所认识的某某人用了效果如何，顾客所知道的某单位用了怎么样等。可提供产品信息、功能介绍的宣传单张，有的产品还可以现场展示其性能特征，让消费者亲自参与体验，感受真实的产品特征，提高接受度。

（四）促进顾客接受所推销的产品

顾客接受所推销的产品是指顾客完成了对推销产品认识的心理过程后，在认识上同意与认可推销产品，以至达到肯定与欣赏推销产品的程度。因此，结合和证实都是手段，促使顾客产生购买欲望才是目的。推销员通过对产品的介绍和同类产品的比较分析，促使顾客接受所推销的产品，具体有以下方法供参考。

1. 示范法　推销员通过现场示范的直观效果促使顾客接受产品。如推销人员在示范过程中，显示产品操作简单，性能优良，价廉物美。

2. 提问法　推销员在讲解及演示的过程中，可不断发问以了解顾客是否认同或理解自己所做的介绍，从而使顾客逐步接受所介绍的产品及理念。

3. 总结法　推销员在讲解及演示的过程中，通过对前阶段双方的价值意向和见解的总结归纳，取长补短，求同存异，促使顾客接受推销品。

4. 试用法　把已介绍和经过证实的产品留给顾客试用一段时间，同时征求顾客的使用意见和改进意见，以达到促使顾客接受推销产品的效果。

（五）有效刺激顾客的购买欲望

激起顾客购买欲望是爱达模式的第三阶段，也是迪伯达模式的一个关键阶段。如果顾客已经对推销人员的示范明确表示了兴趣和信心，但仍未采取购买行动，这说明顾客的购买欲望还未被激起，还需要强化和刺激。此时，最重要的是要想办法使顾客相信，该产品正是他所需要的产品，而且正是购买的最好时机。

（六）促进顾客采取购买行动

促使顾客购买是推销工作的重要步骤，也是推销所应达到的最后目标。促使顾客购买的方式多种多样，具体参照爱达模式中的相关阐述。

第三节　埃德帕模式

一、埃德帕模式的含义

埃德帕（IDEPA）模式的含义是指 identification（结合），demonstration（示范），elimina-tion（淘汰），proof（证实），acceptance（接受）。IDEPA 代表了埃德帕模式的五个主要步骤，如图4-3所示。

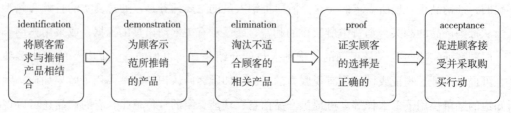

图4-3　埃德帕模式的基本步骤

从应用范围看，埃德帕模式适用于有明确的购买愿望和购买目标的顾客，是零售行业推销较适用的一种模式。零售商接待的顾客大多是自己主动到商店来购买商品的顾客。一般说来，这些顾客或多或少都知道他们需要购买哪些产品，无需零售商向他们做过多的推销。有时，也会出现例外情况，如"额外销售"，即推销人员向顾客推销一些他们本不打算购买的产品。另外还有一些顾客只是到商店逛逛，并不打算购买什么东西。零售商可以抓住这一机会向闲逛的顾客推销，刺激他们的购买欲望。在和最终消费者频繁接触的过程中，零售商比较了解消费者的需要和愿望。

二、埃德帕模式的具体步骤

（一）将顾客需求与推销产品相结合

主动上门购买的顾客都是带有某种需求的，因此推销人员在热情接待的同时，应摸清顾客的实际需要，尽量提供可供顾客选择的推销品，并注意发现顾客的潜在需要和愿望，揣摸顾客的心理，使推销品与顾客的愿望结合起来。

（二）为顾客示范所推销的产品

首先，除非顾客表示不需要，应按照顾客所提供的进货单逐项展示和示范；其次，要能按照顾客的需求推荐创新产品、市场潜力和盈利空间较大的产品，并加以展示和示范。这样既可以使顾客充分了解推销品，明白购买之后所能获得的利益，也有助于推销人员了解顾客的购买需求和具体要求。推销人员对顾客了解得越深入、越准确，达成交易的几率也就越高。

在埃德帕模式的五个步骤中，为顾客示范（demonstration）是该模式的主要特点，能够满足新时期消费者对购买过程体验的需求。

推销小故事

吉拉德的推销绝活

世界推销大王吉拉德在推销汽车时有一个绝活，就是当客户到了他所在的专卖店，看中了某款汽车，并询问该车的性能的时候，吉拉德二话不说，跳上汽车，猛踩油门，汽车风驰电掣地向远方驶去，在视线范围内又猛一掉头，朝着顾客所在的地方疾驶过来，顾客还没回过神来，汽车在离顾客十几米的地方戛然停稳。顾客惊恐之际，吉拉德会询问顾客，感觉汽车性能如何，顾客无不暗自佩服，连连称道。吉拉德使用自己娴熟的驾驶技术，给顾客一个出乎意料的精彩展示，一下子征服了顾客，赢得了生意。

（资料出处：郑锐洪，李玉峰. 推销学. 北京：中国人民大学出版社，2015）

（三）淘汰不适合顾客的相关产品

由于推销人员在前两个阶段中，向顾客提供的推销品较多，其中的一部分可能与顾客的需求距离较大，因此需要把这部分不合适的产品淘汰掉，把推销的重点放在适合顾客需要的推销品上。在决定是否淘汰某种推销品之前，推销人员应根据目标消费者的特点，认真了解和分析顾客停购推销品的真实原因，有根据地进行筛选。

（四）证实顾客的选择是正确的

推销人员应注意针对顾客的不同类型，用具有说服力的例证证实顾客选择的正确性，这将有助于坚定顾客的购买信心。如对中间商举例，说明其他中间商销售同一种产品受消费者欢迎，或被选中的商品较之另一同类商品进销差价大、利润高等。

（五）促成顾客接受并采取购买行动

这一步骤的主要工作是针对顾客的具体特点促使顾客接受推销品，做出购买决定。此时，影响顾客购买的主要因素已不是推销品本身，而是购买后的一系列问题，如货物运输、货款结算、手续办理、货物退换及赔偿等。推销人员若能对上述问题予以解决，就会坚定顾客的购买信心，使其迅速做出购买决定。

第四节 费比模式

一、费比模式的含义

费比（FABE）模式是由俄克拉荷马大学的企业管理博士、台湾中兴大学商学院院长郭昆漠教授总结出来的一种推销模式。FABE 的含义是指 feature（特征），advantage（优点），benefit（利益），evidence（依据）。FABE 代表了费比模式的四个主要步骤，如图 4-4 所示。

与其他几个模式相比，费比模式有一个显著的特点，即事先把产品特征、优点及能够带给顾客的利益等列举出来，印在宣传单上或写在卡片上，这样就能使顾客一目了然，更好地了解有关的内容，节省顾客疑问的时间，减少顾客异议的内容。正是由于费比模式具有重点突出、

NOTE

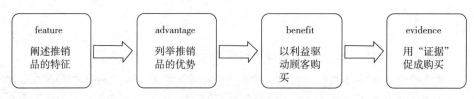

图4-4 费比模式的基本步骤

简明扼要的特点，在推销实践中显示出计划性和有效性，它受到不少推销人员的大力推崇。

二、费比模式具体的推销步骤

（一）介绍推销品的特征

该模式要求推销人员能准确、简明地向顾客介绍产品的用途、性能、造型、经济性等特征。要真正做好这一点，推销人员要十分熟悉整体产品中核心产品、形式产品、延伸产品的具体特征，以便在见到顾客伊始，就能以明确、生动的语言，向顾客介绍推销品在选材、造型、工艺流程、耐久性、安全性、性价比、使用及操作的便捷性和售后服务等方面的特点。对于全新产品或改进型新产品，更应注重说明产品创新或完善之处。为方便记忆和避免遗漏，推销人员可借助介绍推销品的宣传资料和演讲PPT等，认真介绍产品，并将资料提供给顾客，让顾客了解产品的重要特征。

（二）列举推销品的优势

该模式要求推销人员根据所推销产品的实际优点，充分说明产品质量，功能、性价比和服务等方面的超群与领先之处。例如，和同类产品相比，电器的日耗电量低、噪音小，冰箱储藏室的容量大，服装设计时尚、品牌知名度、美誉度高等。有些顾客为产品使用中出现的故障而担忧，很多企业和产品就宣传无理由退货，免费保修一年、二年、三年等。这些目的性、针对性很强的解说，能较充分地展示产品某些方面的优点。

（三）以利益驱动顾客购买

该模式要求推销人员针对顾客需求，把产品所能带给顾客的利益，详细告知顾客。产品能给顾客带来的利益，绝不限于产品的使用价值能满足顾客物质上的需要，还应体现在顾客感知价值的大小上。推销人员应能把握产品可以为顾客提供更多的包括产品价值、服务价值、人员价值、形象价值在内的总价值，以及节省顾客为获得产品所支付的货币、时间与精力等成本，从而使顾客感知价值最大化。顾客获得的总价值最多，付出的总成本最少，说明顾客可以获得的利益最大。

（四）用"证据"促成购买

虽然推销人员已经向顾客详细介绍了产品的特征，充分说明了产品的优点，同时按照顾客认知价值最大化的要求，尽数可能带给顾客的利益，但顾客在做出购买决策前，依然存有疑虑。这时，用证据说话，可能是说服力最强、效果最好、事半功倍的做法。证据可以是产品本身，也可以是广告用的微缩产品；可以是商标、认证标志，专利号码、获奖证书等，也可以是有关权威媒体的报道。介绍产品的特征、优点，要以设计上的创新、技术上的突破为依据，让听者信服。现场演示有时能较快地打消顾客的怀疑，让顾客信任并做出购买决策。

推销小故事

斑点苹果的成功推销

有一年，美国某地某苹果基地的苹果由于受冰雹、霜冻等自然灾害的侵袭，果皮上出现了点点斑痕，卖相不好。虽然该苹果没有受到污染，内在品质好，口感脆甜，但是在当年的销售过程中遇到了麻烦，销售情况不佳。水果批发商布朗先生面对这种情况很着急，一时想不出办法。经过几天的思考，办法终于有了。

他在店门口竖立一个醒目的大招牌，上面写着："苹果上应该有斑痕，因为那是下冰雹时碰撞的痕迹。它说明这些苹果都生长在寒冷的高山上，而寒冷的高山才能生长出这样香甜爽口、清脆多汁的上等苹果。货量有限，欲购从速。"创意一出，布朗的店门口顾客络绎不绝，小贩之间也互相传播这个信息，布朗还把这个创意在当地报纸张登出，斑点苹果得到了当地消费者的认可，没过多久，布朗的存货就销售一空。有趣的是，经过一个销售季节，斑点苹果成为高品质美味苹果的代名词，有些果贩还专门向布朗预约了来年的销售生意。

（资料出处：龚慌. 现代推销学［M］. 北京：人民邮电出版社，2015）

第五节　随机制宜模式

一、随机制宜模式的含义

随机制宜模式是美国 20 世纪 80 年代末根据行为科学的原理发展起来的，它所强调的内容有两点：①推销人员在从事推销工作中，要像医务人员改变医疗处方和治疗方法一样，根据顾客的需要调整他们的行为方式。②推销不只是一笔交易，而是一个不断满足顾客需要的持续过程。

因此，随机制宜模式强调重点不是为推销而推销，而是为顾客提供一个购买和满足需求的机会。

二、随机制宜模式的具体内容

随机制宜模式的理论基础来自于推销风格、购买意愿。

（一）推销风格

在随机制宜的推销模式中，有两种行为因素构成了推销风格：对产品的指导和对顾客的支持行为。

产品指导是任务行为，它包括推销人员为顾客提供什么，如何提供，什么时间，在哪里提供等内容。

支持行为是关键性行为，它的内容是推销员与顾客之间进行的双向或多向交流，包括提供方便、鼓励、解决问题等。

将推销风格中的两种行为因素视为两个维度，分别是一个从低到高的连续体，这样可得到产品指导行为和支持行为不同组合而成的四个象限，它们分别代表了四个基本的推销风格（图4－5）。

S3 高支持行为 低产品指导	S2 高支持行为 高产品指导
S4 低支持行为 低产品指导	S1 低支持行为 高产品指导

图4－5　推销行为模式

第一种风格（S1）：低支持行为和高产品指导。

第二种风格（S2）：高支持行为和高产品指导。

第三种风格（S3）：高支持行为和低产品指导。

第四种风格（S4）：低支持行为和低产品指导。

（二）购买意愿

购买意愿是指顾客可能购买商品的愿意程度。购买意愿也是两个因素的函数：有关产品的知识、购买倾向性。

根据顾客的产品知识和倾向性可将购买意愿的连续体分成四个区，每个区间代表着顾客的产品知识和倾向性的不同组合，形成四种不同的状态（图4－6）。

R2 不了解产品 有兴趣	R3 了解产品 有点疑虑
R1 不了解产品 无倾向性	R4 了解产品 有倾向性

图4－6　购买意愿状态

第一种状态（R1）：不了解产品，且无倾向性。

第二种状态（R2）：不了解产品，但有兴趣。

第三种状态（R3）：了解产品，但有点疑虑。

第四种状态（R4）：了解产品，且有倾向性。

（三）随机制宜模式

根据顾客购买意愿的不同状态，相应地实施前面谈到的推销风格，就可以得到随机制宜模式（图4－7）。

在随机制宜模式中，对待不同的顾客购买意愿状态需采用不同的推销风格。

1. 开拓　开拓适用于第一种购买意愿状态，第一种推销风格。对于一个处于R1状态的准

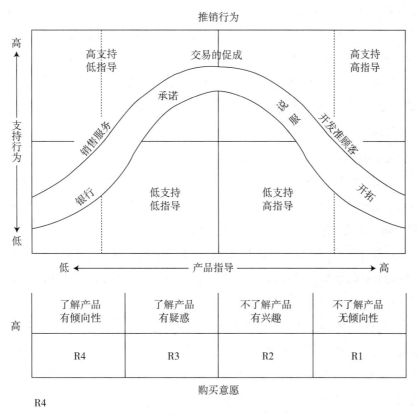

图 4 - 7 随机制宜模式

顾客，具有最大效果的推销风格就是低的支持行为和高的产品指导，这一风格称为"开拓"。

开拓行为包括：①提供信息（有关产品的、公司的、甚至是推销员本人的）。②讲明此次拜访的目的。③提一个可共同讨论的问题——与拜访的目的有关系的，精心设计的，以获得肯定的回答。

不同于其他推销理论，随机制宜的推销理论不把需求分析当作推销洽谈的第一步。在推销员通过开拓式地提供一些信息，顾客都可能有提防心理，在顾客和推销员共享某信息之前，推销人员要和他共享有关信息是困难的。开拓是开始建立双方关系的过程，它帮助准顾客从状态R1 向状态 R2 转变，有了良好的关系，准顾客将愿意与推销人员共享重要的有关需求和问题的信息。

2. 说服　说服适用于第二种购买意愿，第二种推销风格。对于处于 R2 状态的准顾客，适宜的推销风格是高的支持行为和高的产品指导，这种风格称为"说服"。此时通过双向的交流与对话发现、确定准顾客需求和问题，指导可以将这些需求和所提供的产品或服务联系起来。

说服的内容包括：①提问：通过提问——以获取对准顾客的需求和问题的认识。②鼓励和指导：向准顾客表明你对他的需求和问题感兴趣，并探索那些能提供重要信息的领域。③宣传：通过认识准顾客所表达的需求，将产品的特性和这些需求结合起来，通过这个过程，把产品的特点和顾客的需求统一起来。

目前，人们不想别人推销给他什么，他们想成为购买过程的一部分，因此，在开始宣传这一步之前，仔细的需求分析是关键，只有通过细心研究潜在顾客的需求，推销员所追求的关系才会发展。推销员不只是在推销，而是在提供一个满足需求的机会。

以满足需求为中心的推销可以帮助准顾客理解你的产品和服务怎样地满足他们的需求和解决他们的问题。对利益的认可是准顾客由购买意愿 R2 向状态 R3 过渡的关键。

3. 承诺　承诺适用于第三种购买意愿，第三种推销风格。对于一个处于 R3 状态的顾客，鼓励和解决其问题是帮助他做出购买决定的最好方式，这种推销风格称为"承诺"。兴趣的发展使准顾客从 R2 向 R3 过渡，但随之而增加的思考也不可避免地要产生一些疑虑，尤其是在推销员要求订货时。

承诺的内容包括：①提出需求：总结所认识的需求，增加准顾客这种需求的强度以引发出购买的信号。②要求订货：当准顾客以语言或非语言的方式发出了购买信号时，就应要求订货。③对拒绝做出反应：把拒绝作为需求的表达来认识，并以恰当的反应来处理他们。

4. 履行　履行是指第四种购买意愿、第四种推销风格。处于 R4 状态的购买者，有了产品或服务的知识，并具备了倾向性，推销对象已由准顾客变成了顾客。推销员应该做的是监督交易的进行，管理好自己和顾客之间的联系，这种风格称为"履行"，即保持以顾客满意为基础的长期关系，提供全面的售后服务。

履行的内容包括：①继续联系：经常接触，实施和管理好每一笔交易。②扩展业务：以顾客满意为基础，提高其他销售业务的成功率。③对抱怨做出反应：抱怨是对需求和问题的反映，对于处于 R4 状态的顾客，一般不会发生这种情况，一旦发生了，推销员应以积极的态度倾听并及时向顾客反馈情况。

案例分析

推销模式的应用

推销员：您好！我是"中国移动无线座机专营部"的李小明，现在来到市中心地区进行销售我们的产品，请您给我点时间向您介绍我们的产品，好吗？

顾客：好的，没问题。

推销员：谢谢。现在通讯市场竞争非常激烈。有中国移动，中国联通，中国网通。通信设备有手机，固定电话，电脑等通信设备。

顾客：嗯，是的。

推销员：您使用的是那家公司的业务呢？

顾客：我们这里都是使用的中国移动的业务。

推销员：嗯。那中国移动的信号怎么样呢？

顾客：还可以吧。信号不错，通话挺清晰的。

推销员：您的办公室都有什么通信设备呢？

顾客：我们公司有固定电话和手机。

推销员：这样啊，您一般使用固定电话的频率大不大呢？公司的业务主要都是固定电话来制定公司业务的吧。

顾客：没错，我一般在公司经常使用固定电话，手机是作为自己私有通信设备使用的。

推销员：那您愿不愿意尝试下我公司的无线座机呢？

顾客：什么？无线座机？是什么样子的通信设备呢？

推销员：无线座机，是针对中小企业及个人量身定制的电话终端。不但可以正常的打电话，还可以收发短信，短信可以语音报读。无需布线，方便携带。中国移动无线座机实际上是利用4G网络的"无线固话"。通过4G无线技术的应用，无线座机摆脱了传统固话线的束缚实现大部分手机的功能，非常适合家庭用户，尤其是老人及小孩使用。

顾客：嗯，是这样子啊！我当然愿意尝试下呀！资费如何呢？

推销员：资费是这样的。您是在市中心，有一个合适的资费，每月最低消费20元，市区，网内每分钟6分，网外每分钟0.1元。长途0.15元。被叫免费。

顾客：让我考虑下吧。无线座机还有什么功能呢？8位号码，增加信誉度，主叫被叫都显示8位号。3G、4G轻松接入，移动4G网络信号强。缴费便利，营业厅、网上缴费、充值卡等。可设置1~4个本地亲情号，主叫3分，只限移动号码。支持呼叫转移。可收发短信，免费上门办理。

推销员：您还有什么顾虑吗？

顾客：说实话，我是很想尝试下这种产品。

推销员：您就放心好啦，我们的产品绝对有保障的！

顾客：每个人都是这样说的啦，难道有谁会说自己公司的产品不好的呀？但要真的出了问题受伤害的可是我呀！

推销员：我们的产品销售出去后都会进行售后跟踪服务的，如果产品出现问题，公会全额赔偿您的损失，您看，这是我们公司的售后服务单和产品安全报障单。

顾客：（接过单据细看）嗯，有这样的保障，那这样吧，我愿意尝试，但为了安全起见，我还是先买10部无线座机吧。

推销员：好的。如果您觉得无线座机很适合您和公司的工作，可以再向我们订购，我们可以给您优惠。

顾客：行，我和公司用着看看。如果很好，我们多订购几部，让公司的职工和干部都换上无线座机。

推销员：嗯。好的。我给你看一下，我们的无线座机。您觉得合适，您再购买。

顾客：（接过无线座机，仔细看后）不错。样子挺好的，也挺精美的。我决定购买了。

推销员：谢谢您。我去给您拿货。顺便和您说一下，您把订购这10部无线座机的机主的身份证复印件给我一份。我们帮您办理过户手续。过户之后，您就可以使用了。

顾客：（提过货物）嗯，给你钱，一共是2580元，你数数。

推销员：（接过钱细看后）好的，这是发票和质量担保单，请您签字。

顾客：（签字）

推销员：谢谢，如果产品有任何质量问题，请您及时与我们联系，这是我的名片。

顾客：嗯，好的，如果我感觉质量好的话，就再向你们购买，同时我也会推荐给其他业务使用。

推销员：好的，谢谢，期待我们下次的合作，那打扰了，不耽误您太多的时间。

顾客：嗯，好的，慢走，不送了！

推销员：请您留步，再见。

顾客：再见。

案例讨论题：

1. 请问上述案例中，推销员的推销行为属于哪种推销模式？

2. 结合案例列出该模式的基本步骤。

3. 该推销模式在什么场景下更能有效发挥？该模式的局限性体现在哪些方面？

【思考题】

1. 推销模式的含义是什么？国际公认的基本推销模式主要有哪些？

2. 什么是爱达模式？爱达模式的具体步骤包括哪些？

3. 迪伯达模式的含义和具体步骤是什么？

4. 简述埃德帕推销模式的主要步骤。

5. 简述费比模式的主要内容。

6. 随机制宜模式的主要内容是什么？

7. 找一件你熟悉的产品，你如何向顾客证实，使其相信该产品确实是他所需要的？

第五章 医院推销

【学习目标】

1. 掌握：医院商品推销工作的基本内容，知晓上量的相关知识。对医药商品推销的各个流程有所掌握，知晓侧重点和不同情况下的处理方法。

2. 熟悉：医院开发的相应流程、进药方法、掉量的相关原因。能够熟悉并处理产生这些原因的方法，维护自身市场的份额。

3. 了解：医院销售的一般工作流程和上量的方法，要了解促进销售业绩提升的思路，对上量有明确的概念。

第一节 医院推销流程

药品作为一种特殊商品，不同于一般的消费品，它具有在医生指导下完成消费过程的特点，其销量的产生，受着医院医生的直接影响。在整个药品市场中，75%以上的销量产生在医院。医院成为众医药企业的必争之地，由此引起的激烈竞争，亦给医药企业在运作医院市场时带来了较大的难度。医药推销人员普遍感到：做药品最难的是让医药商品进医院，最重要的是临床促销。

在前面章节中，本书介绍了商品推销的相关理论基础，本章将在医院进行的医药商品推销工作具体化、细分化、可操作化。作为一名医药商品的推销人员，刚接手一个新的市场时可能会面临如下三种情况：市场完全空白，没有任何一家医院客户；市场有些基础，但还存在部分未开发医院；区域市场的医院客户基本开发完毕。

不同的市场情况对医药商品推销的工作侧重点要求是不同的。下面从一个完整的医院推销流程开始介绍。

一个全新的医院推销，一般来说需要完成5个工作流程或工作内容（图5-1）。

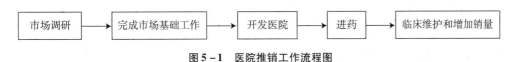

图5-1 医院推销工作流程图

一、市场调研

为了做好医院推广工作，作为推销人员，首先必须对市场进行全面的市场调研。只有对市场情况心中有数，才能做到有的放矢。因此市场调研是从事医院医药商品销售工作的第一步，也是极为关键的一步。实际上，调研这项工作是随时随地需要进行的，因为医院与医生以及市场在不断发生着变化，要不断深入和完善调研资料，增加动态信息。

（一）认识目标市场

接手一个新市场必须对区域市场环境有个通盘的了解。认识目标市场实际上就是对所管辖的区域市场环境进行调研，一般来说，医药商品推销人员应该掌握区域市场的政策法律、人口与经济、自然地理、社会文化、市场等方面的信息。

1. 区域市场的政策法律环境　包括医药商品招标政策、医保政策、医药商品价格管理要求、医药商品临床推广的相关规定等，这些定位于区域市场的政策和政府要求与医药商品推销人员的推广工作密切相关，推销员必须非常熟悉才能有效地制定市场开发计划和开展推广工作。

2. 区域市场的人口和经济环境　人口因素涉及人口总量、地理分布、年龄结构、性别构成、人口素质等诸多方面。经济因素指该地区的消费者收入、消费者支出、物价水平等情况。这两方面的因素都会直接影响医药商品购买力的大小、健康状况和疾病谱等情况。

3. 区域市场的自然地理环境　地区自然地理条件是影响市场的重要环境因素，与医药商品推销工作密切相关。一个国家和地区的海拔高度、温度、湿度等气候特征，影响着商品的功能与效果。人们的服装、食品明显也受气候的影响。地理因素不仅影响着人们的消费模式，还会对经济、社会发展、民族性格产生复杂的影响。

4. 区域市场的社会文化环境　文化环境不仅建立了人们日常行为的准则，也形成了中国不同地区市场消费者态度和购买动机的取向模式，也影响着客户的行为模式。

5. 区域市场环境　包括客户方面和竞争对手方面。客户资源的整体调查包括医院资源的总量和结构、商业渠道情况；竞争对手的调研包括竞争产品（直接竞争者和间接竞争者）的名称、价格、促销手段、医药商品的基本情况、商业渠道、市场份额等。

（二）认识医院

在接手一个新的市场后，医药商品推销人员可以通过各种途径了解到目标医院的相关信息。通过医院门诊大厅的宣传栏可以直接看到医院简介、科室简介、医院科室分布图、专家介绍等信息。从客户（如医生、护士、药剂科人员）、公司内部的同事、上一任推销代表、公司内部的 ETMS 系统，甚至竞争对手处都可以了解到相关信息。通过处方调查可以了解目标医生的处方行为。另外，从公共卫生组织及医药行业的调研报告、网络、期刊、杂志、产品推广资料等途径也能获得有价值的信息。

认识医院、收集医院相关信息，包括以下方面。

1. 了解医院地理位置。

2. 医院规模和医院级别：医院和科室的日门诊量、床位数、年药品采购金额、医院级别。

3. 目标科室情况：医生数、常门诊医生、轮转医生、科室负责人、各小组负责人。

4. 医院的特色。

（三）收集医生信息

了解客户的全面信息有利于推销人员开展有针对性的产品推广活动。收集医生信息包括：出诊时间表、日门诊量、负责病房床位数、床位周转率；不同医生的影响力，各自在医院担任的职务；医院工作的年限；医生的爱好、家庭住址、联系电话、邮箱地址等；医生的人际风格；医生和各相关推销人员之间的关系；医生处方产品所处购买周期的阶段（不了解、了解、评估试用、使用）；医生竞争产品的处方量。

（四）了解产品渗透情况

了解产品渗透情况包括：医院有无本公司产品，处于何种状态（持续有药、时断时续、曾经有过、从来没有）；同类竞争产品的状况、种类以及目前医院使用量。获得产品渗透信息的渠道有：药剂科、药房发药处、医院药房的药品价格公告栏、商业公司的流向、商业公司的业务员及竞争对手。

（五）了解进药渠道

通常一个新药进入医院的流程是，由主要用药的临床科室主任提出进药申请，提交给药剂科，等医院召开药事委员会时讨论是否批准申请。

二、完成市场基础工作

对医药商品推销人员所在的公司而言，如果目标区域是个全新市场，在开展具体工作之前必须要完成一些基础工作。这些工作包括：进入各类用药目录、投标、进入各类医保目录。

（一）进入各类用药目录

2009 年后，随着各地医药卫生体制改革和基本药物制度的推进，产品要想进入医院销售，必须进入相应的用药目录。目前，我国国家及各省的用药目录主要有《国家基本药物目录》《某省基层医疗卫生机构增补药品目录》等。

（二）投标

当前的各类用药目录基本都是按照药品通用名称制定的，不区别具体生产经营企业，各相关药品生产经营单位在目标市场推广相关药物，还必须参加各省组织的招标活动，中标后方可在目标医院销售。比如，国家发改委等九部门印发的《关于建立国家基本药物制度的实施意见》规定，政府举办的医疗卫生机构使用的基本药物，由省级人民政府指定以政府为主导的药品集中采购相关机构按《招标投标法》和《政府采购法》的有关规定，实行省级集中网上公开招标采购。

（三）进入各类医保目录

由于我国 95% 以上的居民参加了城镇职工基本医疗保险、城镇居民基本医疗保险和新型农村合作医疗，如果本公司的产品能够被相应的医保基金所报销，显然能大幅增加在目标市场的销量。常见的医保目录有《某省基本医疗保险、工伤保险和生育保险药品目录库》《某省新型农村合作医疗本药物目录》等。

（四）医药代表进行登记备案

按照《国务院办公厅关于进一步改革完善药品生产流通使用政策的若干意见》（国办发〔2017〕13 号）的要求，食品药品监管部门要加强对医药代表的管理，建立医药代表登记备案制度，备案信息及时公开。医药代表只能从事学术推广、技术咨询等活动，不得承担药品销售任务，其失信行为记入个人信用记录。医药商品推销人员必须经合法的药品经营企业或生产企业法人授权，并持法人销售授权委托书才能与其相关的客户发生业务往来，否则视为违法、违规。

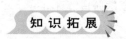

整治药品流通领域突出问题

《国务院办公厅关于进一步改革完善药品生产流通使用政策的若干意见》（国办发〔2017〕13号）指出，食品药品监管、卫生计生、人力资源社会保障、价格、税务、工商管理、公安等部门要定期联合开展专项检查，严厉打击租借证照、虚假交易、伪造记录、非法渠道购销药品、商业贿赂、价格欺诈、价格垄断以及伪造、虚开发票等违法违规行为，依法严肃惩处违法违规企业和医疗机构，严肃追究相关负责人的责任；涉嫌犯罪的，及时移送司法机关处理。健全有关法律法规，对查实的违法违规行为，记入药品采购不良记录、企事业单位信用记录和个人信用记录并按规定公开，公立医院2年内不得购入相关企业药品；对累犯或情节较重的，依法进一步加大处罚力度，提高违法违规成本。食品药品监管部门要加强对医药代表的管理，建立医药代表登记备案制度，备案信息及时公开。医药代表只能从事学术推广、技术咨询等活动，不得承担药品销售任务，其失信行为记入个人信用记录。

三、开发医院

完成相应的市场基础工作，也就意味着药品在医院销售具备了通行证，但真正能被临床使用，还必须经过目标医院自己的门槛，以医院药事委员会讨论通过为标志，这个工作阶段称之为开发医院。一个产品进入医院，从调研到医院药事委员会讨论通过，短则3~6个月，长则2~3年。

开发医院是医药商品推销人员临床推广工作的难点，也是市场销量实现增长的基础。

四、进药

药品经医院药事委员会通过后，即可进入药品采购阶段。药品采购往往由医院药剂科安排采购计划，相应的医药公司配送。药品到医院药库后，完成入库手续并发往医院门诊药房或者中心药房，临床医生就可以处方用药了。

五、学术推广

学术推广和增加销量是医药商品推销人员的主要工作内容。推销人员需要持续地拜访目标医生，利用特性–利益转换法（FAB法）向医生展示企业产品，向临床医生提供药品的功效、药理、不良反应等信息，说服医生处方本企业的产品，同时给临床医生带去最新的治疗方案、药物发展讯息。

医药商品推销人员还有一个重要任务即关注医院药品的库存量，为医生处方保驾护航，能够在患者需要的时候有药品的供应，这就需要跟药剂科库管（住院部和门诊）沟通相应的工作。

学术推广是医药商品推销人员临床推广工作的重点，也是市场销量实现增长的关键。

推销员开展学术推广工作的目的是促销本公司产品，满足患者恢复或提高健康的需要，其工作内容主要是上述流程中的相关步骤。根据一次拜访客户的多少，推销员医药商品推广的手段可以分为一对一拜访和群体销售。

第二节　医院开发

医药商品医院推广的重中之重是医院开发。开发也称为进药。一个推销人员销售技巧再好，专业知识再强，但如果没有医院这个阵地，巧妇也难为无米之炊。即使医院已经有本公司产品，但现在制药企业一般不会单品种生产，不断会有新品种研制出来，有新产品就意味着医院开发。因此，开发这个环节更显重要。

医药商品推销人员进行市场开发并不是一件容易的事情，但也不可盲目而行，否则会给公司造成一定的损失，浪费了资源，也浪费了推广人员的精力和时间。在进行医院开发之前需要回答几个问题：需要开发什么样的医院？开发的是什么品种？如何开发这些医院、这些品种？根据这些问题做相应的前期准备。

一、医院开发的前期准备

前期准备工作对于医院推销工作来说至关重要，这是对医院以及医院相关工作人员进行全面认识的大好时机。着手医院开发工作前必须做好相应的信息分析工作。

（一）医院规模和特点

了解医院主要包括医院规模、性质、业务特长。首先，需要了解同类产品在目标医院的年销售量、进货周期、进货渠道、对企业的需求、产品的认识和看法。了解清楚这些有助于明确一年中有几次可以进药的机会（药事委员会开会的时间），什么时候可以进药，不会因为信息掌握不到位而错失良机。其次，要了解对这些信息有着决定权的主要部门和相关负责人，同类产品的销售量可以用来作为公司产品未来销售量的参考，才能在后期工作中找对人、办对事。最后，每家医院会有自身的特长科室，这也是要在调查过程中给予充分了解。每家医院的医生都有着不同的处方习惯和使用特点，尤其是一些非常规医药商品，因此，要针对不同的医院、科室进行使用习惯、处方习惯的调查，这样在后期具体工作的过程中不会经常撞壁。

（二）潜力分析

潜力分析包括目标医院的潜力、科室潜力、医生潜力、患者潜力、同类产品的用量。了解这些，能够明确是否有开发的必要，投入是否能够得到合理的产出。

（三）充分利用外部资源

在前期准备期间必须充分利用一切可以利用的资源，尤其是外部资源，资源来源包括同事、同行、朋友、亲戚、上级。不能保证事情一定成功但是也有可能会有意外收获。从商业医药公司处可以了解医院回款、药剂科及竞争产品销售等情况。从医院内部人员处可以了解到科室地位、医院内部员工关系、科室关系。这些外部资源利用得好，非常有助于了解目标医院内部信息，有助于医院开发的相关工作。

（四）了解关键客户

对于医院的关键客户必须提前了解。这些客户包括有决定权的：院长、主管副院长、药剂科主任、临床科室主任；有影响力的：学术带头人、临床科室主任；能处方的：学术带头人、临床科室主任。

二、医院开发的程序

产品想能够顺利地打入医院，进入临床用药，就要求企业的医药推销人员对医院进药的形式、进药的程序，以及自己应该采取的方法有明确的了解。

（一）一般程序

1. 医院临床科室提出用药申请并填写申请报告。

2. 医院药剂科对临床科室的用药申请进行复核。

3. 主管进药的院长对申请进行审核。

4. 医院药事委员会对申请进药的品种进行讨论通过。

5. 药剂科提出采购计划。

6. 医药公司根据医院采购计划配送，企业产品进入医院药库。

7. 企业产品由医院药库发药人员将产品送到药房（门诊部、住院部）。

8. 医院临床科室开始临床用药。

（二）产品进入医院的方法

1. 通过医院药事委员会讨论后进入　医院的药事委员会是医院为完善进药制度而成立的专门班子，一般由副院长、主任和多名成员组成。新产品进入医院必须经药事委员会批准。这种方式也是目前绝大多数新药进入医院的主流方法。因此应先调查清楚药事委员会成员的情况（如姓名、电话、住址、喜好、家庭情况等），再由医药商品推销人员具体联络，以便药事委员会成员了解企业产品。

2. 新产品医院推广会　这种方法多见于 20 世纪 80～90 年代。医院推广会可分为针对整个区域所有医院的和针对具体某一医院的推广会。

针对区域内所有医院的推广会的组织，企业一般先派医药商品推销人员到所要开发市场的区域对当地的药学会、医学会、卫生计生委等部门进行联络，联合这些机构共同举办推广会。邀请当地比较有名的专家教授、相应临床科室的主任在会上发言以便宣传和推荐产品。

针对某家具体医院的产品推广会，企业通过提前和医院相关人员沟通后和医院联合召开产品介绍会，向药剂科人员、临床科室人员、药事委员会成员介绍产品，使他们了解产品，从而使产品顺利进入医院。

3. 企业通过参加相应的学术会议推介产品　一般每个地方的药学会、医学会，每年均要组织多次学术会议、培训之类的活动，企业可通过这些组织事先了解相应活动的时间、地点、内容，主动去联络，成为协办单位。企业在会上可以一定形式介绍推广产品，以便进入部分医院。

4. 医院临床科室主任、知名的专家教授推荐　在做医院开发工作时，若感到各环节比较困难，可先找到临床科室主任，或者对应领域的知名专家、教授，通过产品介绍和宣传，由他们主动向其他部门推荐企业的产品。

5. 地方的医学会、药学会推荐　每个地方的医学会、药学会均与当地的医院有着广泛的联系，可以和这些社团组织，通过他们将企业的产品推荐给医院。

以上几种方法，以药事委员会讨论为主流方法，其他方法都是非常特殊的情形下才会奏效。总之，产品进入医院，成为临床用药，需要一定的程序和方法，需要推销人员充分利用天时、地利、人和等各种优势。

三、影响医院进药的不利因素

阻碍医院进药的因素一般有医院内部的用药政策限制和其他人为因素、竞争对手的干扰、本公司或者产品自身原因等。针对医院内部因素，可摸清进药所需的各个环节，医院的药事管理政策，对相关负责人进行充分的沟通说服，从而达到进药目的。针对竞争产品的干扰，可先了解对方的干扰手段，然后有针对性地采取相应的措施。如果是由于本公司或者本产品自身的原因，要考虑是否因前期信息沟通不充分，医院相关决策者对公司或者产品的了解还不够。

第三节　提升销量

对于医药代表来说，临床促销并且提升销量（俗称上量）和医院开发同等重要。最大限度的市场开发，才能保证产品的市场规模和市场占有率；同样只有每个医院的精耕细作才能保证市场潜力的最大化挖掘。

一、提升销量的技巧

如果医院已经开发成功了，医药商品推销人员的主要工作转为学术推广、提升销量，工作重点转为让更多的医生了解更多本公司的产品信息，处方更多的本公司产品。

医院开发只是一时的工作，而上量工作却是永远的事情。上量工作很枯燥，却是医药代表主要的工作内容。

在上量过程中的注意事项：

1. 学术推广工作很枯燥，一定要牢记 7 字原则：坚持、坚持、再坚持。

2. 人品胜过药品，要让医生接受产品，首先就是要让医生接受推销人员。

3. 正确理解客户的范畴。在临床维护期间，并不是只有目标医生才是推销人员的客户，只要是医院或者科室里的人，哪怕是扫地、看大门、开车的，推销人员都不能怠慢，都需要以礼相待。

4. 知识、技巧和态度是优秀医药商品推销人员的三块基石，在日常上量工作中推销人员必须不断在这三个方面提升自己。

二、防止销量减少的技巧

医药商品销售上量首先要减少掉量。防止掉量首先要分析掉量的原因，并由此对症下药。

1. 季节原因　这是最常见的销量减少的原因，因为大部分疾病的发病有一定的季节规律，因此药物在医院的使用也呈现出一定的季节特征。如心脑血管药物，由于心脑血管病往往在夏季的发病率下降而容易销量下滑；同样原因，外用膏药往往夏季是淡季。

2. 医保原因　由于我国的基本医疗保障实现了全覆盖，是否进入当地的医保目录是销量上行或下滑的决定因素之一。有些医保基金还根据医院级别、病种情况对相关药物的报销实行分类管理，对此要特别留意。

3. 公司或产品品牌原因　即使是特殊的商品，品牌对医生处方决策或者消费者的消费决策还是有一定影响的，特别是我国居民保健意识和文化水平的提高，加上医生用药安全的考虑，大公司、大品牌的医药商品往往更受青睐。

4. 推销人员的原因　"做药如做人。"如果医药商品推销人员的为人处事不能够被客户接受，很难想象所销售的产品能够轻易地被医生接受并处方。

5. 产品的原因　药品一般都会有不良反应，如果这种小概率事件让客户不幸碰到了，比如该医生接诊的患者使用药物后出现副作用并采用一定的方式反馈给医生，甚至导致医疗事故，那该药物在医院掉量的可能性是非常大的。

6. 竞争品种的原因　医药商品推销人员总认为自己已经非常努力，但是忘记了竞争对手也在努力。竞争品种的促销力度加大，往往会引起自己品种销量的下滑。所以必须努力了解竞争对手在干什么？所谓"知己知彼，方能百战不殆"。

7. 压货的原因　掉量的另一原因是前任医药商品推销人员或者自己上个月压货导致。实际上这种情况只是相关账面显示的销量在下降，但是实际销量可能并没有太大变化。

8. 限制处方　近几年，在新医改的宏观大背景下，各个医院狠抓药占比，希望改变"以药养医"的局面，因此很多医院会对每个患者一次处方严格限制金额，防止出现"大处方"，切实维护患者的利益，这样也会导致销量下降。

三、市场交接后的上量技巧

由于各种原因，某个区域市场总会需要更换医药商品推销人员。在这种情况下，区域市场可能会受不同程度的影响，一般情况下外企受冲击较小，国企由于推销人员个人能力的权重较大而受影响较大。

这种情形对新接手的推销员而言是个非常大的考验，尤其是一个刚入职的推销员更是如此。碰到这种情况，先不要怨天尤人，而应该首先做好市场调研，摸清相关情况。

实际不外乎是以下几种情况。第一，该医院之前的推销人员很专业，使得公司产品得到医院方面人员的一致认可。这种情况相对而言是比较理想的，作为接手该医院的医药商品推销人员而言，其需要做的是拓展更广阔的市场。第二种情况，之前药品推销人员业绩做得很好，但是医院相关人员"认人不认公司"，这就需要接手工作的新医药代表再次仔细深入地开展各方面的学术宣传工作。最糟糕的是第三种情况，之前药品推销人员离任之前将客户都得罪了。那么，这个情形相对处理起来艰难一点。

不管是哪种情况，新接手一家医院到工作有起色甚至业绩有一个飞跃，都需要一个过程。在这个过程中，以下几点特别重要，首先是摸清情况，掌握准确的信息；其次是按部就班开展学术推广各项工作，利用各种推广手段（一对一拜访、群体销售）宣传企业和产品；再次，在推广过程中注意有意识地针对前任留下的后遗症展开一些促销工作。

案例分析

一个医药代表的学术推广之路

从进药到临床宣传，尤其是重点维护了临床科室主任（每个周六陪练两个小时网球）后，短短三个月内，我负责的产品在该医院销量从每个月二十多盒，飙升到三百多盒，拿到奖金的时候，自然是开心的。

但随着行业竞争日趋激烈，我能做的往往其他公司也能做，而且有些医生也不希望和推销人员走得太近。为了能长期跟主任医生保持良好关系，我到处寻找解决方案。就在我为此苦思冥想的时候，一个偶然的机会给我带来了转机。

那一天我去拜访一家业绩不好的医院，正进门，看到一年轻小伙也来拜访科室主任，让我吃惊的是，主任的态度相当热情，主动和这个年轻人打招呼，看起来很熟。

等年轻人出来后，我主动上前打招呼，互换了一下名片，细细一聊，发现他居然不是医药企业的推销人员，而是主要帮医生修改和发表 SCI 论文。

晚上回家，我立刻上网搜索 SCI 论文的信息，SCI（Scientific Citation Index）是美国科学信息研究所（ISI）编辑出版的引文索引类刊物，创刊于 1964 年。印刷版、光盘版从全球数万种期刊中选出 3300 种科技期刊，涉及基础科学的 100 余个领域。每年报道 60 余万篇最新文献，涉及引文 900 万条。进入 SCI 这一类刊物的论文即为 SCI 论文。发表 SCI 论文是很多基础研究领域博士生取得博士学位的必要条件，也是联系出国深造时使国外导师了解自己的最好方式，在国内，特别是医生，SCI 论文是主任晋升职称的必要条件，它的价值远高于国内核心期刊，所以主任才那么重视。

弄清楚原因之后，我开始琢磨，如果我能给医生免费提供修改和发表论文的服务，是不是就会有更多和医生或主任接触的机会？我们之间的关系是不是会更加牢固？接下来的事情就简单多了，向那个年轻人进一步了解该公司的情况和业务范围，此外他们还能办理出国留学，给医生联系国外医院交流访问，也就是做访问学者等服务。于是学术服务理所当然让我在竞争中脱颖而出，而竞争对手始终也没弄清怎么回事。

后来见到科主任，介绍产品和公司的时候，同时介绍发表论文的服务，然后介绍帮助其联系去国外做访问学者，对方马上就表现出非常大的兴趣。本来只答应跟我谈 1 分钟，结果谈了有半个小时。

接下来，主任比我还主动。第二天就把他自己的论文发过来给我。论文的修改到发表，前前后后用了近一年的时间。在这一年里，主任没让我请他吃一顿饭，我的产品在该院的销售量稳步上升。一年以后，主任又需要发表第二篇论文……如法炮制，我的产品短时间内在当地打开了局面。

（资料来源：摘自《一个医药代表的辛酸实录》，医药代表网 http://www.yydbw.com/story/s700.html，2012 - 04 - 21）

案例讨论题：

1. 结合本案例，谈谈上量工作的技巧及方法。

2. 你认为本案例中的主人公成功的地方有哪些？

【思考题】

1. 接手一个新市场，需要完成的市场基础工作有哪些？

2. 药品进入医院的形式有哪些？

3. 价格备案与定价类型的关系一般是什么？

4. 掉量的常见原因有哪些？

NOTE

5. 刚大学毕业的小张，最近被派去接手一个非常成熟的市场，因为前任医药商品推销员做得非常优秀被提拔，所以派小张顶替空缺。虽然之前的客户基础都非常稳定，而且客户对公司的产品已经有了非常充分的了解，但小张却非常苦恼，害怕一个非常好的市场被自己做坏。请问：如果你是小张，你应该怎么办？

第六章　药品流通市场与药店推销

【学习目标】

1. 掌握：药品流通市场、药品批发企业和药品零售企业的概念，药品流通市场的特点，药品流通市场购买的类型，药店的概念和分类，连锁药店、单体药店和社区药店的概念和经营特征，药店的岗位构成，顾客的购买类型分类，顾客购买药品的行为过程。

2. 熟悉：药品中间商的采购流程，药店推销的定义、构成和特点。

3. 了解：药店推销的基本程序和技巧。

药品中间商承担着将药品从生产领域向消费领域进行流通转化的功能，是药品实现价值的通道。药品生产企业成功开发和维护药品流通市场，是实现药品销售的前提。为此，医药代表需要了解药品流通市场的概念、特点、购买类型和采购程序，才能有的放矢地开发市场。

第一节　药品流通市场

一、药品流通市场的概念

药品流通市场，又称药品中间商市场，是指处于药品生产者和消费者之间，专门从事药品流通经营活动的药品中间商购买药品进行转售以获取利润而形成的市场。按药品中间商在流通中所起的作用不同，药品流通市场包括药品批发市场和药品零售市场。

（一）药品批发企业与药品批发商市场

1. 药品批发企业　药品批发企业是指大规模购进药品并批量把药品转售给其他组织例如医疗机构、诊所和药品零售企业的药品经营企业。

2. 药品批发市场　药品批发市场是指药品批发企业大规模购买药品进行转售获取利润而形成的市场。

（二）药品零售企业与药品零售市场

1. 药品零售企业的含义　中华人民共和国《药品管理法实施条例》第十章第83条中对药品零售企业的定义是"指将购进的药品直接销售给顾客以获取利润的经营企业"。根据这个定义，药店、医院药房和个体诊所都承担了将购进的药品直接销售给顾客的功能。而医院药房和个体诊所又是出售零售药品的重要渠道，究竟是否可以归类到药品零售企业呢？在以药养医的经营模式下，医院药房和个体诊所出售的药品是赚取进销差价的，所以符合药品零售企业的定义。但在新医改政策背景下，药品实施零差率销售，医院药房的药品不再获取差价利润，因此医院药房和个体诊所出售的药品更多的是配合医疗使用。尽管实质上也是把药品销售给顾客，但由于药品的选择决定权由医生主导，少了很多商业化色彩。而且由于药品医疗机构的营业执照是医疗机构执业许可证，而药品零售企业的营业执照则是药品经营许可证，因此，尽管医院药房和个体诊所也出售药品给消费者，但他们不属于药品零售企业。

2. 药品零售市场　药品零售市场是指由药品零售企业购买药品进行转售以获取利润而形成的市场。药品零售企业是药品从流通领域转化到消费领域的最终环节，直接与消费者接触，是感知市场最敏感的环节，因此药品生产企业顺利开发和维护药品零售商市场是提高 OTC 药品或少量处方药品销售量的前提。

二、药品流通市场的特点

1. 购买的目的是再生产或销售　消费者购买药品是为了满足个人或家庭的消费，而药品中间商购买的目的是为了再生产或销售，从中获取差价利润。

2. 购买者的数量较少，容易明确　药品中间商市场的购买者是法人，法人组织通常都具有一定的规模，它的成立需要通过合法的程序，有具体的登记记录，所以购买者数量相对较少而且能够具体明确。

3. 购买规模相对大，业务相对稳定　药品中间商市场购买目的是为了生产和销售，生产的规模效应和销售所面对的广大市场范围决定了药品中间商市场的购买规模较大。而且为了保证生产和销售的稳定性，药品中间商的购买也比较稳定。

4. 购买者地理位置集中　药品中间商市场的分布和规模，因各地区的自然资源、经济发展水平和投资环境不同而具有较大的差异。一般经济发达地区、药品自然资源丰富地区、投资环境良好的地区，都是药品中间商市场集中地区。例如我国的药品企业密集的地区以东部沿海经济发达地区为主，如天津、山东、江苏、浙江等。而大型药品商业企业、零售企业和大型医院都集中在大中城市。而一些中药材产地则是中药材批发市场聚集的地方。

5. 购买需求具有派生性，弹性小　药品中间商市场的购买动力最终取决于药品消费者市场的需求水平，需求具有派生性。这种派生性，决定了药品中间商市场的需求变动总是滞后于药品消费者市场的需求变动。而由于药品的特殊性，药品消费者市场的需求弹性相对于其他消费品来说弹性小，所以药品中间商的需求弹性就更小了。

6. 购买专业性强，程序复杂　由于药品中间商市场购买的规模大、技术性强、质量要求高，而且需要控制购买的成本，所以药品中间商市场的购买需要成立专门的采购中心，配备专业的采购人员，规定各部门在采购工作中的职责，制定严格的采购程序。

三、药品中间商购买的类型

依据药品中间商购买活动的稳定性来分，药品中间商的购买行为分为以下三种类型：

（一）重复购买

重复购买是指在一定期限内医药生产企业与药品中间商之间维持着稳定的业务关系，药品中间商的购买对象、购买方式、购买活动相对都比较稳定。在这种情况下，医药生产企业应该在注意维持现有产品质量和服务水平的同时，时刻关注药品中间商的企业的经营方向，根据市场发展的需要，调整企业发展方向。

（二）调整购买

调整购买是指药品中间商根据市场需要改变原有的药品采购方案。一般有两种调整方式。一是药品中间商调整采购的医药产品的种类、价格、数量。二是药品中间商调整药品供应企业。在这种情况下，医药生产企业应该积极的把握药品中间商采购调整的新要求，尽快改进产品、降低成本、调整价格，保持业务关系。

（三）创新购买

创新购买指药品中间商第一次购买某种医药产品和服务，对所购产品不甚了解，缺乏购买经验，需要收集并分析大量的购买信息。为了保证购买的质量，降低购买的风险，购买的程序比前两种情况要复杂得多。这就要求医药生产企业的医药代表及时地捕捉药品中间商信息，进行跟踪，抓住市场机会。

四、药品中间商购买决策

药品中间商的购买决策主要包括三个方面的内容：配货组合决策、药品供应商组合决策、供货条件的组合决策。

（一）配货组合决策

药品中间商的配货决策模式通常有四种：独家配货、专深配货、广泛配货和杂乱配货。

1. 独家配货　是指药品中间商只经营一家药品企业的药品，例如独家经销商和医药专卖店。采用这种模式，药品中间商只与一家供应商交易，采购管理程序比较简单，容易管理，但对供应商的依赖程度比较高。为了提高市场经营效益，采用独家配货模式对药品供应商的供应的药品丰富程度、供应能力要求较高。

2. 专深配货　指药品中间商经营多家药品供应商提供的同类医药商品。例如都经营中药产品或都是 OTC 药品。采用这种模式，药品中间商一般先确定所要经营的一类主要药品品种，然后再根据药品的品种选择多家不同价位不同品牌不同规模的供应企业。

3. 广泛配货　指药品中间商经营多家药品供应商提供的多种医药商品。在广泛配货模式下，药品中间商经营的药品类型比在专深配货模式下多，但这些商品都是医药商品，没有跨越医药行业界限。

4. 杂乱配货　杂乱配货指药品中间商经营的商品关联度小，既有处方药，又有非处方药、又有保健品或又有食品，还有家庭生活用品等。例如有些平价医药超市。

（二）供应商组合决策

药品中间商可以选择独家配货，即指选择一家供应商。但独家配货会形成药品中间商对药品供应商的依赖。一般药品中间商都会选择几家供货商作为自己的主要供货方，这样可以保证供货的稳定性增强商品经营的多样性。按药品供货商供货的稳定性来分，药品供应商可可分为长期供货商、随机供货商、最佳交易供货商和创新供货商。

1. 长期供货商　指药品中间商对某一供货商的医药商品比较满意，与此供货商有着长期的良好的业务关系，并且建立了业务情感。

2. 随机供货商　指药品中间商在经营长期业务过程中，为了应对市场或其他外在条件的有利时机，随机向供应商进行采购。随机供货商有可能转化为长期供货商。

3. 最佳交易供货商　指药品中间商在经营的过程中，并不是一成不变的按固有的交易条件从长期供应商采购商品。他们会关注市场动向，改变交易条件，从而选择最佳交易条件的供货商。如果长期供货商，能够满足这些条件，他们仍然会选择长期供货商供货。否则，将会减少或不从长期供货商那进货，而重新选择供货商。

4. 创新供货商　指药品中间商根据市场需求提出一些创造性的想法，并且想把此种想法付诸实践中。他们或向原有的供货商提出要求，或寻找新的供货商。

（三）供应条件的组合决策

指药品中间商对医药供应商供货的具体条件例如产品、价格、渠道、促销进行组合。比如如果采购产品价格高，那么医药供应商在服务、渠道、促销方面是否能够提供支持，如果能够提供，中间商可能会接受供货价格，否则不接受。

五、药品中间商的采购决策流程

了解药品中间商采购的决策流程是医药代表开发药品中间商市场的前提。药品中间商为了降低药品采购成本，提高药品经销的利润，非常重视对药品采购的管理，因此药品中间商的采购具有一定的程序性（图6-1）。

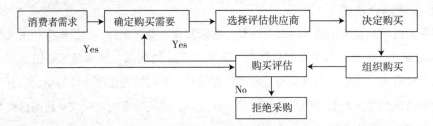

图6-1　药品中间商采购流程图

1. 确定购买需要　药品批发企业根据客户包括药品零售企业、医疗机构和其他组织的购货要求和药品消费者市场的需求趋势，结合企业的经营目标和企业的资源基础确定拟采购的药品品种和结构。而药品零售企业，作为直接接触药品消费者的终端，则直接根据消费者的购药需求特征，根据企业自身的情况来确定拟采购的药品。

2. 选择评估供应商　药品批发企业和药品零售企业在确定了拟采购的药品品种和结构以后，将会着手选择供应商。如果是直接重购商品，则直接按已有的商品目录和合同确定的交易条件，直接向原有的供应商采购。如果是属于新购商品，则需要寻找新的供应商并对供应商的企业规模、品牌、产品和渠道激励政策进行评估，选择具有优势的供应商，作为采购的对象。确定好供应商名单后，药品批发企业和药品零售企业的采购部门将会与目标供应商就拟采购的药品的具体品名、规格、数量、价格等信息进行磋商，并进行信息汇总，上报上级主管部门进行审批。

3. 决定购买　上级主管部门根据采购部门报来的采购信息和供应商名单，进行审核与评估。如果是重复购买，依据已有的采购目录对采购部门报来的信息进行审核，准确无误，便可签字同意。如果是全新购买，企业高级主管（企业经理）则需要召集销售部门、财务部门、采购部门专门召开采购论证会议。论证拟采购商品的盈利水平、市场前景、供货商的合法性等。有必要的情况下还要亲自与供货商进行业务联系，以确定是否采购药品，以及采购什么样的药品。

4. 组织购买　经高级主管部门审核通过后，采购部门便可与供应商进行联系订货。并负责跟踪商品的运输信息，以便安排接货，以免贻误采购时机，造成销售损失。

5. 购买评估　采购部门对供应商的供货时间、供货的稳定性、服务的水平进行评估。销售人员通过下游市场的反映对供应的商品的质量、销售状况进行评估。财务部门对所采购的商品的销售利润进行评估。综合这些信息，由高级主管最终确定评估结果。根据评估结果，企业高级主管部门决定是重复购买、还是调整购买或是拒绝购买。

第二节　药店推销

药店是药品零售企业把药品从流通领域转化为消费领域的最终终端，其经营效益的好坏直接影响着药品重复销售的频率，因此药品生产企业和批发企业的医药代表为了更好控制药品终端市场，需要正确认识药店的定义、类型和药店推销的基本原理、把握药店推销的基本特点和规律，分析顾客购药心理，研究药店的经营模式，探讨药品推销的方法和技巧，以提高本企业生产和经营的药品在终端的销售量。

一、药店的分类

自中国的药品流通体制实施全面放开以来，国内的药店发展迅速，数量逐步增多。药品零售市场竞争激烈，为了提高竞争优势，各药品零售企业纷纷探索新的经营模式，药店的种类丰富多彩。根据不同的划分依据，药店可分为不同的类型。

（一）按照药店的店铺展露平台的不同分类

按照药店的店铺平台的不同，可以将药店分为实体药店和网上药店。所谓实体药店主要是指药店经营者选择固定的店址，通过线下销售的方式将药品销售给顾客。而网上药店则是指药店经营者通过在网络平台开设药店的形式，将药品销售给顾客的模式。

国家食品药品监督管理局规定，从 2005 年 12 月起，具备相应资质的企业可以通过互联网平台为药品生产企业、药品经营企业、医疗机构及个人提供药品交易。网上药店由于不需要仓储、门面和店员等费用，所以药物的销售成本较实体药店低，所以药品的价格便宜。网络购药比较方便、能够节省顾客的时间成本，因此网络售药应当是未来较有增长潜力的销售模式。但由于药品的特殊性和当前药品网络销售存在假货销售不良行为，大大约束了顾客通过网络购药的动力。但随着网络购药的逐步规范，网上药店将会大规模的增长和发展。

（二）按照药店经营模式和规模的不同分类

按照药店经营模式和规模来分，实体药店可分为大型连锁药店、单体药店和社区药店。

1. 连锁药店　是指药品零售企业，在同一总部的统一管理下，采取统一采购配送、统一质量管理、实行规模化管理经营的组织形式，使用统一商号开设若干个门店销售药品的经营方式。由于大型连锁药店实施统一采购和配送，所以药品的成本较单体药店低，而且统一的品牌化管理容易获得顾客的认同，提高顾客的品牌归属感，所以在药品零售市场上具有较强的竞争力。根据连锁药店的销售地理范围的大小不同，连锁药店又可以分为全国连锁药店、跨区域连锁药店和地市连锁药店。目前中国的连锁药店的连锁率较低。根据国家食品药品监督管理局的数据显示，截至 2015 年 11 月底，全国零售连锁药店企业共有 4981 家，零售连锁企业门店 204895 家家，零售单体药店 243162 家，连锁率达到 40%，较美国零售连锁率 74.2%，差距很大。连锁药店仍然有较大的增长空间。

2. 单体药店　指规模和门店数目没有达到国家食品监督管理局的相关规定的由若干个或单独一个门店的药品零售企业。目前单体药店仍然是我国药品零售业态的主要主体，单体药店由于采购的规模较连锁药店小，再加上执业药师和店员用工成本的增加，所以一般单体药店的经营成本较高。最近两年来，有些地区的单体药店出现了经营困顿的局面。为了提升单体药店在药品零售终端的竞争能力，很多单体药店纷纷寻求新的经营模式，例如成立单体药店联盟，以对抗大型药品零售连锁店的激烈竞争。

3. 社区药店　指聚集在一定的地理空间范围内的以一定的规范和制度组织结合在一起的社会群体和组织，一般表现为街道办事处管辖的一个或多个居民委员会。社区药店是指在医院之外，在一定的社区范围内开设的面向广大顾客，以调剂处方药或销售非处方药为主要内容的药品零售商店。社区药店一般都是附属社区诊所而开设的。社区药店主要是方便社区居民而开设的，使社区居民在茶余饭后步行就可以完成购药行为，是比较便捷的药品零售方式。

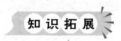

金百合单体药店联盟

金百合单体药店联盟于 2004 年 10 月 18 日由广东思明药业及广佛地区一部分药店经营者发起并成立；前身名为"橘洲同乡会"；依托思明药业的市场网络及业务体系服务于各成员单位；2006 年 10 月 18 日正式更名为"金百合单体药店联盟"。

金百合把分散经营的单体药店或中小连锁联合起来，以产品为纽带，以服务为核心，坚持"集中采购、分散销售、交流分享、共同发展"的宗旨，发挥群狼效应，搭建资源共享平台，以联盟对抗规模，以联盟对接上游，以联盟服务顾客，充分整合产业链资源，实现会员效益最大化。金百合奉行"不仅仅把货送上门"的服务理念，在确保产品及时准确送达会员店的同时，还通过定期举行专业培训，营销顾问上门指导服务，出版杂志等多种方式，帮助会员走向专业化，提高经营收益。金百合是中国最早、最大的一家单体（小连锁）药店联盟，现已在全国各地区发展了 10000 多家会员。在广东、广西两省地区目前拥有最大的零售终端网络，在所有会员的共同努力下，联盟凝练而成的力量在全国范围内已形成广泛的影响，得到业界的高度关注，越来越多的上游供应商主动找上门来寻求合作，越来越多的同行前来参观学习，寻求交流与合作。

（资料出处：http：//www.jbhlm.com/）

（三）根据药店经营的内容不同分类

根据药店的经营内容不同，可分为专业药店、平价药店、综合服务药店和药妆店等。

1. 专业药店　指针对某一患者人群，采购和提供相应的药品服务于患者。例如糖尿病患者、残疾人专业服务药店。

2. 平价药店　指采用超市经营模式、以低廉的价格和齐全的品种为特征，为价格敏感度较高的普通老百姓提供药品服务的药店。这样的药店市场定位明确，在宣传时引入"平价概念"，打造平民概念。

3. 综合服务药店 指药店的经营品种是多元化的，不仅有药品还包括与健康服务有关的产品例如保健食品、日常消费品等，同时还会提供医疗咨询和顾问服务，例如店堂免费诊疗服务、健康顾问服务等，经营项目较多，品种齐全，营业面积较大，能够为顾客提供一站式购物服务。

4. 药妆店 指将药品和化妆品组合在一起，聘请资深美容专家对顾客进行专业美容指导，提供美容资讯服务，达到药品和化妆品组合销售的目的，是比较新的药品零售业态。

二、药店的岗位构成

药店的主要岗位通常包括店长、执业药师、药店导购员、收银员和服务台店员等。

1. 店长 在单体药店的业务经营中，药店的店长是药店的主要管理者，负责药店的规划管理、促销策划和经营创新。在连锁药店的经营过程中，连锁药店有统一的营销策划，各药店店长担负着在连锁药店总体策划的指导下，结合本店业务经营环境，执行实施总体策划，提高本店经营业绩的责任。

2. 执业药师 1995 年 7 月，原人事部、国家中医药管理局颁布了《执业中药师资格制度暂行规定》，从此我国开始实施执业药师资格制度。1999 年，原人事部和国家药品监督管理局下发文件规定，执业药师和中药师统称为执业药师。执业药师是负责提供药物知识及药事服务的专业人员，是一种执业资格，可以通过参加执业药师资格考试获得认可。我国的执业药师资格考试实行全国统一大纲、统一考试、统一注册、统一管理、分类执业。

2013 年 6 月实施的《药品经营质量管理规范》第一百二十八条明确规定，企业法定代表人或者企业负责人应当具备执业药师资格。企业应当按照国家有关规定配备执业药师，负责处方审核，指导合理用药。执业药师在药店的职责主要是根据顾客的需求向顾客提供健康及药品信息，结合顾客的病情、病史、过敏等情况指导、帮助顾客正确选购非处方药。另外，在销售处方药时，执业药师需要审核顾客的处方，严格按照处方药销售管理规定向顾客出售处方药，做好处方的保管工作。

3. 药店导购员 是直接向顾客推销药品和提供药品咨询服务的主体，导购员需要掌握药学、营销学的知识和推销的技能，才能提高药品的销售额。因此，需要对药店店员进行营销理论和推销技巧培训。

4. 服务台店员 是为顾客提供服务信息咨询的平台，是顾客和药店进行交流的通道，能够协调顾客和药店的关系，因此服务台店员需要具备较强的处理问题的能力和不厌其烦的处理态度。例如能够根据顾客的需求，很快向顾客提供购药咨询指导。或者处理顾客在购药过程中出现的问题，例如顾客由于个人失误，买错了药，要求退药、换药等一些特殊事宜。

5. 收银员 其主要职责就是负责收取顾客的购药款。在收钱过程中，收银员需要保持良好的服务态度，向顾客提供优质的服务，为顾客提供一个愉快的购药经历，避免与顾客发生冲突。

药店导购员、收银员、服务台店员都是一般药店店员，是药店销售药品提供服务的日常经营业务的执行者。药店店员直接与顾客接触，他们的工作态度和行为代表着药店的整体形象，

NOTE

直接影响顾客对药店的评价和购买决策。

三、药店的经营模式及发展趋势

目前，全球的药店经营模式大致分为两类：一是以美国和日本为代表的多元化经营模式；二是以德国和瑞典为代表的专业化经营模式。所谓多元化经营模式是指药店的产品组合多元化，除提供药品销售外还提供医疗保健服务，或者还经营非药品产品。而专业化经营模式则专注于药品销售，包括传统专业药店、中药药店等。近年来，随着社会经济的不断发展，顾客的需求偏好转移速度快，中国药品的零售业态逐步出现多元化趋势，不断创新经营模式出现了"药店＋诊所"、加盟店等模式。

（一）药店＋诊所模式

药店＋诊所模式也叫零售诊所，即在药店里开个诊所，以医带药，方便群众。这种方式在美国已经得到快速发展，目前在中国医生的多点执业政策尚不明确，零售诊所还处于争议阶段。对于一些慢性病，采用药店＋中医做诊的方式，的确能够促进药品的销售。但西医和其他疾病诊断还很难获得消费者的信任。

（二）加盟店模式

这种模式类似于肯德基的加盟模式，其充分利用品牌优势，统一采购，统一管理，试图打破产销闭环，通过缩短药品的流通渠道，降低成本获得市场竞争优势。例如修正堂目前已拥有3000多家门店。

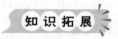

湖南修正堂万睿药房连锁有限公司

于2015年2月由修正药业集团与湖南万睿医药共同出资成立的全国性的大型医药零售连锁企业公司，是集药品、保健品、日化用品、医疗器械、计生用品零售于一体，以优质的品牌、特色的服务和卓越的管理团队，打造全国药店连锁知名品牌。修正堂万睿药房秉承"修正堂，好药，好药房"的企业宗旨，致力构建起"做精药品零售"的核心价值观，实行"六统一"经营原则，即统一门店标识、统一财务核算、统一经营管理、统一商品配送、统一质量管理、统一服务规范；以"卖好药，为人民、呵护生命、服务健康"的使命，深入社区，为居民提供专业、多元化的健康产品和优质的药学服务，不断提升自身专业能力，实践着"实现自我价值，树百年企业"的品牌追求。

修正堂万睿大药房借助于修正药业集团强大的品牌优势、优质的工业资源、高效的配送网络、完善的服务体系，依托万睿医药先进的管理能力、高效快捷的采购体系、严格的质量管控、细致的门店管理、高效的物流体系及一流的服务质量、一流的员工队伍、一流的管理水平、一流的购物环境、一流的硬件设施，构建一个制度完善、布局合理、低本高效、能够充分满足人民健康服务需求的药品及药事服务零售体系，为民生健康保驾护航，谱写健康事业发展的新篇章。

（资料出处：http://www.wrdyf.com/about/index.html）

四、药店推销的定义和构成

（一）药店推销的定义

药店推销的定义有狭义和广义之分。狭义的药店推销是指药店的药品推销人员（包括药店导购员和执业药师）把药品推销给顾客的过程。广义的药店推销是指在药店经营过程中，药店为了促进药品的销售，吸引顾客、指导顾客、促进顾客购买药品和服务的一系列过程的总和。药店推销过程是在药店店长的组织管理下，由药店的所有岗位人员齐心协力向顾客销售药品，提供服务的过程。因此广义的药店推销应当包括药店店长的推销策划、药店导购员和执业药师向顾客推销药品、收银员和服务台店员向药品顾客提供服务辅助推销药品工作的顺利开展。

（二）药店推销的特点

1. 药店推销活动是一个系统工程 药店的药品推销活动包括寻找顾客、接近顾客、推销面谈、达成购买交易和交易后反馈等一系列活动，在这一系列活动中哪个环节出错都会影响推销活动的整体效果。在这一系列推销活动过程中，药店的店长、药店的导购员、执业药师、收银员和前台服务员等都在直接或间接向顾客进行推销。其中，药店店长从宏观上管理药店的推销活动；药店的导购员和执业药师与顾客直接就药品的品种和选择进行沟通；收银员和前台服务尽管不直接就药品直接向顾客推销，但其通过在药品销售活动中提供信息和交易服务，会间接影响顾客的购买决策。因此，药品推销的各个环节的效果决定了整体效果。

2. 药品推销者和顾客面对面交流 在药品推销过程中，药店的推销和顾客面对面交流信息，有利于药品推销者根据顾客的消费心理活动，有的放矢地向顾客推销药品，从而促进顾客做出购买决策。药品推销过程中，药品推销者和顾客之间的信息双向互动，有利于沟通药店与顾客之间的感情，更好地指导药店为顾客提供称心服务。

3. 推销的效果受推销者能力的影响大 药店的推销员的个人素质和能力的大小参差不齐。推销员的业务娴熟、素质高、责任心强、与顾客交流沟通顺畅，能够积极促进顾客顺利达成购买决策，反之则不利于达到购买效果。因此，对药店推销员进行业务能力提升培训具有重要作用。

4. 药店推销的实质是满足顾客的需求 药品推销过程实际上就是一个了解顾客需求、确认顾客需求、提供药品满足顾客需求的过程。在买方市场态势下，药品经营者的经营活动能够成功，关键取决于其提供的产品和服务是否符合顾客的需求，因此一切经济活动都必须以最大限度满足顾客需要为出发点，而推销活动是满足顾客需求的最重要的一个环节。

五、药店顾客的类型

药店的顾客是指具有购买决策权或具有影响购买决策力并直接参与药品购买过程的购药者。根据不同的划分标准，顾客可以分为不同的类型。

（一）按照顾客与药店联系的紧密程度分类

1. 经常顾客 指那些经常到药店购买的顾客，俗称老顾客。一个药店经营效益的好坏很大程度上取决于老顾客的购买支持，因而药店一定要重视保持与老顾客的感情交流，为老顾客提供持续有质的销售服务，维持稳定的购买局面。同时，还需要注重对顾客的培养，使更多的顾客加入老顾客的行列。

2. 偶然顾客　指不经常到药店购买的顾客。对于这一类顾客，药店导购员需要探寻顾客不经常购买的原因。顾客购买频率低的原因通常有以下几种。

（1）顾客本身的原因　例如个人用药量少；顾客没有形成自主购药的习惯，生病还是以医疗机构就诊为主。

（2）药店的地理位置　顾客的家庭住址不在药店商圈范围内，离药店距离远。但药店有可能在顾客经常活动的区域内，顾客顺便购买，例如药店位于顾客的单位与家庭住址的路途中。

（3）药店的产品组合和促销不符合顾客的需求　例如由于药店的产品组合宽度太窄，使顾客购买的选择性太低。或者是竞争对手的药店能够提供更低的价格或更好的服务。或者是药店的促销不足以打动顾客的购买意愿等。

如果偶然顾客不购买的原因是由于对药店的产品组合和促销等方式不满意的话，药店就需要根据其存在的问题，去调整药店的经营与管理。

3. 潜在顾客　是指根据顾客购买的可能性和必要性来说，顾客很有可能成为药品的购买者，但还未真正成为药品的购买者的顾客。对于潜在顾客，药店首先要明确哪些顾客是潜在顾客，努力使潜在顾客转化为现实顾客。

（二）根据顾客的购药个性分类

1. 理智型　是指那些在购药之前谨慎考虑，通过搜寻充分的信息，对药品的品牌、价格、质量和疗效进行认真比较分析，或者向朋友、亲戚或专业医生进行咨询，然后以占有的信息为依据做出购买决策的顾客。理智型顾客在购药时，表现得非常冷静，喜欢独立思考，不喜欢听导购员的推荐和过多的干涉。

2. 冲动型　这种类型的顾客常常凭个人直觉购药。容易听药店导购员的建议，行动果断，容易受促销活动的影响，喜欢尝试新药和新方法，购药有些盲目。

3. 情感型　顾客比较重视购药过程中的情感因素，购药的决策受其感情因素影响大。例如当导购员服务态度非常好时，顾客的情感受到了极大满足，顾客就很容易达成购药决策。反过来，当导购员做出伤害他情感的行为后，顾客有可能放弃自己的购药决定。

4. 犹豫型　顾客一般性格比较平稳、谨慎，做事注重细节，行动迟缓，在购药时很难决策。当药店导购员向其推销药品时，犹豫型顾客往往不信任导购员，所以购药过程复杂缓慢。

六、顾客购买药品的行为过程

顾客购买药品的行为过程，实质上就是顾客的购买需要、购买动机和购买行为的三者统一的过程。具体可分为以下环节：发现需要、收集信息、实施购买。

（一）发现需要

当顾客或家人、朋友生病需要药品时，顾客购药的需要就产生了。发现需要是顾客产生购药需求的第一环节。由于发现需要的时间不同，有可能使需要转化为药店购药需求的可能性大小不同。例如对于突发性需要，由于势态严重，顾客的需求立即就会产生，购药动机强烈，很快就能达成购药行动。对于经常性需要，比如有些慢性病患者，他们购药的需求始终都在，购药的时间分布持续,经常会提前购药,储存药品。

(二)收集信息

顾客在购药之前,总会有意识或无意识地对所要购买的药品和药店进行信息收集和分析。顾客收集信息的途径包括:

1. 口碑传播 例如家人、朋友、同学和同事对药品的评价。

2. 商业广告 OTC 品牌药品的广告推荐、药店的宣传单页。

3. 网络信息搜索 通过搜索引擎获得相关药品和门店信息。

4. 以往购药的经验 顾客通过以往的购药活动总会获得一定的购药体会和经验,这些经验是以后购药的指导。

(三)实施购买

尽管顾客在进药店之前对自己的购药活动已经有了基础的认识,但顾客进了药店之后购药心理过程还有可能出现反复。一般顾客在药店购药的心理过程包括 6 个阶段(图 6 - 2)。

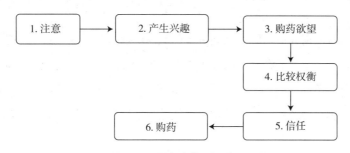

图 6 - 2 顾客购药心理过程

1. 注意 是顾客进入药店后积极地搜寻店内的橱窗和货架上的药品的一种积极心理状态。对于有目的购买的顾客,如果在浏览药店陈列的药品的过程中,恰好就看到了自己预先准备购买的品牌,顾客就会停留下来,拿起药品仔细观察,看保质期、价格或其他顾客关注的信息。如果顾客早已坚定购买信心,很快就能达成决策。但如果在浏览过程中,没有发现顾客想要的品牌,此时顾客就会陷入胶着状态,不知所措。此时,药店导购员需要适时介入,向顾客推介其他品牌的药品,及时将顾客的失望心理重新转移到注意状态。否则有可能出现,顾客由于注意的中断,而萌生去其他药店去寻求其想要的药品的念头。而对于比较盲目的顾客,药店的基础设施、货架陈列和药品的 POP 广告和促销信息等对于顾客的吸引作用就比较强烈了。药店导购员应当主动向顾客打招呼,带领顾客浏览药品。

2. 产生兴趣 在顾客对药店的药品浏览过程中,或是听取了药店导购员的建议后,可能会对某种品牌药品产生兴趣。但产生兴趣不一定就立即转化为购买行动。顾客对药品产生兴趣后,还会从多方面包括价格、疗效和市场口碑等去分析、评价目标药品。

3. 购药欲望 顾客通过多方面的分析与评估,购买兴趣逐步会转化为购买欲望。欲望是人们为了满足某种需要而对具体物品的需要。如果顾客对药品的需要程度比较强,则购药的欲望就比较强烈。而这个购药欲望也有可能受到相反的因素的制约而变弱,例如顾客发现价格超出预期时,购买欲望就可能受到抑制。药店导购员需要细心观察,促进购买欲望的提升。

4. 比较权衡 理智的顾客在产生购买欲望后,还会再认真地把目标药品从品牌、性能、价格、质量和疗效等方面与其他药品进行比较和分析。比较权衡阶段是顾客达成购买行动的关键阶段，药店导购员需要适时提供建议，帮助顾客达成购买决策。

5. 信任　通过比较权衡后，顾客对目标药品产生信任，决定购买药品。但此时并不等同于购药，所以药店导购员不能忽视这一阶段。因为，只要顾客没有支付货币，购药行为就没有完成。所以，为了巩固前期工作的成果，保证信任阶段顺利转化为购买行动阶段，药店导购员最好把顾客引导到收银台去。

6. 购买药品　购买是顾客购药的最后一个环节，这一环节也很重要。在实践中顾客在付钱环节突然改变购药决定的情况时有发生。因此，在支付款项时，尽量避免导致顾客改变决策的因素发生。例如收银员的服务态度不好，或与顾客发生冲突，或者是支付方式无法满足顾客需求，都有可能导致交易无法实施，使购药活动终止。

第三节　药店推销的基本程序和技巧

药店推销是药店推销人员与顾客之间进行的双向沟通过程，这个过程不单单包含向顾客推销药品，它是包含了一系列复杂环节的多项工作。包括接近顾客、与顾客洽谈、与顾客达成交易等环节。在药店推销的实践中，药店导购员承担着主要的推销工作，面对性格、职业、年龄、性别等都存在差异的顾客，药店导购员必须懂得如何运用合适的推销技巧，才能促进购买行为顺利完成。

一、接近顾客

在药店经营活动中，药店导购员采用恰当的方式接近进店购药的顾客是与顾客顺利交流沟通的前提。为了能够成功的接近顾客，给顾客留下良好的印象，药店推销人员一定要掌握一定的接近原则、方法和技巧。

（一）接近顾客的原则

1. 使用合适的打招呼方式　首先，顾客进店伊始，药店推销人员就要热情地迎接顾客。在迎接过程中，采用合适的称谓是打消顾客进店后窘迫状态的软化剂，使对方感到亲切和被尊重，从而为进一步进行沟通交流奠定基础。

2. 采用顾客能够认同的开场白　药店推销人员接近目标顾客的开场白，并没有统一的固定的格式，需要根据当时的环境，选用合适的语言，比较灵活。一般推销人员在实践中，可以积累经验。另外，对于熟悉的顾客和陌生的顾客需要采用不同的方式。

3. 尽量寻求与顾客认同的观点　药店推销人员与顾客交流时，尽量采用探询的方法，循序渐进引导顾客，谋求与顾客达成一致。避免采用武断、主观的语气与顾客交流。

4. 语言简洁明了，条理清晰　尽量使用通俗易懂的语言，避免采用专业术语，使顾客一听就理解，便于沟通，避免产生不必要的误会，影响交易的达成。

（二）接近顾客的方法

1. 问候式接近法　这是药店导购员最常采用的方法。药店推销人员在亲切地向导购人员问候的同时，巧妙地与顾客就购药问题进行攀谈，给顾客一种顺其自然的感觉。

2. 参考式接近法　药店推销人员在观察了顾客浏览药品的情况以后，根据顾客的观察目标，提出参考性的意见，单刀直入，使顾客在毫无察觉的情况下，就把思路转移到药店推销人员的推荐药品上来。

3. 提问式接近法　对于比较陌生的顾客，药店导购员可以通过询问顾客的购药需求来接近顾客。对于比较熟悉的老顾客，药店推销人员也可以通过请教顾客药品以外的一些生活常识来接近顾客。要避免提问一些牵涉到顾客隐私的话题或顾客比较忌讳的话题。

二、推销洽谈

当药店推销人员顺利接近顾客与顾客开始了对话交流后，推销洽谈程序正式开始了。推销洽谈过程，是药店推销人员采用各种方式和方法向顾客介绍药品信息，并通过洞悉顾客需求心理，刺激顾客需求，促进顾客购买药品的过程。推销洽谈过程是影响和决定顾客购买的关键性环节。在这个过程中，药店推销人员承担着以下任务：

1. 向顾客传递药品信息　药店推销人员在推销洽谈过程中，选择合适的药品，简洁明了地把药品的适应证、疗效、特点、优点用通俗易懂的语言介绍给顾客。让顾客迅速认识所介绍的药品。

2. 认真听取顾客意见，把握顾客需求　推销洽谈过程是药店推销员与顾客之间的信息双向传递过程，药店推销员通过与顾客进行交流和沟通，分析顾客的需求特征，根据顾客的心理状态，设法刺激、保持顾客对某药品的兴趣，并且努力使这种兴趣转化为购买欲望。

3. 取得顾客的信任　推销洽谈的过程，也是药店推销人员展示自我的过程，在这个过程中，顾客不由自主地对药店推销人员产生印象，如果感觉良好，就很容易获得顾客的信任，从而有利于达成购买交易。

4. 促进顾客购买　药店推销人员在与顾客推销洽谈过程中，需要密切注意把握合适的成交时机，适时而动。如何判断最合适的成交时机呢？通常当顾客有以下几种表现时，表示购买时机已经成熟。

（1）顾客开始询问药品的使用方法和服用禁忌时。

（2）顾客开始关注付款的方式时。

（3）顾客开始询问药店今天有无促销政策时。

（4）顾客始终关注某一药品时。

三、与顾客达成交易

当推销洽谈过程结束，顾客购买的时机成熟后，药品推销人员要及时将推销洽谈过程平稳过渡到药品交易阶段，直接引导顾客去收银台付款，巩固推销洽谈的成果。在购买交易阶段，药店推销人员需要注意以下几点。

（一）保证顾客付款顺畅

药店的收银员要有良好的服务态度，有耐心，正确收款，能够及时解决付款过程中的突发情况，例如零钱的准备要充足。另外随着现代电子支付方式的普及，药店需要配备多种支付终端，例如网银、支付宝和微信支付等。另外，医保卡支付也是重要的支付渠道，药店如果没有医保支付资格将会在很大程度上影响药品的销售。

（二）药品的包装

支付完货款后，为方便顾客携带，需要为顾客提供合适妥当的包装，尽量满足顾客提出的包装要求，这对于顾客的售后评价产生重要的影响作用，如果在此阶段让顾客产生不满情绪，会影响顾客的重复购买。

（三）顾客道别

在顾客的购买活动结束后，有礼貌地与顾客道别是药店推销的最后一个细微环节，尽管看起来微不足道，但它是培养顾客对药店感情的重要因素。也是提醒顾客下次继续购买的良好机会。

 案例分析

药店推销的三个场景

场景一：一位年轻的女士漫步走进一家药店，走到柜台边走边看，若有所思。这时候，药店导购员看到了，很快走过去问："您好，请问你需要什么药品？"年轻女士沉默不语，很快离开了刚才的柜台，走向感冒药货架，导购员紧跟过去问："是要感冒药吗？"顾客头都没抬说："没什么，随便看看。"说完后，窘迫地离开了药店。

场景二：一位年轻的女士漫步走进一家药店，走到柜台边走边看，若有所思。这时药店导购员看到了，热情地说："您好，欢迎来药店看看。"说完后，此女士没有反应，导购员就不再积极推荐。而是在旁边注意观察，寻找更合适的接近机会。只见此女士走到了感冒药专柜停了下来，拿着感冒药神态坚定地拿起了某品牌感冒药。导购员静候此女士，并热情地引领她到收银台去付款。

场景三：一位女顾客疾步走入药店，进门就说："我想买感冒药，感冒药在哪个柜台？"这时，导购员站在很远的地方，往感冒药的柜台指了指。顾客往她所指的方向走去，可是还没有找到感冒药，顾客很烦地嘟囔了几句，迅速离开药店，去了另一家药店。

案例讨论题：

1. 场景一、场景二和场景三中的药店导购员接近顾客的方式是否合适？药店导购员应当如何调整接近顾客的方式？

2. 请分析三个场景中的顾客购买类型，并说明不同的顾客类型应当采取什么样的方法？

3. 药店导购员接近顾客的方法有哪些？

4. 药店导购员接近顾客时需要注意哪些事项？

【思考题】

1. 药品中间商市场的特点有哪些？

2. 试分析药品中间商的购买类型？

3. 请介绍药品中间商的采购程序？

4. 按照药店的规模进行划分药店可以分为哪几类？

5. 药店推销有哪些特点？

6. 根据顾客与药店联系的紧密程度分顾客可分为哪些类型？

7. 根据顾客的个性特征分,顾客可以分为哪些类型?

8. 顾客购买药品的行为过程包括哪些环节?

9. 药店导购员接近顾客的方法有哪些?

NOTE

第七章　市场及客户调研

【学习目标】

1. 掌握：市场调研的概念、市场调研的过程、医药市场调研的特征和医院调研的基本内容。

2. 熟悉：市场调研方案的设计、市场调研的方法、医药市场调研的内容、医院内客户的类型和调查问卷的设计。

3. 了解：药店调研和消费者调研的内容。

第一节　市场调研概述

一、市场调研的概念

（一）市场调研的概念

所谓市场调研是指根据市场预测、市场决策等的需要，运用科学的方法，有目的、有计划、系统地搜集、记录、整理、分析有关药品市场信息的过程，从而为企业制定市场营销战略或营销方案提供参考依据。医药市场调研的实质就是取得、整理和分析医药市场相关信息的过程。

（二）市场调研的类型

一般而言，按照研究问题的目的和性质，市场调研一般可分为探测性调研、描述性调研、因果性调研和预测性调研。

1. 探测性调研　用于探寻企业所要研究的问题的一般性质，是研究者对市场情况很不清楚，或对研究的问题范围很不明确时采用的方法。这种调研主要用来发现问题和提出问题，以便确定调研的重点，如探索某种药品销售量下降的情况。

2. 描述性调研　通过详细的调研和分析，对市场营销活动的某个方面进行客观描述。大多数调研都属于描述性调研。如，某种药品的市场占有率和市场潜力、消费群结构、质量与功效、包装等的调研。主要回答的是"什么""何时""如何"等问题。

3. 因果性调研　目的在于在描述性调研的基础上进一步探求医药市场有关关联现象或变量之间的因果关系。例如，产品的质量、价格、包装等对销量的影响到底有何影响及其影响程度等。因果性调研是寻找"为什么"的问题，探求问题的本质，即何为自变量，何为因变量，自变量和因变量之间存在怎样的联系。

4. 预测性调研　指为了推断和预测市场供求变化趋势或生产经营前景而进行的具有推断

性的调研。预测性调研以描述性调研和因果性调研为基础，运用科学的预测技术，对医药市场未来的变化趋势进行判断和估计。

此外，按市场调研主体的不同，可分为企业、政府部门、社会组织和个人层面的市场调研；按市场调研区域范围的不同，可分为地方性、地区性、全国性和国际市场调研；按市场调研主题范围的不同，可分为专题性和综合性市场调研等。

（三）市场调研的作用

1. 对企业而言

（1）有利于医药企业发现市场机会　通过调研，可以使企业随时掌握外部营销环境的变化，并从中寻找合适的市场机会，如随着国家新医改政策的不断出台和基本药物目录制度的实施，医药企业可以从中发现新的市场机会。

（2）为企业的项目投资决策提供参考　为了确定项目的可行性，需要把握行业整体现状与未来发展，如市场需求量、市场占有率、总体产销量、竞争态势、市场价格以及国内外的研发动态等，这些信息都需要通过市场调研来获得。

（3）有助于指导企业新药的研发工作　企业在确定研发某一类医药产品后，在正式投入研发之前，还要掌握企业对该类药品的期望和研发技术信息等多方面的信息来指导新药的研发。而这些信息可以根据对消费者、医生及流通渠道的需求分析进行调研获得，从而使产品最大限度地适应市场需求。

（4）有利于企业制定合适的产品营销策略　如同其他一般消费品，医药产品上市时，也需要确定一系列的上市营销策略，如定价、包装、销售渠道及产品推广等。这就需要企业通过采取多方位、多形式的市场调研来获取相关信息。例如，对医生和消费者进行访谈，从而掌握医生和消费者各自的用药心理、用药习惯等。

（5）有利于企业对其营销策略进行有效的控制　在企业市场营销策略实施过程中，还需通过市场调研，掌握未预料到的环境条件的变化，研究其对企业市场营销策略的影响，并根据这些影响对营销策略进行调整和控制。

2. 对医药代表而言

（1）识别市场开发的机会　医药代表在进行业务开展之前，首先需要了解自己负责市场的基本情况，从而对市场做出判断，发现市场机会所在。

（2）选择合适的营销推广策略　在了解医院、药店以及患者对药物需求的基础上，可以针对不同渠道和对象选择合适的营销推广策略，如学术推广会议、样品赠送等。

（3）加强与客户的关系维护　市场调研的过程也是加强与客户联系的过程，通过调研过程可以了解客户的需求及相关信息，也能增强相互之间的了解，从而有利于与客户的关系维护。

二、市场调研的内容

一般而言，狭义市场调研是针对消费者的调研，广义市场调研则包括与市场营销活动的所有方面，除了对消费者的调研外，还包括市场状况调研、市场结构与竞争对手调研、市场营销组合要素调研等方面。具体来说，市场调研的内容可以概括为以下几个方面：

1. 市场营销环境调研　包括与企业营销活动有关的政治法律环境、经济环境、政策环境、科学技术环境和社会文化环境等因素的调研。

2. 市场需求调研   包括产品总体需求的变化及某种产品的市场需求情况。市场需求是企业推销人员最关心的信息。

3. 竞争对手的调研   竞争状况的调研主要包括竞争企业的数量、竞争产品的市场占有率、竞争产品的销售渠道、竞争产品价格、竞争企业的生产效率和成本费用、竞争企业的优势和劣势等。

4. 产品调研   包括分析现有产品的生命周期、调研现有产品的临床使用情况、研究如何改进老产品、扩大老产品用途、如何提高疗效或缩短疗程、如何改进和提高包装质量等。

5. 价格调研   包括产品的价格、价格影响因素、价格变化对企业品牌和市场占有率的影响、价格弹性调研等。

6. 渠道调研   包括对代理商、经销商、分销商和零售商等基本情况的了解，也涉及网络渠道的开发和建设的相关问题。

7. 促销调研   包括对企业所采取的促销手段、促销手段的有效性等方面的调研。

8. 消费者的调研   主要包括对消费者结构、类型、消费需求、购买动机、行为与能力、满意度等方面的调研。

三、市场调研的过程

市场调研的过程大致分为调研准备、收集资料、资料分析和报告撰写等四个阶段。

（一）调研准备阶段

这一阶段的主要职能是确定所要调研的主题，对要进行的调研进行非正式的摸底，并对市场调研进行设计。主要包括确定调研目标、初步情况分析、非正式调研、市场调研方案设计、调研问卷或访谈提纲设计等工作。

（二）收集资料阶段

在市场调研方案完成后，接下来就是方案的实施，这是市场调研的核心环节。市场调研数据资料的搜集过程应该严格按照市场调研方案进行，该阶段是最终决定市场调研质量与结果的关键环节，涉及一手资料和二手资料的收集。一手资料具有较强的针对性、时效性，并且具体、可靠、直观。二手资料一般指通过他人搜集并整理的现成资料，二手资料的收集简便、快捷、成本低。

（三）资料分析阶段

1. 调研回收资料的处理，包括问卷检查、资料编辑、编码、录入。

2. 资料的数据分析。主要是运用统计学方法对采集到的原始数据进行运算处理，并由此对研究总体进行定量的描述与推断，以揭示事物内部的数量关系与变化规律。包括：①描述性分析（集中趋势和离散趋势）；②参数估计；③列表分析；④相关和回归分析等。具体可参阅统计分析及 SPSS 软件使用的相关书目。

（四）报告撰写阶段

市场调研报告的撰写是市场调研工作的最后阶段，是整个市场调研工作成果的最终体现，一般包括以下内容：①引言：说明调研的目的、对象、范围、时间、地点等。②摘要：简要概括整个研究结论和建议，这是高层决策者最看重的部分。③正文：详细说明调研过程、调研内容、调研方法、结论和建议。④附件：包括样本分配、数据图表、问卷附本、访问记录、参考资料等。

四、市场调研方案的设计

市场调研方案是指运用科学的调研方法对市场调研活动全过程的计划安排。有效全面的市场调研通常包含以下几个步骤。

1. 确定调研目的 明确调研目的是医药市场调研设计的首要问题，主要从调研背景、主题内容和任务目标三个方面来分解。

2. 确定调研对象和调研单位 即解决向谁调研和由谁来具体提供资料的问题。调研对象的确定是由调研课题的界定和样本数量来确定的。

3. 确定调研项目 即明确向被调研者了解些什么问题。

4. 制订调研提纲和调研表 当调研项目确定后，可将调研项目科学地分类、排列，构成调研提纲或调研表，方便调研登记和汇总。

5. 确定调研时间和调研工作期限 即调研资料所属的时间和规定调研工作的开始时间和结束时间。

6. 确定调研地点 调研地点与调研单位一般是一致的。当不一致时，才有必要规定调研地点。

7. 确定调研方式和方法 搜集调研资料的方式有普查、重点调研、典型调研、抽样调研等。具体调研方法有文案法、访问法、观察法和实验法等。市场调研方法的选择受制于主题要求、调研对象的基本特点和市场调研经费预算的限制三个方面。

8. 确定调研资料整理和分析方法 即对大量原始资料进行加工汇总，使之系统化、条理化的过程。分析方法是指对调研资料所使用的数理统计方法。

9. 确定提交报告的方式 包括口头和书面两种方式。

五、市场调研的方法

不同的市场调研项目，由于其调研的目的、范围、性质、内容不同，需要不同的资料收集方法。恰当的手段、科学的方法才能保证调研收集的信息资料及时、准确、全面，并且节省成本。市场调研方法按市场信息资料取得途径不同可分为：文案调研法和实地调研法，其中实地调研法又包括访问法、观察法和实验法三种。

（一）文案调研法

文案调研法是对已有数据、资料、调查报告及已发表文章等信息进行收集、加工的一种市场调研方法。属于二手资料的调研，其特点是获取资料速度快、费用少，并能举一反三；但针对性较差、准确性和客观性不高，需要采用适当的方法来验证这类资料。文案调研可以为实地调查提供背景资料，有利于正确制定调研计划；可取得实地调查无法获得的资料，比如竞争对手的情况；不受时空限制可用于有关部门和企业进行经常性的市场调查。文案调研的方法主要有搜索、查找、索讨、购买、交换、接收等。

（二）实地调研法

1. 访问法 又称询问法、采访法，是营销调研中最基本、最常用的一种调研方法。它把调研人员事先拟定的调研项目或问题以某种方式向被调研者提出，要求给予答复，由此获取研究所需资料。该方法的特点是通过直接或间接的回答方式来了解被调查者的看法和意见。访问调研按照访问时采取的具体方式又可分为面谈访问、电话访问、邮寄访问、留置访问、日记调研、网络调研、个别深度访问和小组讨论等方式。每种方法各有优缺点（表7-1）。要根据调研项目的类型、性质，调研的目的和具体要求，做全面的考虑，从中选择最切实可行的方法。

表7-1 六种访问法的优缺点比较

对比特征	面谈法	电话法	邮寄法	留置法	日记法	网络调研法
调查范围	较窄	较窄	广	较广	较广	非常广
调查对象	可控可选	可控可选	一般	可控可选	可控可选	不可控可选
影响回答的因素	能了解控制和判断	无法了解控制判断	难了解控制和判断	能了解控制和判断	能了解控制和判断	难了解控制和判断
回收率	高	较高	较低	较高	较高	高
回答速度	可快可慢	最快	慢	较慢	慢	快
回答质量	较高	高	较低	较高	较高	较低
平均费用	最高	低	较低	一般	一般	非常低

2. 观察法 是由调研人员直接或通过仪器在现场观察调研对象的行为动态，并加以记录而获取资料的一种方法。按照观察的对象可分为对人的行为进行观察和对客观事物进行观察。观察法可以观察到消费者的真实行为特征，调研结果比较客观可靠。但缺点是只能观察到外部现象，而无法观察到调研对象的一些动机、意向和态度等内在因素，且调研花费时间较长。

3. 实验法 指在给定的试验条件下，在一定的市场范围内，通过试验对比的方法观察分析影响研究对象的各因素之间的因果关系及其变化过程，从中获取有关信息的调研方法。实验法在市场调研中应用范围很广，如医药产品在改变价格、包装、广告、陈列方法等时，都可以应用这种方法。运用实验调研法获取的信息排除了主观估计存在的偏差，数据资料可靠准确，在定量分析中有很重要的作用。但实验法调研时间较长，调研成本较高，而且不易找到和具体研究的社会经济因素类似的试验环境，干扰因素多，试验结果往往受到影响。

第二节 医药市场调研

一、医药市场调研的特征

由于医药市场是一个专业性很强的市场，因此医药市场调研与一般的消费品调研存在很多不同之处。

1. 医药行业的政策性很强 因为医药产品涉及人的生命，医药产业是带有公共事业性质的特殊产业，各级政府的有关规定和政策对药品价格、渠道、广告等做出了限制，调研时需考虑这些影响因素。

2. 调研的专业性要求高 医药市场调研过程中，问卷设计、现场访谈等过程中往往涉及医学、药学、临床治疗等方面的专业知识，因此要求调研人员不但要有扎实的统计学和营销学基础，而且要具有良好的医学、药学背景。

3. 调研访谈和研究对象的特殊性 一般而言，医药市场调研的访谈对象主要为医生、药师等专业人员，他们在处方药的消费环节中起决定性因素。另外，患者也可能成为调研的对象。

4. 调研地点一般比较集中 由于调研对象的特殊性，实施调研的地点主要集中在医院、药店、医药公司等医疗卫生和医药流通场所。

二、医药市场调研的内容

与一般市场调研内容相似，医药市场调研也主要分为宏观环境调研、竞争对手调研、营销状况调研、消费者调研等内容。但由于医药产品的特殊性，医药市场调研的侧重点有所不同，具体可分为以下几个方面。

1. 医药宏观环境调研 包括国家出台的医改相关的政策发布情况、医药新技术的使用、社会疾病谱的变化、基本药物制度的执行情况等，主要是从宏观层面了解医药产品推销的大背景。

2. 医药市场细分调研 包括药品的目标市场、市场特征、市场细分变量、目标市场的市场容量、市场潜力、市场份额、药品定位等。

3. 医药营销趋势调研 包括营销方式和手段的变化、营销渠道的变化、销售行为的变化、药品的销售动态监测与跟踪研究等。

4. 竞争结构及对手的调研 包括基本情况、市场份额、销售体系、商业政策和促销活动等信息。

5. 商圈调研 如商圈的性质、对零售药店、新厂、新医院的合理选址的影响等。

6. 医药产品调研 包括新产品市场测试、口味测试、包装测试、产品功能、用途调研；产品线和产品组合调研；产品生命周期调研；产品形态、外观包装的调研，产品品牌形象的调研等。

7. 价格调研 包括国家在药品价格上的控制和具体规定；企业药品的定价是否合理，市场对价格的反应情况；竞争者品牌的价格水平及市场的反应情况；新药的定价策略等。

8. 促销调研 包括广告诉求调研、广告媒体调研、广告效果测试调研；医药代表的安排和使用调研、销售业绩和报酬的调研、营业推广等促销措施及公关宣传措施对药品销售的影响调研、促销组合研究等。

9. 销售渠道调研 包括对分销商和代理商的调查评议、销售渠道中各环节的药品库存是否合理，有无积压和脱销现象；销售渠道中的每一个环节对药品销售提供哪些支持；市场上是否存在经销某种或某类药品的权威性机构及他们促销的药品目前在市场上所占的份额是多少；市场上经营本企业药品的主要中间商等。

10. 消费者的调研 药品有双重的消费者，即患者（直接消费者）和医生（间接消费者）。对医药消费者的调研包括分析医生和患者的具体特征及发展变化趋势；患者的用药动机、用药心理、用药习惯、顾客满意度等；医生的处方行为及习惯、影响医生处方习惯的因素分析；医生和患者对处方药和非处方药的要求和反应等。

作为医药代表，其"市场"就是医药代表的客户群，主要包括医院、医生、药房、社区、个人客户以及其他的潜在客户。其市场调研就是利用各种调研方法和手段，了解上述对象的需求，如这些客户分别需要什么、需要哪种药品，需要量是多少，本公司是否经营此类药品，如果不经营可否用本公司的同类药代替，是否可以发掘新的、潜在的销售渠道等。

三、医药市场的信息搜集

（一）二手资料的收集

二手资料主要有两个来源：一是内部资料；二是外部资料。在此主要介绍外部资料。

1. 一般而言，外部的二手资料来源极其广泛，主要有以下几类渠道。

（1）公共机构　如图书馆和档案馆、政府机构、行业协会和消费者组织、科研单位、信息中心、大专院校、群众组织、学术团队和专业调研、咨询机构等。

（2）新闻、出版部门　国内外新闻、出版部门定期或不定期公开出版的报纸、杂志、统计年鉴、企业名录等是第二手资料的重要来源。调研人员经常使用的公开出版物有以下几类：商务性和行业性的报纸杂志、各类组织和政府机构发表的统计公报、工商企业名录等。

（3）行业组织与其他企业　如竞争对手企业、合作伙伴企业等。

（4）网站　各类门户网站、政府网站、企业网站、公共网站、个人网站具有大量的信息资料，尤其是各类专业网站和有关专业的数据库，是一个十分重要的外部信息资料来源。

2. 针对医药市场可以关注以下渠道的资料信息。

（1）医学类资料主要有 MIMS、临床药物学、药典、维德药物手册，以及其他专业书籍。

（2）已有医药市场资料的查阅，包括医药经济杂志、历次药交会信息资料、中国医药报、医药经济报等。

（3）已有下载的医药经济数据的硬盘检索，包括医院销售市场和零售药市场。通过医药销售数据排序间接得到销售额和医药市场构成比。

（4）通过专业网站平台（常见如 www. chinainfo. gov. cn、www. gsi. com. cn、丁香园等）查阅市场及医学资料。

（5）查阅英文资料，主要通过 Yahoo、Medline 等获取医学及市场资料。另外，可获取国外医药公司的年度财务报告等信息。

（6）专业调研公司的相关报告，可能会涉及费用预算问题，需要论证其必要性和可行性。

（二）一手资料的收集

一手资料一般为通常所说的原始资料，是指调研人员根据当前特定的需要，通过现场实地调查，直接向有关调研对象收集的资料。一手资料对调研项目的针对性、适用性较强、资料的真实性较强。但一手资料的收集需要花费较大的人力、物力和财力，费时费钱，而且有些信息收集有困难。

第三节　医院及药店调研

医院和药店是医药代表促售产品的主要阵地，也是医药代表工作的第一线。为了做好医院推广工作，作为医药代表，首先必须对市场进行全面的市场调研。只有对市场情况心中有数，才能做到有的放矢，因此市场调研是医药代表工作的第一步，也是极为关键的一步。一般而言，医院调研主要分为辖区内医院整体情况的调研和某家医院内部情况的调研两类，药店调研则侧重药店商圈、药品种类和药店消费顾客调研等。

一、医院（药店）调研的准备阶段

由于医院是医药代表最重要的客户对象，因此对医院调研的准备就非常关键。医药代表在进行医院调研前需要对市场进行详细的了解。包括以下几个方面：

（一）公司情况

首先必须对自己公司的情况有一个全面的掌握。对公司的历史、现状、公司在本行业中的位置、实力、销售状况以及未来的发展方向都应该有一个比较全面的了解。因为在推销产品的同时，实际上是在向客户展示自己的公司，所以对客户介绍公司是医药代表必须完成的一项任务。尤其是应该向客户说明公司的特色、实力等。公司的形象对推销人员将来的推销工作会有一个很好的促进。

（二）产品情况

医药代表的第二项准备工作是详细了解要推广的产品。有关产品介绍的小册子、临床应用的有关文献、国内外的临床进展等均是医药代表了解产品的途径。另外，公司组织的医药代表培训会也是医药代表和市场部交流、了解产品的绝好机会。在产品的了解过程中，对本公司产品的特点，本类产品的共性，本类产品与其他类产品的比较（劣势和优势）是医药代表必须掌握的。

（三）产品的市场情况

这部分情况的市场调研比较复杂，调研内容也比较多。主要内容包括：①这类产品研制的历史和临床应用现状；②目前医院应用此类产品的情况及未来趋势；③本类产品所有的竞争品种及其生产厂家；④本类产品在世界范围内的应用情况及其发展趋势。

（四）竞争产品的情况

了解竞争产品对推销人员在学术推广有着重要的意义，尤其对医院正在使用和即将上市的各个竞争品种必须调研清楚。在调研过程中，所调研的内容包括零售价格、营销策略、商业渠道、激励政策、机构、人员、产品市场占有率、公司实力等。

二、辖区医院（药店）整体情况的调研

了解医院对医药代表至关重要。下面的各项内容是医药代表必须调研并充分了解的。

1. 所辖区域一共有多少家医院？三甲、二甲等各个等级的医院各有多少？

2. 每家医院床位数、药品销售额、门诊患者数、住院患者数等资料。

3. 每家医院的主要科室和主要医生名单，有无全国或地方知名专家，目前该科室使用同类产品的情况，医生对使用本类产品的态度。

4. 每个科室每年或每月使用各个同类品种的数量，主要的处方医生以及他们对本公司产品的要求。

通过上述信息的掌握，就基本可以实现对辖区内医院（药店）整体情况的了解，下一步就可以为药品的推销工作做一些铺垫性工作（包括推广准备，走访工作等）。

对于药店的了解也同样如此。如辖区内有多少家药店？每家药店销售的药品的种类和数量？每家药店每个月的每种药品的销售额？消费者对药店的态度及选择倾向？等。

三、医院内部情况的调研

（一）医院概况

医院好比一座山，来到山前，首先要知道的是山的整体轮廓是什么？而医药销售人员面对的是一家医院，只有明确掌握医院的架构、人员的组成以及患者的组成，才能成功地销售医药产品。医院概况主要是调研该医院的规模、级别、性质、业务专长、科室医生数、特色、组织架构等。

医药代表的调研可以按照以下流程：首先，先用照相机把医院全景拍照下来，详细记录坐落位置；其次，熟悉医院环境，并把医院的门诊大楼、住院部大楼、宣传栏、黑板栏等拍照下来；再次，前往门诊大楼大厅，仔细观看医院简介、科室简介、医院科室分布图，了解医院的病床数、患者日流量，记录或描绘门诊药房、住院部药房、药库的具体位置。最后，医院的性质、业务专长可以询问医院里的几位医生，了解清楚并记录下来。

（二）医院内客户的类型分析

对于具有医药学背景的医药代表来说，医院的基本情况自然是轻车熟路，但对其他专业背景的医药代表，来到医院的第一件事就是弄清楚谁是自己要拜访的客户。同时，不同的客户对医药代表工作的影响如何，医生处方药品的基本思路怎样，医药代表如何才能说服医生更多地使用自己公司的药品，这些都是医药代表需要了解的客户知识。

1. 药剂科　药剂科在医院内的主要职能是临床用药的选购、储存、调配及临床药学研究及药物咨询等工作。目前药剂科已经越来越多地参与到临床用药的各个环节中。药剂科是医院的一个物流中心，从临床用药的监控、药理到最后物流的配送都是药剂科的职能。

药剂科的组成人员主要有药剂科主任、采购人员、库房主管、门诊药房主管。

（1）药剂科主任的主要职能是：①负责药品的筛选，对于能否进药、进哪种药起着举足轻重的作用。②药品质量的管理，药品质量是否达到 GMP 的标准，这些都需要药剂科主任亲自严格把关。药剂科主任监控医院药品销售渠道及流通主要环节，保证临床用药的整体水平，也是监督制药企业的药品推广工作的关键人物。

（2）采购人员，负责商业进药渠道，根据每月进药品种、数量、金额、时间制定药品采购计划。其特点为工作繁杂，处理药品相关事务的信息量大。

（3）库房主管负责药品库房的日常管理，统计每月用药情况，掌握药品具体发往部门、数量及时间，如门诊药房、住院药房、急诊药房的具体领药时间、方式、数量，即负责药品管理，记录所有药品入库、出库和流向。门诊药房主管主要负责门诊药房的药品管理，办理药库领药、入货架、发药等各种事务。

2. 临床科室

（1）**临床科室主任**　科室主任作为本科室日常工作主持者，负责医疗科研甚至教学多方面工作，对临床用药有直接的指导作用。一般都是由工作成就突出，临床经验丰富的医生担任。科室主任根据多年的临床经验，都有自己的用药习惯及对不同公司的产品看法。由于其负责主持科内的科研课题，所以会特别重视新药或药品临床使用的研究进展。科室主任一般不直接管理住院患者，门诊接诊患者的数量也有限。

（2）**主治医生**　主治医生是住院患者的直接负责者，在科室中承担具体的工作，为技术骨干，是科室主任的治疗意图的执行者与修订者。主治医生一般行医经验在 5～10 年左右，处于医生的临床工作生涯中的发展阶段。他们一边学习前辈经验，一边开始形成个人的治疗观念。他们需要了解大量的学术信息充实自己，同时也积极关注专业领域的研究发展动向。

（3）**住院总医生**　住院总医生是住院医生向主治医生过渡的一个特殊阶段。一般住院总医生在工作 4 年左右的住院医生中产生。在科室主任的领导下负责协调全科室医生的工作安排。住院总医生是科主任的助手，负责科内每月行政及学术活动安排。其工作特点为 24 小时值班，值班时对全科住院患者的情况负责处理。由于职责全面，要求住院总医生必须具备本科室各分支专业和相关科室疾病专业的广泛知识。工作责任重大，工作量大是住院总医生在这一时期的工作特点。

（4）**住院医生**　住院医生在科室内为患者的直接负责人，具体执行上级医生的诊疗方案，对患者的病情作一线观察，对药物的疗效、不良反应随时做出评估。住院医生为初级医生，他们在医生的职业生涯中处于学习提高基本技能的阶段，既要完成日常的诊疗工作，又必须积极参加各种继续教育课程，以获得发展晋升的各种条件。

（5）**护士**　护理人员在临床科室的工作为执行各级医生的医嘱，监护患者的诊治过程，她们对患者的疾病情况进行随时的观察，大多数药物的不良反应是由她们发现的。由于具体执行医嘱，她们对药物在使用过程中出现的各种问题经验丰富，同时对患者的服药方法、注意事项也非常熟悉。

3. 医务科　医务科的工作是安排全院的日常诊疗工作，管理各科编制、人员变动情况，确定各项业务活动的时间、内容等。医药代表代表企业与医院的各项合作均要通过医务科统一协调，如临床试验、义诊咨询活动、学术研讨会等。

4. 患者　随着我国"大健康"概念的提出，中国的医药市场出现新的营销模式：社区医药营销策略。医药代表的神圣使命是通过医药产品的推广工作，开展疾病防治知识的宣传教育，传播科学的健康信息。医药代表代表企业配合政府、医疗机构进行各种患者教育工作，也越来越多地受到欢迎。

医药代表只有对上述客户的特点、需求等进行全面了解，才能更好地推进后续的药品推广工作，这就是医院调研的重要内容。

（三）医院进药渠道的调研

1. 医院的进药流程　在对医院进药渠道进行调研之前，需要对医院进药涉及的部门、进药原则、进药流程等基本知识有所了解。

（1）**医院进药、选药的原则**　每家医院都有自己的进药和选药原则，大致包括：①一些有重大意义的创新药物，医院会优先选用，因为创新的产品意味着与新的治疗方法接轨；②同类的药品一定要保持合理的数量，同类的品种中，新的品种一定要比老品种有显著的优势，每一个剂型至少要保留一个品种；③仿制药在质量可靠、价格合理条件下，原开发厂和仿制品各选一种；④OTC 药基本满足需要即可，品种不宜过多；⑤很多大医院都不会使用淘汰品种或比较滞销的品种。

（2）**新药进药程序**　在掌握每家医院进药或选药的原则之后，还需要详细了解医院的进药程序。一般而言，医院进药普遍采取的一个程序：①临床主任根据临床用药的需求，向药剂科提出用药申请。一般由一个比较重要的、有影响力的临床药剂科主任提单；②通过药剂师委员会讨论，药剂师委员会的成员主要有院长、药剂科主任，还有相关的各科室主任；③通过药剂师委员会的讨论之后，药剂科主任会下达采购通知，采购人员会根据药剂科主任的指示与相关的医药公司联系采购药品。

（3）特殊进药程序　因为并非每种药品都遵循一个相同的进药程序，所以除了常规的进药程序之外，还有特殊进药程序。常见的特殊进药方式有：紧急采购调配、临时采购、科研进药等。

紧急采购，是指根据临床病症的需要，医生提出申请，由主管院长批准，采购处直接从医药公司、厂家或者其他医院直接购买药品用于临床，不需要经过药事委员会讨论。这种情况一般是在急救的时候或者手术的时候，或者重大政治影响人物在的时候比较常见。这种时候，急诊科或者 ICU 的主任说话比较有分量。一般来讲，医院对于急救药品的管理相对宽松，急诊科或者 ICU 提出的用药申请满足的可能性较大。

临时采购，指根据临床用药的需求，少量的临时采购部分药品作为临床紧急或临时需要时使用。这时候一般是在医院有一定影响力的临床科室主任不经过药剂科直接由主管药品的副院长或者院长同意采购，但是一般量不会很大，而且要临床保证在一定的时间内用完。

科研进药，指一些有科研能力的医院或者作为国家临床药理基地的医院，根据临床科研的需要，向药厂定向采购，用于临床科研试验的采购方式。这种时候主要是以新药为主，或者是老药品新用途的时候，由参与或者组织科研的临床专家、主任提出申请，经医务部或者科研科批准，医院伦理委员会批准（可无），药剂科定向采购专供该实验或者科研课题使用。

特殊进药，一般是医院采取的特殊的进药途径，达到临床用药的目的。这种情况下的进药，对于高价格不常见的药品比较有效。部分药品以临时进药的方式，多次少量进药，也能满足临床用药需求；还有部分药品可以根据公司或者厂家的需要，作促销性的科学研究，这里面一般是用临床科研费支持临床用药的。

在特殊进药程序中，医药代表需要注意以下几个人：首先是院长，如果院长非常认可某种药，这种药进入医院的可能性就比较大；其次是药剂科主任、临床专家，如果某位在全国非常有影响力的专家极力推荐某种药品，那么这种药进入医院的可能性也很大；再就是临床与科研部的专家，这时候可以以科研为名义申请进药。

（4）药品电脑信息系统登记　采购人员将药品入库之后需要做的工作是：①进行电脑信息系统登记；②要求各科室药房、门诊药房、急诊药房等进行提货，使药品分配进入小药房，进入正规的医院销售渠道。

（5）药品在医院内部的调配　药品在医院的调配流动包括：首先，每个药房（门诊、急诊、病房等各药房）的主管要填写领药单，然后交给药库的主管，药库主管从药库中取药并发药给各个药房。但是药品的最终发放要根据临床医生所开的处方。

2. 医院进药渠道的调研内容

（1）医院决策者　医院决策者可能是医院院长或主管副院长。大型医院决策者一般不参与具体的进药工作，一些进药规范化的医院，医院决策者更是很少问津和参与进药工作；中型医院决策者对进药有一定的影响力，但对于一些小品种影响不是很大；小型医院决策者是院长或副院长，有进药的权力。

但是大、中、小型医院决策者与进药负责人都有一定的密切关系，所以可以通过面对面的交谈，了解决策者的姓名、电话、个人爱好等情况以及医院的经济效益和各方面的近期动态。值得注意的是，决定进药决策者有可能是其他人，所以应先调研清楚进药的真正决策者。

（2）药剂科　药剂科是负责进药和药品调剂的直接责任机构。药剂科主任在医院进药方面有一定的权力，处理好与药剂科的关系尤为重要，因为药剂科主任一旦否定，该院市场将会丢失。在药剂科，除了药剂科主任以外，采购人员、药房组长、库管，甚至发药员都可能影响到日常进药的顺利与否，因此这些客户的信息也是医院调研的对象。

（3）外界医药部门（医药公司）　主要是指与本医院有业务往来的一些医药公司。医药代表可从药房主任、采购、同行中了解这些医药公司名称、地点、电话、负责人，以及该医药公司的哪一位业务员与本医院发生业务关系，并记录下来，便于下一步利用医药公司帮助进药。

（4）竞争对手调研　竞争对手是指同类产品的厂家及经销单位。可从药剂科主任、采购处打听同类产品的厂家名称、产品名称、剂型、零售价、批发价、出厂价、疗程、每月销量、让利幅度等。也可在库房或者药房通过观察法获得相应的信息。

（5）门诊、中心药房组长　药房组长负责药品调剂和药房日常管理工作，他们将根据药品使用情况通知库房是否发药（从药库提到药房），在宣传和引导患者选择药品上具有一定权力。为了开展业务工作，处理好与药房组长的关系亦相当重要。

（四）医院促销渠道的调研

1. 门诊、住院部药房　因为药房发药员（特别是门诊药房）直接与患者、药品发放打交道，所以必须了解清楚发药员以及统计处方员、药房组长的姓名及相关情况。

2. 对应临床科室　包括门诊部及住院部的相关科室，即产品的适用科室。

3. 门诊、住院部的医生　药品销售人员应找到对应科室位置，了解对应科室主任、副主任，及该科室人员情况并做记录。药品能否作为医生的处方药品是销售人员最为关心的事，而对应临床科室的所有医务人员都对就诊患者用药有决定性指导权，能否处理好与临床医生的关系将直接影响产品在医院药房的出药量。所以调研务必认真、详细、清楚、真实。最后，业务人员可把医院内部环境调研的内容以表格形式加以总结。

（五）医院患者的构成调研

医药产品的最终购买者是患者，所以走进一家医院，首先要清楚该医院患者的组成情况，是专科还是综合？它有没有自费的患者，或者是医保的患者，各占多大比例？按就诊地点来分可以分为住院和门诊的患者；按患者来源来分可以分为外地和本地的患者。通过了解医院的患者构成，可以有选择性的确定自己的销售目标人群。

通过上述工作，医药代表对一个医院的整体状况、医院的进货渠道、促销渠道、药品使用情况等有了相对系统的认识。这为下一步对医院客户的拜访奠定了基础，从而有利于下一步拜访工作的开展。

四、对医生的调研

由于在医院药品的使用是根据临床医生所开的处方，因此医药代表最主要的就是做医生的

NOTE

工作，了解医生处方的影响因素。

1. 医生处方药品的购买心理变化过程　医药代表在医院推销药品最关键的客户是医生。了解影响医生处方的因素对医药代表来说非常重要。

医生处方药品像普通消费者购买商品一样，也必然存在对某个产品从不知道到知道，从知道到产生兴趣，然后通过试用对产品做出个人的评价，根据评价的结果决定使用，最终形成经常使用的习惯的心理变化过程。药品不同于普通消费品，由于其信息含量高、关系人身安全的特点，医生从了解接受并开始使用一个新药的时间必然更长。据调查医生通过医药代表的介绍而处方新药的时间一般至少在连续 3~5 次专业产品拜访之后才能产生。

2. 医生初次用药的原因　由于临床治疗的需要，医生总会有使用新药品的机会。医生在处方一个从未使用过的新药时会有两方面的考虑因素：

（1）**药品因素**　医生必须确认临床上对该药有治疗需求，如现有的药物不能满意地解决患者的症状，或针对病因进行治疗。医药代表必须使医生相信新的药物疗效优于现有药物，同时使用方便，安全性好，而且从卫生经济学的角度认为性价比合适，这时医生才会接受新的药品值得尝试使用的建议。

（2）**医药代表的因素**　医药代表的产品介绍必须使医生信服，无论从药品的药理特性还是临床验证的文献，医药代表都能提供足够的有说服力的证据证明自己的产品符合医生的疾病治疗需求。与此同时，医生了解并熟悉公司的情况，以及良好的合作关系会增加医生的信任程度。

3. 医生反复使用药品的原因　并不是所有的医生通过尝试使用新药获得初步经验后就会主动继续扩大使用范围。事实上医药代表如果希望医生能反复使用所推荐的药品，仍然要满足两个条件：

（1）**药品因素**　如果试用新药后医生认为疗效好，安全性、方便性均符合临床治疗疾病的要求，新药品的总体印象让医生满意，医生才会愿意继续使用。此外，患者由于对药品的积极评价，主动要求继续使用该药物，也是医生愿意反复使用新药品的促进因素。

（2）**医药代表的因素**　在医生试用新药后的时间里，医药代表的专业拜访工作令医生满意，也会推进医生形成新的处方习惯。这需要医药代表做到对医生定期规律的拜访，在医生心目中树立信誉良好、态度诚恳、诚实负责、专业化的形象。

此外，医生对不同的药物通常都会形成自己的处方习惯，即首选用药、二线用药、保守用药。在医生的长期处方习惯的形成中同样存在药品和医药代表两方面的影响因素。

通过以上影响医生处方的因素分析，医药代表应该找到药品推广工作的关键成功要素，这也是医生调研的重要内容。

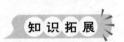
知识拓展

医生对医药代表的态度正在悄然变化

2016 年四月份医米调研发起了"医生对医药代表的态度调研"，收到来自全国数千医生的积极参与。医米调研又于 2016 年 10 月份发起了第二期调研，样本量为 1583 个，数据分析结果表明在某些方面医生的态度正在悄然发生着变化。

样本分布情况：①医生职位：主任医师占比 6.3%；副主任医师占比 23.5%；主治医师占

比 70.2%。②医院级别：三级医院占比 27%；二级医院占比 51.4%；其他医院占比 21.6%。③地区：华东占比 34.6%；华北占比 20.2%；；华中占比 16.7%；西北占比 9.5%；东北占比 9.4%；西南占比 6.2%；华南占比 3.3%。

1. 最受欢迎的推广方式 与第一期结果相似，相较于传统的医学信息推广方式，比如电话、短信、面对面拜访等，依托于互联网（移动端）的推广方式依旧更受医生的欢迎，并呈上升趋势。其中网络学术会议（48.5%）强势登顶，微信公众号（47.1%）、第三方医学网站/APP（46.6%）紧随其后，医药公司的医学网站（29.5%），面对面拜访（21.6%），电子邮件（19.1%）、短信（6%）、微博（4.9%）、电话（3.3%）。

2. 推广方式接受度——不同医生级别 总体接受度排名前三的推广方式和面对面拜访形式中，网络学术会议和第三方医学网站/APP 在主任医生中的接受度明显高于其他医生，而面对面拜访的接受度却恰恰相反。同时，主任医师对网络学术会议的接受度有了明显提升，由上期的 28% 上升到 58%。

3. 医药代表拜访次数和时间 问题：最近一个月，医药信息推广人员（所有医药公司）总共拜访过您多少次？每次拜访您的时间是多少分钟？

调研结果显示：①67% 的医生表示，最近一个月内有医药代表拜访过。近六成（56%）的医生被拜访过 1~3 次，甚至有 7% 的医生近一个月被拜访 5 次以上。81% 的医生表示，平均每次拜访时间在 10 分钟以下。②主任医师中，过去一个月街道 3~4 次（18%）和 5 次及以上（13%）拜访的比例均高于主治和副主任医师。③与二级以下级别的医院相比，医药代表拜访三级医院医生的频率较高。19% 的三级医院医生表示过去一个月被拜访过 3~4 次，12% 表示被拜访过 5 次以上。

4. 医生对医药代表的态度

（1）27% 的医生对医药代表群体的总体表现满意，与此同时，有 22% 的医生对他们的表现表示了不满。

（2）关于医药代表传递的医学信息对医生的帮助程度，近一半（42%）的医生认为对工作有帮助，16% 的医生认为帮助度不大或没帮助。

（3）38% 的医生对医药代表群体的医学专业度表示了认同，但是也相对有较高比例（25%）的医生认为他们不够专业。

5. 医药代表专业性表现 有 43% 的医生认同医药代表"能够有效地回答与产品相关的问题"；36% 认为他们"对自己产品的优缺点很熟悉"；31% 认为他们"能够提供继续教育的信息"；30% 认为他们"能够根据我的临床需要提供相应的产品信息"；19% 认为他们"具备很好的相关疾病和治疗的知识"。

6. 医药代表的不足之处 尽管医药代表在关于产品信息的专业性表现上得到了很多医生的认同，但同样存在不少需要改进的地方。本次调研中，一半以上（58%）的医生表示，医药代表在产品信息推广过程中表现的过分关注产品处方量，忽视了医生的临床需求。与此同时，44% 的医生认为医药代表在重复传递相同的产品信息。19% 的医生认为医药代表不够尊重我的个人时间；18% 的医生认为医药代表过度批评竞争者。

（资料出处：http://mt.sohu.com/20161020/n470819747.shtml）

五、药店调研

药店作为非处方药销售的重要渠道，也是医药代表重要的客户之一。对药店的调研内容与医院调研内容相似，都包括调研前的准备、辖区内药店的整体情况、药店内部情况的调研等，但在具体的调研内容上会基于调研对象的不同而有所差异。如对药店的调研中，药店服务人员和消费者就成为调研的主要对象。

针对药店服务人员的调研可以主要从药店的选址、商圈的性质、药店内药品的种类、价格、进货渠道、促销方式、药品陈列方式、与公司药品形成直接竞争的药品的情况等。通过对这些信息的调研，了解公司药品在药店系统的营销策略的成效如何。

针对消费者的调研主要从对药店的选择和态度、对药店服务人员的认可和信任程度、对药品的功能、价格、渠道、促销等的认识等方面来了解信息。具体内容将在下一节进行详细阐述。

第四节　消费者调研

为了更好地了解消费者的想法，需要针对调研项目进行问卷设计，作为一个有效载体以帮助调查者收集信息。

一、调查问卷的设计

调查问卷，又称调查表、访问表格，是一种以书面形式了解被调查者的反应和看法，以获取所需资料和信息的载体。

问卷设计是依据市场调研的目标，明确调研所需的信息，设计问题的格式和措辞，并以一定的格式，将其有序地排列组合成调查表的过程。问卷设计具有一定的基本格式、设计原则和规范程序，这是调研人员必须掌握的基础知识。

（一）问卷设计的程序

1. 确定调研目标和调研内容　问卷设计的第一步是把调研目标转述为调研内容。调研目标是问卷设计工作的灵魂，它决定着问卷的内容和形式。问卷设计要紧紧围绕着调研目标展开。

2. 确定被调查者的类型和特点　被调查者的类型和特点对问卷设计有显著的影响。在正式进行问卷设计时应明确被调查者的类型，还必须对被调查者的职业、文化程度、性别和年龄等分布状况有所了解。

3. 确定数据收集的方法　问卷主要用于访问调研。不同的询问调查形式，对问卷的要求有很大的不同，如面对面访谈时，被调查者可以看到问卷，可以与访问员进行面对面互动，可以问一些冗长、复杂和各式各样的问题。

4. 设计问卷　问卷设计包括单个问题设计和问卷整体设计两个子过程。具体内容见后面的部分。

5. 问卷评估与修订　问卷草拟成型后，可以由相关的市场调研人员，也可聘请一些具有丰富经验的专家对问卷进行初步的评估，及时发现问题和不足，并予以解决，若有必要可以进行再设计，在此基础上形成比较正式的问卷初稿。

6. 获得各方认同　问卷初稿一经确定，有必要征求各有关方面和相关人员的意见，获得他们的认同。

7. 问卷试调查和修订　试调查能检验问卷的内容能否被调研对象所理解，能否通过问卷的调查获取所需的市场信息资料，发现问卷可能存在的问题和不足。当发现问卷存在缺陷和不足时，应及时进行修改完善。

8. 印制　上述工作完成以后，即可制定一份正式调研所用的问卷。

（二）问卷设计的要求

为实现问卷设计的目的，需满足以下要求：①提供与调研目标一致的信息。②便于调查工作的开展。③便于对问卷的处理。④问卷应该将回答误差减到最小。⑤问卷应该简洁、有趣、内容明确、具有逻辑性。

（三）问卷中单个问题的设计

单个问题（亦称为问句）的设计涉及问题类型的选择、问题答案的设计和问题措辞的选择。问句是询问的语句、要记录的答案、计算机编号和说明四个部分的总和。

问题按照其询问方式可以分为直接性问题、间接性问题和假设性问题；按收集资料的性质分为事实性、动机性和态度性问题；按答案的形式可分为开放式问题和封闭式问题。

问题答案的设计，可根据具体情况采用如下不同的形式：二项选择法、多项选择法、量表法、排序法、比较法等。

问题的措辞方式会对被调查者如何理解这些问题产生很大的影响，即使措辞上的小小变化也能够改变被调查者的回答，因此在选择问题措辞上应注意如下问题：①问题表述要清楚明确；②使用通俗易懂的词汇；③使用明确的词汇；④避免使用诱导性或倾向性的问题；⑤避免使用双重问题；⑥避免提断定性问题；⑦避免问题给出的答案选项含义模糊或相互交叉；⑧避免推论或估计。

（四）问卷的整体设计

一份完整的调查问卷通常包括标题、问卷说明、被调查者基本情况、调查内容、编码号、调查者情况等内容。

1. 问卷的标题　是概括说明调查研究主题，使被调查者对所要回答什么方面的问题有一个大致的了解。确定标题应简明扼要，易于引起回答者的兴趣。例如"＊＊区居民医疗行为调查"，"我与医保——公众医疗意识调查"等。

2. 问卷说明　旨在向被调查者说明调查的目的、意义。有些问卷还有填表须知、交表时间、地点及其他事项说明等。问卷说明一般放在问卷开头，通过它可以使被调查者了解调查目的，消除顾虑，并按一定的要求填写问卷。既可采取比较简洁、开门见山的方式，也可在问卷说明中进行一定的宣传，以引起调查对象对问卷的重视。

3. 被调查者基本情况　指被调查者的一些主要特征，如在消费者调查中，消费者的性别、年龄、民族、家庭人口、婚姻状况、文化程度、职业、单位、收入、所在地区等。又如，对企业调查中的企业名称、地址、所有制性质等情况。通过这些项目，便于对调查资料进行统计分组、分析。在实际调查中，应根据调查目的、调查要求来确定具体项目，并非多多益善。如在

NOTE

对医生的调研中，医生的性别、年龄、民族、家庭人口、婚姻状况、文化程度、科别、职称、收入、所在医院等。

4. 调查主题内容　是调查者所要了解的基本内容，也是调查问卷中最重要的部分。主要包括以下几方面：①对人们的行为进行调查。包括对被调查者本人行为进行了解或通过被调查者了解他人的行为。②对人们的行为后果进行调查。③对人们的态度、意见、感觉、偏好等进行调查。

药品市场消费者调研的内容包括以下两个方面：①对调研对象的购买动机进行调查。包括对调研对象的行为进行了解或通过调研对象了解他人的动机和行为。②对调研对象对产品（包括同类产品）的态度、意见、感觉、偏好等进行调研。

5. 编码　是将问卷中的调查项目变成数字的工作过程，大多数市场调查问卷均需加以编码，以便分类整理，易于进行计算机处理和统计分析。在问卷设计时，应确定每一个调查项目的编号和为相应的编码做准备。通常是在每一个调查项目的最左边按顺序编号。如：①您的姓名；②您的职业……而在调查项目的最右边，根据每一调查项目允许选择的数目，在其下方划上相应的若干短线，以便编码时填上相应的数字代号。

6. 作业证明的记载　在调查表的最后，附上调查员的姓名、访问日期、时间等，以明确调查人员完成任务的性质。如有必要，还可写上被调查者的姓名、单位或家庭住址、电话等，以便于审核和进一步追踪调查。但对于一些涉及被调查者隐私的问卷，上述内容则不宜列入。

（五）问卷中问题顺序的编排

单个问题设计好之后，就要考虑如何把这些问题组合成问卷。当问卷中前面的问题对被调查者回答后面的问题有明显影响的时候，这种现象被称为顺序偏差。问题顺序的编排有如下经验性的规则。

1. 用过滤性问题甄别合格的应答者。如您有没有购买过感冒药吗？①有；②没有，终止访问。

2. 用一个简单的、不具威胁性的问题开始访问。

3. 问题应该以一种符合逻辑的顺序提出。当开始引入一个新话题时，应该说一句过渡性的话或者提一个过渡性问题，以帮助被调查者转移他们的思路。

4. 先问宽泛的问题，再问具体的问题。这种从宽泛到具体询问的方法叫漏斗法，它能帮助调查对象把具体问题放在一个大背景当中，能加深他们回答问题时的思考。

5. 把敏感性问题和难以回答的问题放到最后。例如收入状况等。

二、药品消费者调研

药品消费者的调研主要侧重于消费者对药品的需求情况的调研，在此以"络欣通"的市场调研方案来举例说明。

调研案例

"络欣通"南京市场调查方案及问卷

一、调研的目的及意义

（一）调研的目的

1. 通过本次调查活动，应得出以下结论：

（1）产品的利益点也就是消费者要什么？我们卖什么？

（2）竞争对手优势势、竞争品牌的价格、通路、批号、产品规格、广告、促销活动、市场份额等。

（3）市场容量评估应分别对心脑血管产品市场、市场的全国市场容量、增长和下降趋势、区域性容量、产品区隔容量等有明确的数据和结论，以便确定"络欣通"目标销售额及市场份额。

（4）价格定位：要确定每盒单价、疗程价、日服用价，并针对分销渠道设定合理的价格体系，如：零售价、批发价、厂价、实际结算价、促销价等。

（5）目标人群细分定：我们针对哪一主要群体，他（她）们可接受的价格是多少？消费者最急迫的需求是什么？如何区分？从哪里接触他（她）？

（6）目标市场细分定位："络欣通"针对哪一市场？先针对哪一部分市场？哪一点切入细分市场？

（7）终端渠道现实状态：各竞争品牌有哪些终端差异？它们在不同渠道的终端销量？以及各品牌的终端维护、建设有哪些值得我们借鉴或回避的？

以上七点对于公司的营销基本策略都是至关重要的。

（二）调研的意义

1. 通过本次调研，公司会得到真实客观的数据及结论，为市场策划、制定策略、渠道策略、广告策略等奠定良好的基础。

2. 通过对市场的调研及了解，会增强公司的感性认识，以便形成决策。

3. 通过调研及分析，将有助于我们最大限度降低市场风险、做出重要决策，把握成功方向。

二、调查方式

1. 主要以问卷调查为主、辅以当面访谈、电话访谈、追踪式调研及问卷式调研。

2. 调研问卷3份：

A卷：《络欣通消费者调查问卷》

B卷：《络欣通药店营业员调查问卷》

C卷：《络欣通经销商访谈问卷》

3. 调研表格两份：

A表：《竞争品牌基本营销情况结照表》主要从品牌名、生产厂家、规格、价格、批准文号、产品成分、通路、广告策略、营销特征、促销活动等10个方面进行数字分析和对照。

B表：《报纸广告频次统计表》主要对重点竞争品牌的广告投放策略、区域媒体投放量、投放周期、集体频次、版面、价格等方面进行调研。

三、样本量

1.《潜在消费者调查问卷》300份。

2.《药店营业员调查问卷》200份。

3.《经销商访谈问卷》300份，其中当面访谈及电话访谈100份。

4.《重点品牌基本情况对照表》1份，其中至少包括10个以上的竞争品牌基本对照。

5.《报纸广告频次统计表》主要选取十堰、随州、襄樊三大区域8个以上的报纸媒体进行统计。

四、调研范围

1. 调研地区（南京市）

2. 调查范围：①药店（以当地A级药店为主）；②义诊现场。

五、调研日程安排

1. 调研准备：

调研小组：成立3个调研实施小组，共9人。

调研小组：由调研组长集中培训，主要内容为调研技巧培训、沟通培训及调研住处书面化培训。

调研资料：A：问卷印刷、携带、分类

B：调研小礼品准备

2. 调研实施：三个小组同时开展调研。

六、数据的统计及分析

在分组结果出来后应进行及时性分卷统计。运用相应的统计分析方法，对调研结果进行合适的分析。

七、调研报告的撰写

基于上述数据统计分析的结果，撰写调研报告。

消费者调查问卷（A卷）——倾听产生力量！络欣通

尊敬的朋友，您好：

很抱歉打扰您，期望您用几分钟时间认真填写问卷，您将会获得一份精美的礼品。谢谢！

1. 您是否有下列不适？

□头晕　□手脚麻木　□偏头痛　□记忆力下降　□吐字不清　□其他

2. 您采取的治疗方法有：

□住院治疗　　□专家指导用药　　□自己在药店买药　　□其他

3. 您采取的治疗方式效果如何？

□非常满意　　□满意　　□感觉一般　　□不满意　　□非常不满意

4. 您认为什么原因让您的疗效好或不好？ _____

5. 目前防治心脑血管病的药物或保健品每疗程价是：

□200元以下　　□201～400元　　□401～600元　　□600元以上

6. 您是通过什么途径了解到心脑血管病产品的？

□医生推荐　　□电视广告　　□报纸广告　　□朋友推荐　　□营业员推荐

7. 您认为防治心脑血管病的药品或保健品中你最熟悉的有哪几种？请列举：

A_____　　B_____　　C_____

8. 现有防治心脑病产品中最让你动心的承诺是：_____

9. 您在考虑购买心脑血管病药品时，您最关心该产品：

□快速起效　□迅速改善症状　□无毒副作用　□不复发

□服用方法简单　□其他

10. 您每月花在心脑血管病上的费用在：

□400 元以下　　□401～600 元　　□600 元以上

11. 您对心脑血管病产生的费用：

□自费　　□部分报销　　□全额报销

12. 您对心脑血管病药品的相关报道和广告是：

□特别关心　□关心　□一般　□不关心　□非常不关心

13. 您最希望心脑血管病厂家举办的活动是：

□降价优惠　　□限额赠药　　□有奖销售

14. 您最希望心脑血管病厂家做出的售后服务承诺是：

□质量保险　□追踪服务　□免费义诊　□定期寄医疗资料

□专家电话咨询　□其他

15. 您对银杏叶提取物防治心脑血管疾病是否有所了解？

□很了解　□略有所知　□一般　□不了解　□非常不了解

16. 如果有一种更有效的药，预防心脑血管病的新药品，您想试一试吗？

□无所谓　　□想试一试　　□朋友赠送

17. 您是否信赖银杏产品？

□很信赖　　□一般　　□不信赖

18. 您是通过什么渠道获得心脑血管病产品的？

□药店购买　□医疗保险　□亲戚朋友赠送　□家属购买　□其他

请配合若不介意，可留下您的详细地址，会有更多的服务。

年龄：　　　　性别：　　　　电话：　　　　地址：　　　　邮编：

消费者调查问卷（B 卷）——针对药店营业员

尊敬的朋友：

很抱歉打扰您，期望您用几分钟时间认真填写问卷，您将会获得一份精美的礼品。谢谢！！

1. 您药店柜台上有种与防治心脑血管病相关的药品或保健品？

2. 心脑血管病的产品中铺货量最大的前三位产品依次是：_____

3. 目前在贵药店销量排前三位的心脑血管产品是：_____

4. 您认为顾客在购买防治心脑血管疾病产品时，顾客最关注的功能是：

□防治偏瘫　□手脚麻木　□偏头痛　□记忆力下降　□经常性头痛

□语言障碍

5. 您认为心脑血管病产品给顾客带来好处的几个重要因素是：

□价格适中　□快速见效果　□不复发　□无毒副作用，快速缓解症状

☐其他

6. 您个人认为预防，治疗心脑血管病的产品每个疗程的价格应在：

　　☐200 元以下　　☐201～400 元　　☐401～600 元　　☐600 元以上

7. 您认为用银杏叶制剂来治疗心脑血管疾病，消费者的接受程度会是：

　　☐乐意接受　☐不接受　☐有心理障碍　☐犹豫不决　☐普通无效

　　☐治标不治本

8. 若有一种新的心脑血管产品上市，您认为顾客对新产品的态度是：

　　☐持比较谨慎态度　☐在某种条件下乐意　☐很乐意　☐不乐意

9. 顾客在对你推荐某一品牌时的心脑血管产品时的态度是：

　　☐不太感兴趣　☐感觉一般　☐乐意接受　☐反感

10. 您认为心脑血管病产品有无季节性？

　　☐有（旺季有　月份）　☐无

11. 您认为下列哪些活动可以促进顾客购买产品？

　　☐买药赠药　☐有奖问答　☐专家坐诊　☐摸奖　☐设专柜介绍

　　☐店堂宣传包装　☐促销人员推介　☐其他

12. 您认为让顾客到药店购买心脑血管病产品，采用什么样的广告好？

　　☐电视（有线无线）　☐报纸　☐日报　☐晚报　☐电视报　☐广播

　　☐新闻台　☐文艺台　☐音乐台　☐宣传单　☐其他

13. 您觉得预防心脑血管病的产品是药准字还是食健字好卖？

　　☐药准字　　☐食健字

14. 购买防治心脑血管疾病的产品人群一般为：

　　A. 20～30 岁的女青年　　B. 30～40 岁的女性　　C. 40～50 岁的女性

　　D. 50 岁以上的女性　　E. 20～30 岁的男性　　F. 30～40 岁的男性

　　G. 40～50 岁的男性　　H. 50 岁以上的男性

经销商调查问卷（C 卷）——倾听产生力量！

尊敬的朋友：

　　很抱歉打扰您，期望您用几分钟时间认真填写问卷，您将会获得一份精美的礼品。谢谢！

公司名称：　　　　　地址：　　　　　联系方式：

地方行政区域级别：（☐县　☐市）级

经营范围：

药店区域：

销售通路：

在哪些方面具有优势：

1. 列出您认为市场推广最好的心脑血管疾病产品名称：　　　（试举前三位）_____

2. 列出您经销过或正在经销的这类产品名称：_____

3. 有全国足量广告投入的支持下，您最理想的结算价为批发价？□是 □否

4. 您对银杏叶类产品了解

    a. 很少   b. 一般   c. 很多

5. 此类产品的销售前景

    a. 不了解   b. 不好   c. 一般   d. 很好

6. 以您现有优势，预计您的销售量将在

    a. 1 万元/月以下   b. 1~10 万元/月   c. 10 万元以上

7. 产品包装和价格对销售来说，谁影响更大？ _____

8. 您所在地区适合发布此类产品的主要媒体有哪些？ _____

9. 您认为厂方广告支持形式依重要程序排序有哪些？ _____

案例分析

小测试：找出以下问卷中需改进的地方。

关于感冒药使用情况调查问卷

感冒药是人们使用最频繁的药物之一，正因如此人们在日常的使用中，难免会出现乱用或者错用的情况。本问卷旨在了解不同人群对感冒药的了解程度。希望您能根据自身实际情况选择相应选项，此次调查不会泄露您任何信息，请放心填写。

1. 您是属于以下哪一年龄阶段的人呢？

    A. 儿童   B. 青年人   C. 中年人   D. 老年人

2. 请问您对感冒药的类型了解吗？

    A. 非常清楚   B. 清楚   C. 了解一些   D. 几乎不懂

3. 您知道的感冒药有哪些？（可多选）

    A. 新康泰克   B. 白加黑   C. 三九感冒灵   D. 小柴胡   E. 泰诺

    F. 维 C 银翘片

4. 您比较关心感冒药的哪些方面？（可多选）

    A. 快速治疗   B. 不含 PPA   C. 抗病毒   D. 不嗜睡   E. 全面呵护

5. 你认为感冒常见的副作用是什么？（可多选）

    A. 嗜睡   B. 头晕   C. 恶心   D. 皮疹   E. 疲倦

6. 您通常在什么情况下会服用感冒药？

    A. 感冒初期症状时   B. 感冒有加重趋势时

    C. 感冒严重，不得不用时   D. 顺其自然，无需用药

7. 如果购买感冒药，您会如何选择？

    A. 看药品说明书和广告   B. 听店员推荐

    C. 听医生的推荐   D. 听朋友介绍

    E. 其他

8. 您购买感冒药，主要考虑的因素是？

    A. 疗效   B. 价格   C. 药品知名度 D. 药师的推荐

9. 您觉得颗粒、冲剂类型的感冒副作用会比其他剂型的药物副作用要少吗?

    A. 会   B. 不会

10. 您认为人们需要加强对抗感冒药品乱用现象的关注和认识吗?

    A. 需要   B. 不需要

【思考题】

1. 简述医药市场调研的基本特征。

2. 阐述医药市场调研的主要内容?

3. 市场调研的过程包括哪些步骤?

4. 医院调研的内容有哪些?

5. 一份完整的问卷应包括哪些部分的内容?

6. 如何对消费者进行调研?

第八章 客户拜访技巧（上）

【学习目标】

1. 掌握：寻找目标顾客的方法及不同方法的优缺点、探询的开展、专业的药品介绍过程。

2. 熟悉：寻找目标顾客的原则、开场白的概念、探询的作用。

3. 了解：确定目标客户、推销访问计划的制定、推销用品的准备、开场白的方式、接近时的注意事项。

拜访目标顾客阶段的主要环节有访前准备、开场白、有目的地探询和倾听、呈现产品、处理客户反应、缔结成交、访后回顾等。

第一节 访前准备

任何人做任何事，一定要保持一种不打无准备之仗的心态。如果感觉准备得很不充分就开始行动，往往会容易出现问题，甚至会导致失败。那么，在出门拜访顾客之前，需要做哪些准备呢？

一、目标顾客的确定

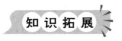

知 识 拓 展

医药商品推广有其特殊性

一个啤酒零售高手转入了医药行业，其各方面素质均不错，表达能力极强，为人也比较勤奋，然而业绩却并不理想。经理找其谈话，发现他的相关产品掌握的也很好。于是经理决定和他一起去拜访客户，看看到底是怎么回事。当他们来到医院，经理发现他见到每个医生都非常详细介绍其所销售的产品，而绝大多数医生都表现出不耐烦的情绪。至此，经理明白了他销售业绩不佳的原因：他并没有意识到医药销售的特殊之处。在医药商品推广中，客户是其领域的专家，他们需要的是专业的学术推广技能，而不是普通的产品介绍。

（资料出处：作者根据现实案例改编）

如何在成千上万的消费者中找到自己最理想的销售对象，是整个推销活动中首先应考虑的问题，也是推销活动成败的关键。因此，推销员出门头一件大事，就是要彻底弄清楚究竟谁是心目中的顾客？谁是最佳推销对象？通过有效地寻找和选择顾客，推销员可以充分利用有限的时间和费用，集中精力说服那些购买欲望强、购买量大、付款及时的顾客，从而大大减少推销工作的盲目性，提高推销的成功率。

（一）寻找目标顾客的原则

潜在顾客是指那些能够从推销员所推销的商品中获益，并有能力购买这一商品的组织或个人。怎样从众多的潜在顾客中寻找自己的目标顾客，是整个推销过程的第一步，也是关键的一步。如果能够选准自己的目标顾客，并有针对性地进行推销，会起到事半功倍的作用。所以选准目标顾客是推销成功的基础，寻找目标顾客可遵循一定的原则：

1. 确定推销对象的范围　在寻找目标顾客之前，必须根据推销品的特点，也就是在市场细分的基础上，进行市场定位。在现代商品经济高速发展的时代，顾客的需求日渐多样化，没有一种商品能够覆盖整个消费市场，为所有的消费者所接受。每一种产品都有特定的消费市场和消费对象，不同品种、不同性能、不同用途的商品，其适应的对象也不同。因此，在寻找目标顾客之前，必须根据产品的特点，确定推销对象范围，保证在一定范围内达到目标顾客的相对集中，以便有针对性地寻找目标顾客，从而提高寻找目标顾客的效率。如药品的推销，虽然人人都可能会得病，每一个患者都需要药品，但推销的对象不是针对所有人，主要是药品批发企业、医院、药店、诊所等机构组织。

2. 选择合适的寻找途径　潜在顾客的来源很广，理论上凡是可以使用推销员所推销产品的一切单位和个人都是企业的潜在顾客。潜在顾客从来源上可分为三类：第一类是现有顾客；第二类是过去曾经购买过自己产品，但现在已不购买了的顾客；第三类是还没有买过自己产品的顾客，即有待开发的新顾客。这里的关键是通过哪些途径可以从这些潜在顾客中找到自己理想的推销对象。

寻找目标顾客有多种途径，主要有同行业的介绍、广告、亲朋好友和顾客的推荐，以及通过某些名录的查找等。究竟采用何种途径、何种方法，这得结合推销品的特点来加以考虑，并根据所确定的推销对象的范围以及推销品的推销区域，来选择最为合适的途径。寻找目标顾客的途径不只一条，而是多条。在推销工作中往往采取几种方法并用的组合方式来寻找自己的目标顾客。

3. 树立随时寻找的意识　由于商品市场中企业间的竞争日益激烈，要想在激烈的竞争中为企业发掘更多的顾客，推销员肩负着重任。有的推销员在寻找潜在顾客时往往觉得应该通过十分正规的途径才行。然而这样会限制他的寻找范围，把很大部分的潜在顾客排除在自己的视野之外。真正成功的推销员则不同，他们在生活和工作的每时每刻都在寻找潜在顾客，把日常生活的领域变成了推销的舞台。

俗话说："十里之内必有芳草。"作为一名推销员要注意培养自己敏锐的观察力和正确的判断力，养成一种随时随地搜寻目标顾客的良好习惯，只要走出家门，就要时刻眼观六路、耳听八方，不放过任何一条寻找目标顾客的线索。推销员应该做个寻找潜在顾客的有心人，其实顾客可能就在身边。如果没有随时寻找的意识，只是在所谓的"工作时间"才去寻找顾客，而在走路、吃饭、乘车、聚会等"业余时间"毫无用心的话，那么，许多潜在顾客可能将会擦肩而过，从而失去应有的推销机会。所以，现代推销员必须具备随时随地寻找顾客的意识；养成随时随地寻找顾客的习惯。

4. 掌握连锁性寻找原理　现代推销员在挖掘目标顾客的过程中，一定要学会通过顾客发现顾客。即通过老顾客发现新顾客，就像化学中的连锁反应一样，不断地发展下去。这就是连锁性寻找原理，可以达到事半功倍的效果。在与客户成交的同时，必须想方设法让客户介绍他（她）的朋友（新客户）。这是寻找新客户的最有效途径。

（二）寻找目标顾客的方法

在推销工作中，寻找目标顾客是推销过程的首要环节，通过有效地寻找目标顾客，推销员可以充分利用有限的时间和费用，集中精力说服那些有购买需求和购买能力的顾客，从而减少推销工作的盲目性，提高推销的成功率。寻找目标顾客的方法很多，常见的方法有资料查阅法、地毯式访问法、链式介绍法等。

1. 资料查阅法　指推销员通过查阅各种现有的情报资料，来寻找目标顾客的方法。这些情报资料主要包括：工商企业名录；企业领导人名片集；产品目录；电话簿及插页；各省、市、县统计资料，尤其是城市调查资料；各种大众传播媒介公布的财经消息、市场消息、专题广告等；年鉴及定期公布的经济资料；工商管理公告、商标公告、专利公告；银行账户及其提供的资讯资料；专业团体会员名册；信息书报杂志；政府及各主管部门可供查阅的资料等。这种方法的最大特点是：方便、快捷，可大大减少推销工作的盲目性，节省寻找客户的时间和咨询费用。

优点：①其针对性强，可以减少寻找工作的盲目性；②节约寻找时间和费用，是一种简便易行的方法。

缺点：①由于市场信息瞬息万变，加上受商业秘密的限制，资料有时并不全面，有的资料可能已过时；②仅从得到的资料上难以看出其真实需求。

2. 地毯式访问法　是一种采取直接找人面谈的方法，又称"挨家挨户访问法""闯见访问法""普访法"等，是指推销员在不太熟悉或完全不熟悉推销对象的情况下，用上门探访的形式，直接访问某一地区或某一特定行业的所有单位或个人，从中找到自己的正式顾客。此法是现代推销最常用的方法之一。如从事药品推销，可对某一区域内的所有医药经销单位进行逐个访问。

优点：①可以借机进行市场调查，全面了解市场情况；②可以扩大企业和产品的知名度；③能够锻炼推销员，积累推销工作经验，它是新入行推销员的必经之路。

缺点：①最大的缺点在于它的盲目性；②由于推销"地毯"本身的有机联系和相互影响，一旦失误，就会影响到整个推销计划。

地毯式访问并不是毫无目标地盲目行事，而是应在采取这种访问之前，推销员要首先根据自己所推销产品的特性和用途，确定理想的推销对象范围和区域，然后编制切实可行的访问计划，以免盲目进行访问而被动。

3. 链式介绍法　一个推销员的人际关系和精力都是有限的，因此，要想迅速有效地开拓自己的推销业务，推销员必须借助别人的力量，让每一个自己认识的人介绍一个或几个新客户，越往下介绍越多，不断延伸，以至无穷，最终形成无限扩大的客户链。

客户链寻找顾客的方法体现在连锁介绍上，这样做的一个好处是容易找到潜在客户，而且可信度强、成功率高。具体讲，链式介绍法，就是推销员请现有顾客、亲朋好友等介绍将来可能会成为目标顾客的单位和个人的方法。使用这种方法，往往能赢得被介绍顾客的信任。一般情况下，顾客对于闯入的推销员总存在一定的戒心，相反，推销员若是被顾客熟悉的人介绍而来的，情形就大不相同了，因为介绍者与被介绍者之间的社会联系往往比较密切，甚至他们之间的私人交情说不定也很深，在这种情况下，顾客自然会"爱屋及乌"，而且，这样的购买者之间往往有着相似的需求和购买动机。

链式介绍法就是根据消费者需求和购买动机的相互联系和相互影响的这个道理，根据各位顾客之间的社会联系，通过他们之间的连锁介绍来寻找顾客。因而，运用这个方法寻找顾客的成功率应该是比较高的。这种方法是通过建立无限扩大的联系链条实现的。其基本思路是：推销员在每一次洽谈业务时应当乘机再寻找几个可能的顾客。在此基础上对这些客户进行拜访，再进一步利用这些顾客的关系寻找下去，这样不断地向纵深发展，使自己的顾客群越来越大。因此，这种方法又被称为"追踪被推荐人法"。此法常常成为推销员手中的一张"推销王牌"，已被越来越多的推销员所采用。

链式介绍法的具体做法很多，主要有：①推销员自身的各种关系，如亲戚、朋友、老师、同学的介绍；②每次推销洽谈时，有计划地请顾客介绍几位有同样需求的他们的朋友；③直接请现有顾客代为推销产品，可以适当给予一定的奖励或佣金；采用连锁式介绍法寻找新顾客，关键在于推销员能否取信于现有的顾客和朋友，培养出能够信赖、帮助推销员的一大批基本顾客队伍。

优点：①避免盲目性，将推销员个人单枪匹马的推销活动变成广大顾客本身的群众性活动；②用此法可以赢得被介绍顾客的信任；③推销的成功率一般来说都比较高。

缺点：①推销员难以提前制定完整的推销访问计划；②推销员常常处于相对被动的地位。

4. 中心开花法   又称"市场领袖推荐法"、名人介绍法、中心辐射法、核心人物效应法等。是指推销员在某一特定的推销范围里发展一些有影响力的中心人物，并在这些中心人物的协助下把该范围内的个人或组织变成推销员的准顾客。推销员必须首先说服这些中心人物，才能利用中心开花法进一步寻找更多的顾客。实际上，中心开花法也是由链式介绍法演变而来的。这些中心人物了解其周围环境，并能对其他消费者产生一定的影响。因此，推销员必须首先说服这些中心人物，才能利用中心开花法进一步寻找更多的顾客。

优点：①推销员可以集中精力向少数有影响力的"中心人物"做耐心细致的说服工作，以取得事半功倍的效果；②由于"中心人物"的影响力，可以给推销员本人及其所推销的产品带来较大的影响。

缺点：推销员若选错了消费者心目中的"中心人物"，就有可能弄巧成拙，既费精力，又费时间，从而贻误推销战机。因此，推销员要根据自己所推销的产品情况，正确选择好合适的"中心人物"。

5. 委托助手法   又称"推销助手法"和"推销信息员法"。是指推销员委托有关人员寻找目标顾客的方法。在西方国家，这种方法运用得十分普遍。由于这种方法犹如猎人和猎犬的合作一样，这些接受雇佣、被委托来寻找目标顾客的人士，一般被称为"推销助手"或"猎犬"，因而，这种方法也叫"猎犬法"。这些助手通常是由推销员自己出钱雇佣的，他们的任务是向推销员提供一些有希望的潜在顾客名单，当希望变成现实时，推销员就给这些助手一定的酬金。

在我国，运用委托助手法的大多数是由推销员的所在企业出面，采取聘请信息员、临床促销员等形式，推销助手的调查费用一般由企业确定并支付。也有的属推销员本人行为。由于我国幅员辽阔，不少地方存在着交通不便、信息不灵的状况，在这种情况下，任何一个推销员，无论个人能力有多大，信息如何灵通，单凭个人单枪匹马的横冲直撞是远远不够的。所以，采用委托助手法寻找目标顾客，不失为一种切实可行的好方法。

委托助手法成功的关键是选到理想的助手，同时要注意我国相关法律法规对医药商品推销活动及医药代表的规定。助手应当交际面广，消息灵通，而且乐于与推销员合作，工作积极负责，最好在当地有一定的影响力和说服能力。

优点：①推销员可以集中精力推销，并可省省差旅费用；②可获得及时有效的推销市场信息；③可以借助于助手的关系和说服力，适时开拓新的推销区域，扩大市场份额。

缺点：①选择合适的推销助手不容易；②推销员必须给助手提供必要的推销用品和推销训练，如果助手更换频繁，会影响推销的连续性。

6. 个人观察法　指推销员根据自己对周围环境的直接观察与判断来寻找目标顾客的方法。事实上，无论采用何种方法寻找顾客，都离不开个人的观察。

推销员利用这种方法寻找目标顾客，关键在于培养自己的职业灵感。潜在顾客无处不在，只要推销员具有职业灵感，并通过积极主动的努力工作，用眼睛看、耳朵听、心里想以及逻辑推理等方法，便可以得到一些对自己有用的顾客资料，从而发现自己的目标顾客。要想有效地运用这一方法，推销员首先要提高自己的观察能力和分析能力。睁大眼睛、竖起耳朵、开启头脑、四处留意，像嗅觉灵敏的优秀记者一样，对周围生活环境也应具有敏锐的洞察力，对于司空见惯的事物，总能以新奇的目光来观察，从中获得有用的顾客资料。

优点：①直接面对市场，具有较强的客观性，其准确度较高；②方法灵活，随处可用。

缺点：局限性较大，既受推销员个人能力的限制，又受观察范围的限制。

7. 团体会议联络法　指推销员利用参加有关的团体和各种会议的机会，来寻找目标顾客的方法。此法获取顾客名单的数量，取决于推销员参加社会团体和各种会议的次数。推销员可以参加的团体和会议较多，如产品博览会、展评会、订货会、药品推广会、学习班或培训班、社会各界的协会、学会、联谊会、俱乐部、亲朋好友的生日舞会、新婚宴会等。推销员应尽可能地参加这些社交性聚会，在这些场合能开阔视野，广交朋友，建立广泛的社会关系网，从而得到无穷无尽的顾客来源。

优点：①找到目标顾客的速度快且数量多；②可通过这些会员和朋友的关系，连锁介绍发掘其他目标顾客；③由于在这些场合中与顾客处在完全平等的地位，较易于沟通。

缺点：由于推销员所能参加的团体受到一定的限制，因而限制了团体组织的联络范围。

8. 广告开拓法　指推销员利用大众传媒来传播推销信息，以寻找目标顾客的方法。即通过现代化传播手段，把企业和产品的信息传播到市场上，成为推销的前奏，以唤起广大消费者的注意，可以吸引顾客主动与推销员进行联系，节省推销员的访问时间；还可以借助广告媒体的影响力，提高企业及所推销产品的知名度。如许多报纸杂志的广告上附有邮资免费的回单，供有兴趣进一步了解产品情况的读者使用，这样，每个读者都可以在其感兴趣的产品编号上做个记号，寄回杂志社，杂志社再将这些潜在顾客的名单提供给做广告的企业，然后企业将名单提供给相应地区的推销员。

广告开拓法的形式是多种多样的，如电视、广播、报刊杂志以及广告牌、条幅、标题广告、宣传材料等，还有电话、信函、短信息、电子邮件等。利用广告开拓法的要点是正确地选择适当的广告媒体。

优点：①扩大了潜在顾客的范围，节省了寻找目标顾客的时间；②在寻找目标顾客的同时，宣传了企业，提高了企业和产品的知名度。

缺点主要是信息传递的针对性不强和广告费用不菲。

（三）确定目标客户

成功的销售来自于正确的客户。因此，访前准备的第一步便是确定目标客户，以评估客户的价值，从而使销售人员的工作有的放矢，提高销售效率。确定目标客户主要是分析客户的潜力以及倾向性，可分为两个层次：目标医院的分析和目标医生的分析。

1. 目标医院分析　指医药代表根据负责区域内医院潜力不同，对医院进行不同潜力等级的划分，然后依据划分的结果制定不同的工作方案。划分的依据包括：床位数、日门诊量、区域人口数、周边地理因素、附近医院的竞争状况以及患者的支付能力。

2. 目标医生分析　指医药代表根据销售产品的特点将某一专业领域的医生按照患者类型、潜力、倾向性进行分类，制定相应的工作方案。一般而言，常用相关领域的患者数来评估潜力，用医生处方某一产品的比例来评估倾向性。医生的倾向具体分为：首选用药、二线用药、三线用药，其中所谓首选用药是指医生认为该药对某个患者的病情是最好的治疗选择，性价比高，并且医药代表总是不断跟进与提示，保持定期拜访，借此与医生发展良好的合作关系；二线用药，即某个药品在医生治疗疾病选择时不被首先考虑，通常是因为这种药品留给医生的印象是，觉得该药疗效不如首选药，或者虽然疗效和首选用药的一样，但由于医药代表没有给医生足够的产品提示或通过某些陈列提醒医生使用，结果医生使用更多的是其他药品；三线用药即指医生使用某种药品时总是先考虑其他选择，排除大多数药品后才会选择这种药物，产生的原因既可能是由于药品本身的价格或疗效不如人意，也可能是由于医药代表的学术推广表现差强人意。潜力往往是稳定的，而倾向性则是医药代表能够去影响的。

（四）了解目标顾客

对客户进行分析后确定的每一个目标客户都是未来开花结果的种子，医药代表必须对其进行深入的了解，为其建立完善的客户档案，才能够减少销售中的阻力，使销售工作更加具有针对性。通常，了解客户可以从三个维度展开，即客户的个人关系、业务关系及沟通风格。

1. 个人关系　从个人关系维度了解客户，主要是了解客户的一些基本信息，为探询客户的价值观，挖掘客户的需求做铺垫。客户的基本信息主要包括：客户的姓名、年龄等基本属性、受教育情况、家庭状况、工作背景、特殊兴趣、生活方式以及客户和推销人员之间的关系等，具体的信息内容可以参考"麦凯66问客户档案"。当推销人员完成了麦凯66问，则对客户个人关系的了解也将达到一定的境界。

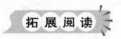

拓展阅读

麦凯66＋写写画画

"麦凯66"是美国哈维·麦凯先生发明的客户资料表格的名称，该表格由66个关于客户的问题组成。是一个良好的客户信息表，麦凯先生因为在人际关系学方面的成就，被人们称为世界第一人际关系大师。

麦凯先生自己开了一家信封公司，服务于美国各大集团。

每个人都在侈谈要跟顾客接近，麦凯则是真正说到就做到。他的每个顾客都有一份档案，记录着顾客66件事——从顾客是什么学校毕业到他醉心的嗜好，从他太太、小孩的名字到他的成就。麦凯了解顾客比顾客自己还深……当然知道的要比竞争者多很多。

麦凯说，市调，市调，还是市调，了解你的客户非常必要，我们已经看过不重视客户的后果！你可能认为掌握与控制客户信息的做法有点独裁，但别忘了，客户在审查你的产品时，总是带着怀疑和挑剔的眼光，他们的工作本来就该如此。

业务员的工作就是化解客户的不友善，让客户不带偏见考虑你的产品。如果推销只是让出最低价的人得标，那世界上就不需要业务员，只要电脑就够了。

麦凯66是教咱们怎样跟客户化敌为友，反过来帮咱们达成协议的实战招数。

2. 业务关系　从业务关系维度了解客户，主要是了解客户的处方倾向以及临床思路。作为医药代表，了解医生处方倾向形成的原因，即医生的临床思路也是非常重要的。

（五）沟通风格

药品推广工作归根结底是一项富有挑战的沟通工作，了解医生的沟通风格，并进行相应的分类，对于医药代表在正式拜访时能够做到"投其所好"是很有必要的。根据不同沟通风格，可把医生区分为"分析型""驱策型""仁慈型""表现型"四类，针对不同风格的医生准备不同的资料与数据并采取不同的交谈方式。

综上，推销人员在了解客户的过程中，应当遵循的一个基本原则是由浅入深。人与人之间的交往是一个循序渐进的过程，当推销员从个人关系维度去了解客户时，总是从最基本的信息入手，层层深入，去了解客户的受教育情况、工作背景等，进而探析隐藏于深层的客户的价值观。当由从个人关系维度了解客户过渡到从业务关系、沟通风格角度了解客户，也是遵循了由浅入深这一基本原则，这主要是基于业务沟通的开展是建立在双方熟悉并且互相认可的前提下的。随着对客户了解的加深，推销人员和客户的关系将不断深入，因而了解客户和加深彼此关系之间是相互推进的。

（六）建立顾客档案

推销员通过各种方法寻找来的潜在顾客是各种各样、鱼龙混杂的，通过对顾客购买需求的鉴定和顾客商业信誉的确认以及顾客是否具有购买决策权的鉴定剔除掉各种不合格的顾客，确定一张真正的目标顾客名单，并将这些名单建立档案存档。档案的形式可为顾客资料卡或顾客数据库等。

顾客档案内容应包括：①顾客单位名称，决策者姓名、职务等；②顾客的地址、电话、邮编等；③顾客的需求状况；④顾客的采购状况；⑤顾客的经营状况；⑥顾客的财务状况；⑦顾客的信用状况；⑧顾客的对外关系状况；⑨建档人、编号及建档日期等。

通过对这些档案的各种分析，根据顾客的规模大小、需求量大小、购买能力大小、购买概率大小、顾客商誉高低，以及距离远近、可能长期合作关系等标准，将顾客分为优、良、一般等不同级别的顾客群，从而采用科学的顾客管理方法。

二、推销访问计划的制定

作为一名合格的推销员，不仅要全面地了解自己，熟悉自己的企业和产品，还应该充分了解市场，了解顾客，而且对竞争对手的全面情况都应该掌握，在每次出访前，在确立的基本目标基础上，确定具体的推销目标和营销策略，并制定切实可行的推销访问计划。

推销访问计划主要是对拟拜访的客户进行科学合理的时间、路线和顺序的具体安排。以便充分利用有效时间，避免走弯路。推销访问计划，是对实际推销访谈中的许多细节性问题提出具有可操作性的具体步骤和方法，以便在推销活动中做到心中有数。

推销访问计划的主要内容包括以下几个方面。

1. 确定拟拜访的顾客。即确定要访问哪些目标客户和那些目标顾客，确定其单位名称、业务主管及影响者的姓名、职务、电话等。

2. 确定业务洽谈的目的。是推销产品、一般性拜访、还是解决某个问题？

3. 访问中可能遇到的问题分析。列举几个关键因素，估计顾客可能会提出的异议，并有针对性地计划出应对策略和方法。可以多准备几套方案。

4. 拟定访谈的方法与程序。即拟定采用什么样的策略和方法进行拜访。

5. 拟定访谈的地点和场所。即拟定在什么地方、什么场所与目标顾客会面洽谈。

6. 设计合理的拜访路线。

7. 拟定访问时间。即拟定在什么具体时间，大约用多少时间同顾客进行见面洽谈。对顾客的第一次访问，一般不宜超过一刻钟。应事先与老顾客约定好见面的时间，避免因碰不到顾客而把时间浪费在往返的路途上，单一访问尤应注意。倘若在别人都不愿外出的大雨天、大雪天或酷暑严寒等恶劣天气进行拜访活动，一般情况下，被拜访的顾客容易受到感动，有利于增加成功的机会。

8. 推销费用的预算明细等。

三、推销用品的准备

推销用品的提前准备，是每个推销员所必需的，尤其是对于推销新手，它可以弥补语言表达能力上的不足和对业务不熟练的缺点。台湾企业界流传的一句话是"推销工具犹如侠士之剑"，凡是能促进销售的资料，推销员都应该带上。调查表明，推销员在拜访客户时，利用销售工具，可以降低50%的劳动成本，提高10%的成功率，提高100%的销售质量。

1. 推销员自己使用的用品 主要有公文包、笔记本、笔、计算器、顾客档案卡、身份证、小镜子、小梳子、香烟、打火机等。

2. 推销展示给顾客的物品 主要有名片、介绍信、企业的合法证件、产品目录、价格表、产品说明书、样品或图片资料、推荐信函、顾客的表扬信、合同纸、小礼物等。

3. 仪容仪表的准备 在出门拜访顾客之前首先应该检查一下自己的衣着形象，使自己看起来就像一名一流的推销员。如果仪容不整顾客就会产生不信任、不认同感，那就难以开展接下来的工作。合适的衣着形象会消除销售员与顾客之间的隔阂，拉近与顾客之间的距离，顾客会喜欢并认同销售人员。穿着是顾客看到销售人员的第一印象，得体的穿着会让顾客感到赏心悦目，放下戒心，因此在这方面推销员应该适当注意尤其是要注意给客户留下良好的第一印象，从而拉近销售人员与顾客之间的心理和感情距离。

注重和讲究推销礼仪，可以使推销员在推销活动中与顾客相互尊重、联络感情、增进友谊和信任感，有利于推销活动本身的顺利进行和延伸；同时，注重推销礼仪还有利于树立良好的自身形象和企业形象。

4. 心理准备　首先，推销人员要有自信积极的推销心态。推销是一种极易产生自卑感的工作。许多推销员心中都笼罩着一片阴影——自卑意识，自卑意识构成了走向成功的最大障碍。自卑意识促使推销员逃避困难和挫折，不能发挥出自己的应有潜力。松下幸之助说："自卑感是销售人员的大敌，是阻碍成功的绊脚石。"坚强的自信是成功的源泉。让"我一定能做到!""我一定做得到!"成为推销员的座右铭。

其次，推销人员要有敬业精神。一流的推销员视销售为生命。例如，国内有位保险界的领军人物曾讲过这样一句话："把保险当作工作的人是个平庸的人，把保险当作事业的人是个优秀的人，把保险当作信仰的人是个卓越的人。"

再次，推销人员要有付出的精神。一流的推销员在拜访顾客时，永远不要怕多走一点路。在为顾客做服务时，要永远不怕为顾客多做一点点。有时为了满足顾客的期望，甚至愿意牺牲自己的利益。

第三，推销人员要有感恩的心态。一流的推销员有一颗感恩的心。感谢顾客在推销员身上花时间，感谢顾客欣赏推销的产品，购买产品。一流的销售人员知道真正为他支付工资的不是公司，也不是产品，而是顾客。

第四，推销人员要有空杯的心态。杯子越空，可加的水就越多。一流的推销员要不断地学习，勇于接受顾客的意见，正视顾客的拒绝。做一个海纳百川，有容乃大的成功销售人员。

第五，推销人员要坚持不懈，开拓创新。对于销售员来说，没有什么比坚持不懈更为重要。英国前首相丘吉尔在演讲的时候，告诉大家成功的秘诀，他只用了三句话：第一句是"绝不放弃"，第二句是"绝不绝不放弃"，第三句是"绝不绝不绝不放弃"。他告诉人们一个简单的道理：在追求成功的道路上，绝不能轻言放弃!

如果推销员认为自己能够保持积极的心态，能够激发自己的热情，有足够的热情去打动、影响、感染所面对的客户，并能勇敢面对客户的拒绝时，推销员就可以放心大胆地去拜访客户。

第二节　开场白

接近顾客是推销洽谈的开端，许多推销员的成功或失败往往都决定在短短的最初几分钟，甚至几秒钟。然而，要想成功地完成接近阶段的任务，推销员需要大量的时间来进行准备和练习。接近目标顾客阶段需要解决的问题主要有：接近前的准备、约见、接近时的开场白等。其中，约见顾客也称之为"商业约会"，是指推销员事先征求顾客意见，协商确定访问时间和地点的过程。约见是接近顾客的前奏，它在推销过程中起到承前启后的作用。

通过电话约、面约、函约、托人约、广告约等方法约见取得成功后，推销工作就进入了推销员直接与顾客的接近阶段。此阶段是为推销洽谈的顺利进行开展铺路搭桥的过程，也是实施洽谈的前奏。

推销员如约而来，与顾客见面时，顾客的注意力可能极为分散，尤其是没有预约的客户更是这样。当顾客还没做好接见推销员的准备，或者根本就没有打算接见推销员时，贸然拜访可能会引起顾客的不快，进而导致面谈失败。所以，如何与顾客接近，如何开场白是首先应该考虑的问题。

一、开场白的概念

开场白又叫寒暄，也叫打招呼，是开始接触的第一步，注意礼貌应从这里开始。可以说"恰当的打招呼是现代人交往的通行证"，能使人心情舒畅，使对方愿意接纳推销人员并交谈，也会使谈话气氛活跃起来，为双方进一步攀谈架设桥梁，沟通情感。

开场白是销售人员在开场时所要做的道白，旨在介绍此行的目的，可结合之前拜访所发现的问题。拜访伊始，医药代表最重要的是要证明自己的此次拜访是有必要的、有价值的，因此需要在开场时就表明来意。同时，由于医药代表的拜访具有连续性，本次的拜访往往是建立在上次基础上的，这样就有必要在开场时回顾以前拜访所发现的问题，给客户提供相应的解决措施或承诺。总的来说，开场白的目的就是引发客户的兴趣，获得充分沟通的机会。

对于陌生拜访来说，开场白是至关重要的。它不仅关系着此次拜访成功与否，而且影响到能否获得再次拜访的机会，进而决定了可否将产品推广给该客户。故医药代表一定要把握住机会，给客户留下好的第一印象，切记一旦失去，是没有第二次机会的；对于连续性拜访来说，医药代表和客户已经建立了非常熟悉的关系，开场白则可以是非常灵活的，有时甚至可以是非语言的，比如，一个眼神或微笑，就已意味着开场白完成了。

二、开场白的方式

一般来说，开场白的方式主要有四种：提出感兴趣的问题、运用产品或服务的效益、直接涉及拜访的话题、戏剧性或不寻常的开场白。

（一）提出感兴趣的问题

根据是否与产品相关，将所提问题分为两类，一类是与产品相关的问题，另一类则是与产品无关的问题。产品相关的问题，主要是指产品最新的适应证、新的临床报告等，这些问题具有一定的时效性，对于提高客户的学术水平有一定的帮助，通常可以引发客户的兴趣；产品无关的问题，可以涉及一些公众性的话题，如家庭、孩子、兴趣爱好、最近的重大新闻等，可参考访前准备的资料，从侧面展开，以求引起共鸣，抛砖引玉，渐入正题。

推销员与顾客接近时先提出容易被客户接受的话题，是与陌生人搭腔的好办法，也是说服顾客最基本的方法之一。一些新推销员经常会抱怨，很无奈地说第一次见顾客，除了紧张点，总起来觉得还行；第二次见顾客时也勉强可以，还不觉得很尴尬；但第三次与顾客见面就不行了，实在是无话可谈，浑身都不自在。

据了解，在新入行的推销员中，这几乎是一种普遍现象。实际上，这种情况是完全可以避免的，这种问题的发生，其主要原因是推销员与顾客之间没有共同语言！只要推销员能找到与顾客之间的共同话题，尴尬的冷场局面就会迎刃而解。那么，怎样寻找共同话题呢？什么样的资料可供谈话使用呢？

其实，任何素材都是良好的谈话资料。只要推销员在日常生活中留点意，就可以搜集到许许多多的谈话资料，可以谈经济，谈政策，谈国际国内的大好形势；也可以谈足球、篮球和羽毛球等体育活动；也可以谈天说地、谈衣食住行；可以谈生命，谈长寿，谈荣誉，谈成功；当然，也可以谈戏剧、谈电影，谈股市，或者谈地方上的新鲜事，或者谈演艺界的花边新闻……这一切都可以作为谈话的内容。问题的关键是推销员要知道对方对什么感兴趣。因此，探测出对方的兴趣和爱好，找出对方的兴奋点，拓展谈话的领域，是开始接触的重要任务之一。

此外，也可以请问对方的籍贯。如果是东北的，可以和他谈赵本山的小品；广西的，可以和他谈桂林山水；山东的，可以和他谈大泽山的葡萄、莱阳梨，泉城的名泉；杭州的，可以和他谈西湖的美景、千岛湖的风光。如果是同乡呢，那更好了，美不美家乡水，更有谈不完的话题。关于话题，有许多推销员以为只有那些令人兴奋刺激的才值得一谈。想找一些惊心动魄的事迹，或是怪诞不经的奇闻。这一类的话题，虽是听起来最有趣，但这类事情终究不多，有些轰动社会的新闻，别人也已经听过了。因此，以为只有那些兴奋刺激的事才值得一谈，那就会经常觉得无话可谈了。

（二）运用产品或服务的效益

产品、服务的效益主要来源于两个方面，一是产品本身，二是产品服务。产品本身所带来的效益主要是指产品在药物的疗效、安全性、依从性、性价比等方面能够给客户带来哪些好处。产品服务所带来的效益，主要指的是客户处方该产品，生产厂商为其提供相应服务所产生的利益，如参加药品生产厂商针对该药品所举行的各类学术活动等。经济社会中，每个人都是理性人，当客户被产品、服务的效益吸引后，自然会与推销员进行进一步的交谈。

（三）直接涉及拜访的话题

此种开场白的方式也称开门见山式。当不能确定客户会给自己提供足够谈话时间或进行首次拜访的时候，一般采用的就是开门见山式的开场白。这种开场白目的明确，可以让客户尽快知道医药代表的来意，但对于部分客户而言，可能缺乏暖场和润滑剂。

（四）戏剧性/不寻常的开场白

顾名思义，戏剧性的开场白就是指利用幽默或者惊喜进行开场。幽默是打开沟通大门的钥匙，可以令人感到轻松愉快，提升交谈的兴趣，而惊喜在给客户带来意外的同时，也会让其感受到对他的重视，从而增加对医药代表的信任。但使用该种开场白方式的前提是双方已经建立了良好的互动关系，并且自己能掌控，对方能接受，否则一味地追求不寻常，反而容易弄巧成拙。

推销练习

寻找一个有意义的接触性话题

场景：周五早上9点，某二级医院心内科主任办公室，主任刚提升两个月，为人直爽，爱笑。上次您邀请她参加过公司活动，今天穿得很休闲，淡妆，办公桌上有她女儿的照片，看起来像幼儿园毕业照。桌上还有一份竞争对手的宣传材料和小礼品。

思考：针对以上场景，假如您是一位医药代表，您将如何寻找一个接触性的话题呢？

三、接近时的注意事项

（一）观察顾客

在拜访之前推销员已经对客户做了详细的访前准备，但真正面对客户时，好的开场需要推销员根据观察到的内容进行适当的调整。观察是获得客户一手信息的有效途径。很多时候拜访客户，并不能立刻得到接见，此时不应该漫无目的地等待，而是要利用机会进行仔细地观察。观察客户忙不忙可以使推销员选择最佳的一个时机敲门进入，最起码不至于在医生最忙的时候硬闯进去，引起客户的反感。观察客户房间的布置、桌子上的摆设、接待患者的方式等，可以对其的喜好、性格有一个更确切的了解，也有助于推断出客户最近的兴趣点，从而设计一个很好的开场白，进而较快地进入主题。

（二）真诚地赞美

每个人都喜欢别人的赞美，但赞美应是有度的，确有其事的，如果说推销员过度地赞美，虚假地赞美，反而会给对方留下不好的印象，甚至遭到客户的拒绝。所以，恰到好处的真诚赞美会达到意想不到的奇效。

（三）善解人意

善解人意是换位思考的另外一种体现，只有从客户的角度出发，多为客户去考虑，客户才能欣然接受。例如，当客户忙碌的时候，要静心等待，而不莽撞地去打扰；当客户心情不好的时候，能够为其讲上一个笑话，让其一展笑颜……

中医讲喜、怒、哀、乐、恐、伤、悲，人都是有七情六欲的。生理周期、感情、工作压力、社会环境都会影响一个人的情绪，多数人的情绪会在不同的时候处于低潮或高潮，高兴的时候往往会宽宏大度，乐于助人；不高兴的时候，或者愤怒的时候往往就不那么讨人喜欢了，甚至有时会失去理智。遇到这种情况，一般情况下应先避其锋芒，三十六计走为上，迅速而礼貌地告退是比较明智的。当然，如果推销员推销经验丰富的话，也能够找到成功的机会。

（四）主动介绍随行人员

当医药代表及其上、下级、朋友进行协同拜访时，开场首先就应该将随行的人员介绍给客户，并表明他们此行的目的，这样才不至于使接下来的交谈由于陌生人的存在而显得些许尴尬。

综上，开场白的关键在于创造积极良好的沟通氛围，建立医生感兴趣的共同话题，并有效控制拜访的节奏，使拜访朝着指定和期望的方向发展。

推销练习

针对以下场景设计开场白

◇第一次见面	◇医生很忙
◇再一次见面	◇代表很多
◇事先约好	◇医生夜班
◇关系很熟	◇回家路上
◇上次拒绝	◇邂逅

第三节　探询和倾听

通过有效的开场白与入题，推销员与医生建立了积极的客户关系。推销员期望在与客户沟通的过程中，了解医生在医疗工作中，对医疗方案、手段、药物等所欠缺的情况，能够帮助医生更好地开展医疗工作。为了达到这一目标，推销员应该在沟通过程中主动探询和倾听。

当医生顾左右而言他时，用探询的技巧，会帮助自己走出困境、发现机会。因为如果医药代表明白客户行动的真实含义，就可以了解客户对事物的态度和做事的动机，最重要的就是可以知道他（她）的基本需要。探询，简言之就是为发现客户隐藏的需求、要求、期望、问题和目标而运用的提问的技巧。探询的实质即为提问，但是这种提问又是需要技巧的，因为它是为了挖掘客户所隐藏的需求，客户的关注点、目前治疗手段、药物、方法等欠缺的状态，以及客户问题背后真正的原因。如何通过一系列有效的问题，挖掘出推销员所需要的关于客户的信息是探询的技巧所在。

一、需要有效探询的原因

也许有人会疑问既然医药代表是给医生带去各种药品信息的，弥补医生的医疗方案、手段、药物中欠缺的信息，为什么推销员在拜访的过程中需要进行有效的探询呢？

首先，是因为当推销员拜访时，客户更多的时候喜欢说而不喜欢问。换位思考一下，医生都是该领域的专家，他所拥有的专业知识往往是比推销员更加专业和全面，医生每天都要面对 6 ~ 8 个医药代表，如果每个代表都对他滔滔不绝，很容易使医生产生厌倦的情绪，会产生听觉疲劳，站在他们的角度，他们是更希望听推销员说还是让他们说？他们更需要别人能够倾听他们的观点和想法。如何才能给医生表达自己观点和想法的机会呢？当然推销员需要通过有效的探询，多给医生表达的机会。调查研究发现：一次成功的拜访，其交谈的组成为70%的问句和30%的陈述句，理想的交谈比例为客户70%、业务代表30%。这些都表明在拜访过程中，探询的独一无二的重要性。

第二，在推销员的访前准备中，能够获取客户显而易见的需求，但是通过"冰山理论"，推销员认识到：认识人和事物，看到的往往只是冰山上的一角，呈现在人们视野中的部分往往只有1/8，而看不到的，在冰山之下的则占7/8。因此事实上有更多的信息是隐藏的。在拜访的过程中，由于客户不一定了解药品企业的详细信息，对企业的资源和文化不一定了解，探询能够提供给客户一个沟通的平台，让他们开放地提出他们关注的问题和更多的有效信息。进而，推销员能够更客观全面地了解客户的需求。反言之，假如推销员的竞争对手探询出客户隐形的需求，并满足了客户的需求，无疑在竞争中就会有很大的优势。因此探询更是竞争的需要，通过有效的提问，来获取客户潜在的需求。

第三，调查发现善于使用探询的代表业绩远远高于其他代表，因此探询是医药代表拜访过程中的关键环节。最后，在成为医药代表之初，就要养成多问的习惯，习惯把注意力放在客户身上。这是思路的转变，也是获得成功的必经之路。

二、探询的作用

前文介绍了有效探询的原因，接下来介绍有效的探询所能达到的效果。

（一）表示对客户的尊敬和兴趣

探询能构建双向沟通的平台，如果只是一味地向客户介绍产品的信息，或是您所想要表达的意思，显然您的注意力不是在客户身上，而是在自己身上。推销员的工作应该以客户为主，从客户的需求出发，指导推销员的工作。通过有效的探询，可以让客户感受到，在整个访谈过程中是以他们为重点的，对他们比较尊敬。

（二）获取需要的信息

通过探询，让客户自由地表达自己的观点和需求，推销员便能从中获取需要的潜在的信息，了解客户掌握信息中的不足，使介绍更具说服力。

（三）保证沟通的充分性

往往沟通的时候由于双方的地位、立场不同，语言表达含糊，时间压力或是一时信息量过大等原因会造成沟通的障碍，使所要表达的意思会失真。因此通过探询，推销员可以核对对方所理解的要点，如果发生偏差也可以及时解释更改。

（四）有效控制销售沟通的过程

如果沟通面对的客户在谈话过程中没有主题地滔滔不绝，代表只是一味倾听，就不能控制主动权，则很可能忘记拜访的目标。这种情况下通过一个问题能够把客户拉回主题，把握沟通过程中的主动权，使拜访过程不会偏离设定的目标。这是一种非常巧妙且有效的沟通方式。

简而言之，探询的作用最主要是集中在以下四个方面：了解信息、影响客户、引导客户、强调某些问题。

三、探询的开展

（一）探询的方式

了解了探询的作用，医药代表就可以展开具体的探询过程。医药代表可以使用开放式问题或者封闭式问题的方式开始探询。

1. 开放式问题　当希望医生畅所欲言时，希望医生给医药代表提供更多和更有用的信息时，当希望改变话题时，医药代表可用不同的探询类型进行询问。如果使用恰当，医生会因变成主角而觉得非常愉悦，从而在和谐的交流中提供给足够的信息。反之容易失却主题，流失时间。所以有效地把握甚为重要。开放式问题的特点在于，它鼓励客户多说，因此在这一过程中能够获取很多信息，各种观点，因此开放式问题能够拓宽推销员的思路，加深对问题的了解。

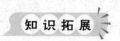

知识拓展

开放式的探询类型

◇what（问什么？）

◇who（问谁？）

◇why（为什么？）

◇where（在哪？）

◇when（何时）

◇how（如何？）

推销案例

开放式问题的使用实例

代表：×医生，您通常首选什么镇痛药治疗中度癌痛？

代表：×医生，您出国学习的这一段时间，谁主要负责这项临床研究呢？

代表：×医生，对 NSAIDS 治疗不理想的患者，您为什么不试一下双氢可待因的复方制剂呢？

代表：×医生，下周一我到哪儿拜访您最方便？

代表：×医生，双氢可待因的复方制剂用在什么时候最适合？

代表：×主任，您认为这类药的临床前景如何？

代表：×医生，您怎样评价双氢可待因的复方制剂在减轻中度镇痛方面的疗效？

---

2. 封闭式问题　当医药代表想要澄清医生的话时，当医生不愿意或不表达自己的真实意愿时，当希望达成协议或确定重要事项时，限制提问可以锁定医生的思维，确定对方的想法，取得明确的要点。但缺点是所获的资料有限，也易使医生产生紧张情绪，缺乏双向沟通的氛围。所以拜访时应选择合适时机使用封闭式问题。它的优点在于回答简便，能够较直接地确认疑点，确认需求。

推销案例

封闭式问题的使用实例

代表：罗医生，您的患者服用某感冒片，是不是起效快，又没有胃肠道方面的不良反应？

医生：是的。

代表：罗医生，您下周三还是下周五上门诊？

医生：下周三。

代表：下次您门诊时我再来拜访您好吗？

医生：好的。

如何组合封闭式和开放式这两类提问方式从而达到有效的探询呢？在实际拜访中，通常的做法往往是通过开放式的问题开始，然后通过封闭式的问题不断地界定和明确客户真实的需求，这种提问方式称为漏斗式探询（图7-1）。例如，在拜访过程中如何探询出某一产品的需求及机会，首先推销员要了解客户的潜力，包括疾病流行程度及诊出率，治疗率。其次了解客户的治疗方案，最终得出客户对产品的看法。针对这些信息推销员逐步向客户的提问依次为：①针对某一种疾病，您一个月治疗的患者总数是多少？②这些患者的来源大致是什么样的？每个月新诊断出的患者大概有多少？③每个月被诊出的患者使用药物治疗的人数？④目前每个月

使用某产品患者占患者总数人数的比例？

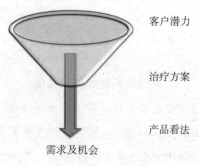

客户潜力

治疗方案

产品看法

需求及机会

图 7 - 1　漏斗式探询

由此可见询问时，提出问题的句式越短越好，而由问句引出的回答则是越长越好。询问法主要有求索式询问法、证明式询问法、选择式询问法和诱导式询问法。

（1）求索式询问法　这种询问旨在了解顾客的态度，确认其需求。如："据了解，贵院目前所使用的×医疗设备是××出产的，不知您能否告诉我这种设备在哪些方面有负您的期望？"

（2）证明式询问法　如：您对现有几种药的效果满意吗？

（3）选择式询问法　此法旨在促使顾客在一定范围内选择回答。如："您要大包装还是小包装？"

（4）诱导式询问法　此法旨在通过步步深入的问答，从而引导顾客做出购买决定。

说服客户有时候并不是简单地用一套说辞就行，相反，推销员如果能够通过不断地提问，引导顾客按照自己的意图进行思考，使客户不自觉地顺着预先设想好的路走下去，那么，说服客户就会有效得多。

（二）探询过程中应避免的方式

1. 逼迫式　例如："难道您不认为你们总是想得很好但做得不好吗？"这种方式语气特别强硬，让客户觉得医药代表的探询是盘查，从而对医药代表的探询感到反感，最后可能会导致拜访的失败或走向相反的方向。

2. 组合式　例如："我的问题一是……二是……三是……"这种方式问题太多，容易使客户抓不到重点无从回答。应该按照漏斗式提问的原则逐步的探询出医药代表需要的信息。

3. 提问含糊不清　例如："你们说的我不太明白，然而……可是您能……"如果自己的意思不能表达清晰的话，听的人可能更不能理解说话人的意图。

四、倾听的目的及四个层次

在沟通中，倾听与说话一样重要！探询和倾听两者之间是相互联系，缺一不可的。优秀的医药代表通过积极的倾听让医生充分表达自己的意见，适时的鼓励，设身处地地分析医生关心的要点，及时支持、肯定医生的建议会让医生感到受尊重，沟通愉快而且有价值。

倾听的目的在于给客户表达自己意见的机会，发掘客户潜在的需求。通过客户的表达，了解客户的潜在需求。在这一过程中医药代表也能矫正自己的判断，不断地调整信息，进入下一个探询、倾听的互动。

倾听分为四个层次：层次最低的是"假装听"。"嗯……是的……对对对……"表面上略有反应，其实心不在焉。第二是"选择性地听"只听自己感兴趣的。第三是"关注地听"，每句话或许都进入大脑，但是否听出了真正的意思，值得怀疑。层次最高的是"同理心倾听"，站在对方的角度倾听。听的重点是要走出"我"的状态，客观地听出客户的话中话、话外话。我们在倾听的时候要保证做到第三个层次，争取做到"同理心倾听"。同时也要观察客户倾听时所达到的层次，如果客户能够达到第三个层次甚至达到最高层次，说明医药代表与客户之间的关系就比较密切。

五、同理心倾听

何为同理心倾听呢？就是指站在对方的角度听。方法是：从对方的角度出发，用心和耳朵倾听。同理心倾听是一种态度，是将重点转移到他人身上，关心他人及真心想了解他人的意愿；同理心倾听出发点是为了理解而非为了回应；客观地理解当事人的内心感受及内心世界，但这并不意味倾听者一定赞同当事人的观点与行为。

推销案例

同理心倾听的负面案例

珍：您晚上还要加班吗？

明：是啊！没办法！

珍：我们说好今晚出去逛街的呀！

明：我又不知道今晚临时要加班！

珍：您天天只知道工作工作，从不留点时间给我。

明：您又哆嗦啦！真烦死人了！

珍：您才烦死人呢？您老是工作第一！

明：先生工作这么辛苦，别人家的太太都会心痛，您却这样抱怨我！

珍：太太理家也很辛苦，别人家的先生都好体贴，您却一点也不关心我！

推销案例

同理心倾听的正面案例

珍：您今晚又要加班吗？

明：嗯，看来今天您又得一个人呆在家里了。真对不起，老婆。

珍：能不去吗？

明：我也很想跟您呆在一起，可是公司事最近这么忙，我又是具体负责这项工作的，不去能行吗？您看怎么办呢？

珍：不是说好今晚我们一起去逛街的吗？

明：我知道您又要怪我开空头支票了。可是，您也知道我真的也是非常非常想多跟您呆在一起的呀！

珍：哼，假惺惺！您就知道工作，一点也不关心我。

明：您冤枉好人！我句句都是实话，再说，我要加班，多挣钱，不也是为我们以后的日子过得好一点点吗?

珍:走吧,走吧,不要烦了。早点回来,自己当心点!

同理心倾听的三个主要时机:①当不肯定自己明白时;②当不肯定对方感到被理解时;③当事情渗入强烈的情绪时。客户带有强烈的情绪或异议时,推销员可以表示理解但并不表示赞同。

六、倾听的技巧

在倾听的过程中,要注意使用倾听的技巧。

1. 听取对方全部内容,不可断章取义 往往有些人在讲重点之前,会有很多的铺垫,重点可能在后面,需要推销员注意整个的谈话内容。推销员一定要抛弃那些先入为主的观念,正确地理解客户讲话所传达的信息,准确地把握讲话的中心。

2. 与客户保持目光交流 需要用微笑、目光、点头等赞赏的形式表示呼应,显示出对谈话的兴趣,让客户感觉到推销员是认真地在听,促使客户继续谈下去。如何使倾听充满生气?在交谈中面不改色的倾听者会让所有的人都觉得乏味。可以回忆一下自己认为最有朝气的人,回忆一下他们在谈话时的反应。他们会使您觉得他真的对您和谈话很有兴趣,所以您会觉得和他谈话真是愉快。

倾听者要注意一下四点:通过身体和视线表明自己在很认真地听;通过面部表情,表明自己在很认真地听;通过不打断,促使对方多说,以表达足够的尊重;通过整个的过程,传递"我用心和您在一起"的感觉。

在倾听的过程中,倾听者需要聚精会神,调动知识、经验储备和感情等,使大脑处于紧张状态,接受信息后加以识别、归类、解码做出相应的反应表示理解或疑惑,还要记录相关的重要信息,理解客户的真实含义。

案例分析

某知名的摩托车企业人力资源部培训主管L先生打电话给培训公司,要求培训公司提供销售类课程菜单以便选择培训课程。看到顾客主动上门,培训公司的销售人员先是惊喜一番,然后迫不及待地将课程清单传真给L先生,有的发了电子邮件,在课程清单以外,有的销售代表还没忘记加上一些公司简介、培训师师资简介、公司实力品牌等证明资料,在顾客看了这些资料后,销售代表几乎都无一例外地使用了一些技巧:产品呈现技巧、成交技巧等,结果却无功而终。但某公司的销售代表A先生接到电话后,初步判断出这是一个大客户,可能有长期的培训合作可能,因而并没有急于这样做,而是对L先生说:"我们非常理解您想得到培训课程清单,不过,根据我们的经验,在没有了解贵公司的需求之前,我们担心发给您的资料会浪费您的时间,另一方面,课程清单并不能让您了解到课程本身的价值,要不我先给您发一份《营销培训需求调查表》,您填好后给我,我请我们的资深老师跟您做一个交流,然后再确定如何做?"听到销售代表这样一说,L先生颇感意外,但觉得这样好像是有道理,所以很快就同意了。A先生很快就收到L先生发回的《营销培训需求调查表》。接下来,培训公司的老师根据《营销需求调查表》提供的信息进行了初步需求分析,建议L先生应该与他们的人力资源主管做一下电话访谈，L 先生再次同意，电话访谈结束后，培训公司以书面传真的形式给 L 先生做了回复，谈到现有的资讯对形成较高水准的《营销培训建议书》仍然不够，提出进一步进行面对面访谈的计划与请求，这次面对面访谈要求对方的销售部经理、市场部经理、受训对象代表（分公司经理）等参加。做完本次面对面访谈后，培训公司提交了一份《营销培训建议书》给 L 先生。后来，很快就签订了合作协议。

案例讨论题：

1. 一谈到需求调研，销售人员就会想到用来挖掘顾客需求的提问技巧，如：封闭式提问、开放式提问、SPIN 提问等。认为需求调研只是技巧层面的问题。结合案例，谈谈需求调研是技巧还是策略？

2. 推销人员在不了解需求的情况下做产品介绍合适吗？

3. 推销人员应该被动迎合顾客需求还是主动引导需求？

4. 对顾客进行需求调研的价值是什么？

5. 结合案例，探讨本案例销售代表在了解顾客需求这一环节中的成功之处。

【思考题】

1. 介绍下链式介绍法在发现顾客过程中的应用及优缺点。

2. 结合自己的实际体验，谈谈推销用品该如何准备？

3. 常见的开场白方式有哪些？请就每一种方式进行简单介绍。

4. 比较探询过程中，使用开放式问题和封闭式问题的优缺点。

第九章 顾客拜访技巧 (下)

【学习目标】

1. 掌握：展示产品的方法、专业药品介绍过程、客户异议的类型、处理顾客异议的原则、处理客户异议的步骤、针对不同类型的异议处理、处理顾客异议的一般方法与技巧、缔结的信号、缔结交易的方法和技巧。

2. 熟悉：客户异议的含义、顾客异议产生的原因、缔结的四个要素。

3. 了解：缔结的三个层面、缔结拒绝的处理、访后记录。

第一节 呈现产品

通过前面所述的有效的探询和倾听，销售人员更加清晰地了解了顾客的真实需求，此时，就可以开始有针对性地呈现所要推广的产品了。

呈现产品是将所推销的产品向对方进行展示、比较或操作表演等来唤起对方的兴趣，使顾客看到商品能给其带来的好处和利益。

一、呈现产品的目的

呈现产品，是为了有针对性地将产品的特征转换成竞争优势再发展成对顾客个体化的效益以吸引顾客的注意、引发他们的兴趣并促使他们做出开始或增加使用决定。简而言之，呈现产品即是为顾客寻找一个使用公司产品的理由。

二、展示产品的方法

(一) 展示法

展示法是指把产品的实体展示在顾客面前，以实体来显示产品的固有特征。成功的推销方法就是把公司的产品展示出来，以增强顾客的感性认识，提高推销说服力。在展示时必须注意相应的展示技巧。

1. 坚持实体展示 凡是可以随身携带的产品样品，应坚持随身携带，以便随时随地让顾客看到真实的产品，尤其是药品类、食品类和技术性复杂的、外观形态差别大的产品等。任何相片彩照、图标文字都不能代替产品实体展示的效果。

2. 展示品应坚持完美无缺 供展示的产品不仅要求在质量、内在性能等方面保持原有水准，而且在外观上、包装上等方面，也应保持完美无缺。因为外观的质量不好，往往会使顾客联想到产品的内在质量也有问题，而丧失购买兴趣。只有内外质量都好的产品才能真正唤起顾客的浓厚兴趣。

3. 展示应突出产品的关键部位和特点　由于受环境条件的限制，有时推销员不可能面面俱到地向顾客介绍产品的全部内容，因此，推销员在展示产品前必须明确什么是产品的关键部位和特殊功能，所推销的产品与同类产品相比的主要差别及优势是什么。以便在展示时，能用精炼准确的语言和展示方法让顾客了解产品。产品展示应重点考虑顾客的主要诉求与期待的内容。

4. 展示应由浅入深　展示前推销员必须事先计划好展示的先后顺序。展示顺序应是先易后难，由浅入深，不可一开始就向不太内行的顾客介绍深奥的专业知识。在对展示进行讲解时，应做到语言生动，引人入胜。这样可以使对产品持冷漠态度的人也逐渐对产品产生兴趣。

（二）表演法

表演法是借助于事先准备好的背景材料与舞台道具，以戏剧性的情节和台词向顾客示范产品。多数人都有好奇与追踪的心理，都想知道自己不了解的事物，如果推销员能像作家一样编写推销故事，像演员一样在吸引顾客注意的基础上，逐步引导和强化顾客进一步了解产品的兴趣，那么推销就成为一种通过表演而达到说服顾客的艺术了。

表演推销是一种古老的推销术。推销员用夸张的手法来展示产品的特点，从而达到接近顾客的目的。在现代营销环境中，这种技巧仍有重要的使用价值。例如，某医药公司聘用有临床经验的医学院毕业生做推销员。他们在推销药品时总是先从病理与药理方面提出问题，再从临床方面提出病理个案，然后进行分析。在此过程中，医生和护理人员听其讲得头头是道，对他们产生了好感，又看到他们熟练而准确地操作医疗器械，于是对其产品产生了极大兴趣，后面的销售就比较顺利。

（三）对比法

对比法指将两个或两个以上具有可比性的产品放在一起进行综合分析比较，让顾客进行对比考察并进行购买决策的方法。有比较才有鉴别，推销员在介绍自己的产品时若能同时介绍几种同类产品，并客观地分析它们之间的特点与差别，顾客就会觉得增加了可信度，会对相形见优的产品产生兴趣。这种让顾客进行货比三家的方法，是优秀企业取得竞争胜利的法宝之一，也是成功推销的好方法。

在应用对比法时应注意：

1. 坚持实事求是　既不能夸大本企业产品的优点，也不可有意贬低竞争对手的产品，只要实事求是地指出差别优势即可。

2. 坚持正面介绍　以介绍或指出本企业产品的优点特征为主，一般不要提及竞争对手的产品、品牌及企业的名字。只要让顾客看到本企业产品比别的企业的产品好就行。

3. 善于发现与突出介绍产品的差别　有时产品的差别并不显著，或者是顾客并不能一目了然地认识到。在这种情况下，推销员要事先做好准备，充分认识和发现差别，并突出介绍这些差别。差别可以从产品的功能、作用、结构、包装上发现，也可以从产品的价格、优惠措施及售后服务等方面着手；还可以从顾客的爱好、要求与产品特点的联系上发现；更可以从产品定位上发现区别。只要推销员时时留心，处处留意，差别总是能找出来的。

（四）道具示范法

道具示范法是指用图画、图片、模型、相片等做道具，将一些不便携带的产品向顾客介绍并唤起顾客兴趣的方法。一些事先印刷好的促销小册子、产品目录、广告宣传材料、产品使用说明书以及纸和笔等都可以用作道具。

（五）示范参与法

示范参与法是指一些不需要复杂示范的产品，由顾客自己示范而唤起兴趣的方法。即在对顾客做产品说明时要注意顾客的参与意识，让顾客能在设置的舞台上尽情发挥自己的想象力，扮演他想象的角色，通过顾客的亲身尝试，唤起他的购买兴趣，激发起他的购买欲望。如食品、玩具类、家庭用具类等，一般顾客是了解使用方法与消费效果的，故推销员不必自己示范，而由顾客亲自操作，顾客有了亲身体验，购买的兴趣会大增。如一些食品、饮料的推销员总会带来一些免费品尝的样品，让顾客试用品尝。

成功的推销人士认为：任何产品在任何情况下都应该坚持示范，而示范开始得越早越好，示范过程让顾客参与得越多越好。他们认为，示范是唤起顾客兴趣的关键，也是推销成功的关键。一次成功的示范比语言说服更能打动顾客。因此，推销员应重视示范在推销中的应用，掌握示范的方法，不断进行示范训练，及时总结示范的经验与教训。

（六）实地参观法

即推销员把顾客请到产品生产及经营的现场，通过让顾客亲自观察了解来唤起顾客兴趣的方法。实地参观也是公司实力的展示。运用参观法时应注意：

1. 参观前做好充分准备　让顾客看什么、怎么看、哪里要重点看、哪里要详细介绍等都要事前做好计划。有的参观事先要与生产部门协商好，争取他们的配合，以整体推销导向安排好生产与参观。

2. 参观时间不宜过长　应该紧凑安排各个参观环节。"马拉松"式的参观活动会使顾客原本唤起的兴趣逐渐地被消磨掉。

三、FAB 法

专业的学术推广需要专业的药品介绍模式。在介绍药品时，医药代表既要熟练运用药品特性和利益转换法（FAB法），又要配合使用临床报告和推广资料，并强调药品的使用方法及注意事项。

（一）药品的特性和利益转换

满足顾客需求的往往是产品及服务能够给顾客带来的利益，这是顾客最感兴趣的，也正是销售人员必须呈现给顾客的。现在销售人员已知的大多都是关于产品特性方面的信息，因此，他需要通过一定的方式将产品的特性转化成对顾客的利益，进而满足顾客的需求。特性－利益转换（Feature，Advantage，Benefit，FAB）便是一种常用的方式。需要注意的是，很多时候，医生对于自己的需求认识得也不是很清楚，需要销售人员帮助其分析、整理。

产品的特性是指产品本身所客观存在的特点，如药物本身的理化特征或经证实的事实，其对任何人都是一样的；产品的优势，一定是通过比较得出的，既可以与之前的治疗方案进行纵向的比较，也可以与竞争产品进行比较，一般来说，在与竞争产品进行比较时，只需突出自己产品的优势即可，不需要打击竞争产品，因为不清楚顾客和竞争产品的关系，轻易打击竞争产品反而会得不偿失；产品的利益，指的是产品对患者和医生能解决问题的价值，它是产品的优点，可以满足顾客的需要，对不同的人是不同的（图9-1）。在进行 FAB 转换时，推销员通常先提出产品的特性，然后通过比较，得出产品的优势，最后将产品的优势转换成对顾客的利益。FAB 转换的一般叙述逻辑是：因为……（特性），它可以……（功效/优势），对您而言……（利益）。这样的介绍方式可以使医生充分地感受到产品的功能可能带给他的好处，从而认为自己确实需要这种产品。

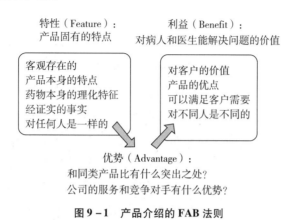

图 9-1 产品介绍的 FAB 法则

医药代表不应该想当然地认为对某个顾客重要的产品利益，对另一个顾客也一样，而必须根据不同顾客的具体需求来恰当地陈述产品的利益，并寻找符合条件的产品特性进行支撑，这点极为重要。

推销案例

药品介绍中的 FAB 例子

◇特性：左旋氨氯地平是氨氯地平左旋体。

◇优势：相比较氨氯地平消旋体，同样剂量有更强的降压作用。

◇利益：可以增强您高血压患者血压控制达标率。

在这个例子中，通过 FAB 转换，可以让医生了解到左旋氨氯地平能够改善高血压患者的血压控制情况。

假如他的高血压患者有这样的需求，那么由于销售人员做了这样的产品介绍，顾客最终可能会处方该药品。现在请思考一下：如果现在该顾客的高血压患者需要减少水肿（钙离子拮抗剂降压药的不良反应之一），那么 FAB 转换应该是怎样的？

通过以上阐述，可以发现顾客需求是在呈现产品过程中必须考虑的一个重要因素，医生对药品的需求不外乎以下三点：①药物的疗效及安全性；②患者的接受程度；③个人利益（物质利益和精神利益）的满足。

综上，产品的特性是不变的，但产品的利益却可以根据不同的需求而改变，为了使 FAB 转换成立，必须根据自己所销售的产品总结出针对每个特定顾客需求的 FAB。

（二）临床报告和推广资料

在介绍产品时，销售人员根据顾客需要可以呈现相关的循证医学证据来证实自己的观点。很多情况下，顾客也要求提供这方面的资料，包括学术杂志、论文集及其摘要等。各公司制作的产品单页也是其中一类。

1. 循证医学证据　循证医学就是慎重、准确、合理地使用当今最有效的临床依据，对患者采取正确的医疗措施。也就是利用对患者的随诊结果（功能再建、疼痛缓解、重返工作岗位、对医疗的满意程度等）对医疗服务质量和医疗措施的投入效益进行评估的科学。

循证医学和传统临床医学最重要的区别在于它所应用的临床证据。循证医学所要求的临床证据有3个主要来源：大样本的随机对照临床试验、系统综述、荟萃分析。其中，系统综述是指针对某一具体临床问题系统全面地收集全世界所有已发表或未发表的临床研究，用统一的科学评判标准筛选出符合质量标准的文献，进行定量综合，得出可靠的结论；荟萃分析是由Glass在1976年首次命名，为一种定量系统性综述。荟萃分析对已发表的和未发表的资料进行综合分析、评价，并用正规的统计学方法综合各研究的结果，是一种对已有的资料进行最佳利用的方法。荟萃分析主要用于临床随机对照研究（RCT）结果的综合分析，因为该类型研究的结果最可信。

循证医学提供的多种证据，其临床应用的价值并非都是相同的，因而需要对这些证据进行评价及分级。常用的一种分级方法，是根据研究的性质分为4个等级，根据资料的证据强度分为5个水平。

2. 产品单页　产品单页（DA）是销售人员在实际销售过程中经常使用的，主要是为了使产品介绍更有说服力并加强顾客对本公司产品的记忆。其中，加强记忆的方法又包括：视觉、声音变化、停顿、反复强调、问句使用等。

最后，需要提醒的是，一般产品单页的内容比较多，但在做产品介绍时，一次尽量不要超过三个利益点（除非顾客主动提及），说的太多顾客可能一个也记不住。

（三）用法、用量及注意事项

药品是一种特殊的产品，直接关系到人们的生命健康，因此药品的用法、用量及注意事项是专业药品介绍中不可忽视的一部分。

综上所述，顾客买的不是产品或服务，他买的是利益。因此利用FAB，将产品的特性转化成顾客需要的利益就显得格外重要。呈现利益时应尽量使用临床报告和推广资料这类客观证据。在此之后，还必须向顾客介绍产品的用法、用量及注意事项，为缔结环节中具体的患者类型、时间和数量铺垫。

第二节　处理顾客反应

在药品推广活动中，顾客对销售人员所做的各种努力和传递的各种产品信息，会有不同的反应。或是积极响应，同意购买，或是迟疑观望，甚至不合作，拒绝购买，并且提出异议。而在实际拜访中，顾客迅速做出积极反应的情况极少，大多数顾客都会提出一些意见、问题甚至是相反的看法，并以这些作为拒绝购买的理由。销售人员必须通过妥善处理这些异议，才能最终达成交易。可以说妥善处理各种各样的顾客异议是每个推销员走向成功必须跨越的障碍，也是现代销售人员必须具备的基本功。只有妥善处理了顾客的异议，才能达成交易，取得顾客订单。否则，即使销售人员及时、准确地捕捉到了成交信号，也会因为没有妥善处理顾客异议而导致交易失败。因此，妥善处理顾客异议是促进成交的关键环节和技巧。

一、顾客异议的含义

所谓顾客异议，就是顾客对推销员或其推销的产品及推销意向提出的怀疑、否定和反对意见等。这些异议构成了一道道推销障碍，推销员要想顺利地完成推销任务就如同障碍赛跑一样，必须随时随地做好跨越这些障碍的准备。

销售人员在实际药品推广过程中，会经常遇到："对不起，我很忙""对不起，我没时间""对不起，我没兴趣""价格太贵了，我的患者用不起""我不信任你们公司的产品"等被顾客用来作为拒绝购买所推广药品的问题，这就是顾客异议。换言之，是顾客用来作为拒绝购买理由的意见、问题和看法。因此，进一步弄清顾客异议的内涵，将有助于销售人员做好心理准备，促使他们冷静、坦然地化解顾客异议。

1. 顾客异议是药品推广过程中的必然现象　销售人员和顾客分别代表着不同的利益群体，当顾客用自己的利益选择标准去衡量销售人员的推广意向时，必然会产生赞同或否定的反应。可以说，顾客提出异议，正是推广面谈所要达到的目的和追求的结果。因为，唯有当顾客开口说话，提出意见或反对购买的理由时，销售人员才有可能进行进一步的针对性介绍与解释，真正开始说服顾客。所以，作为销售人员，不应当害怕顾客提反对意见，而应欢迎并理解顾客异议，虚心听取顾客的不同意见、看法，认真分析顾客异议的根源，采取灵活的策略和方法，有效地加以处理和转化，最终达成销售目标。

2. 顾客异议既是成交的障碍，更是成交的信号　顾客异议，固然为进一步的药品推广设立了障碍，但是，如果没有这些障碍的出现，销售人员始终只能唱"独角戏"。顾客一旦提出异议，药品推广便进入了销售人员与顾客的双向沟通阶段，这无疑孕育着成交的机会。此时，销售人员可以透过顾客异议了解顾客心理，知道顾客为何不买，从而有助于销售人员"对症下药"。对药品推广而言，可怕的不是有异议而是没有异议。不提任何意见的顾客常常是最令人担心的顾客，因为人们很难了解顾客的内心世界。美国的一项调查表明：和气的、好说话的、几乎不完全拒绝的顾客只占上门推销成功率的15%。因而，对于顾客异议，销售人员既要看到其对药品推广工作的障碍性，也应看到它为最后的成交带来的机会。

3. 顾客异议是改善药品推广工作的动力　一方面，顾客异议能够使销售人员了解到所推广的药品、自己的行为以及推广活动等方面存在的问题，促使其不断纠正自己的推广行为，进而保证推广活动的顺利进行。另一方面，销售人员将顾客的异议向企业决策者反馈，可以帮助企业发现药品推广活动乃至整个药品营销工作中存在的问题，使企业的药品营销工作得到改善。

综上，对顾客异议，销售人员要善于倾听，表现出一种欢迎的态度，这不仅是对顾客的尊重，而且能让顾客感受到销售人员是真诚地、严肃地对待自己所提出的问题，进而有助于转变顾客的态度，建立双方的理解和信任。

二、顾客异议产生的原因

顾客异议产生的原因是错综复杂的，既有必然因素，又有偶然因素；既有可控因素，又有不可控因素；既有主观因素，又有客观因素。引起顾客异议的各种因素之间相互联系、相互影响，使顾客异议的原因变得难以捉摸。为了更加科学地预测、控制和处理各种顾客异议，销售人员有必要深入了解产生顾客异议的主要原因。在这里，其归纳为四类：顾客方面的原因、推销产品方面的原因、销售人员方面的原因、企业方面的原因。

（一）顾客方面的原因

顾客是药品推广的对象，也是药品推广的双重主体之一。购买推广产品的是顾客，提出异议的也是顾客。因此，药品推广过程中的顾客异议首先表现在顾客方面。由于顾客的偏见、习惯经验、知识面、认知能力等方面的差异，造成顾客购买的对抗心理与推销员观点的不一致而产生的异议。这种异议主要是一种心理障碍，主要表现为：

1. 顾客的需要　由于顾客没有发现自己患者当前存在的状况，或者虽然发现，但是没有意识到改变现状的需要，而固守原来的购买对象、购买内容和购买方式不变，缺乏对新产品、新服务的需求与购买动机。对于这类缺乏认识而产生需求异议的顾客，销售人员应通过深入调查了解后确认顾客的需要，并从关心与服务顾客的角度出发，借助各种辅助资料，帮助顾客了解自己的需要和问题，刺激顾客的购买欲望，提供更多的产品信息，最终使之接受公司的产品。

2. 顾客的购买权力　当顾客没有权力决定是否购买某一产品时，他们往往会就此提出异议。但有时顾客也会以其他异议来掩饰或者以这个为借口，这就要求销售人员在访前准备中对顾客的资格认定上做到精确无误，一方面可以避免资源的浪费，另一方面也可以对顾客的借口做到心中有数，并进一步探询顾客的真实异议，从而有的放矢。

3. 顾客有比较固定的购销关系　大多数顾客在长期的从业过程中，往往与某些销售人员及其代表的企业形成了比较稳定的购销合作关系。当新的销售人员及企业无法使顾客确信可以从他们那里得到更多的利益和更可靠的合作时，顾客是不愿意冒险随便丢掉长期以来建立的固定合作关系的，因而对陌生的销售人员和产品怀有疑惑、排斥的心理。

4. 顾客的偶然因素　在药品推广过程中，一些顾客由于家庭失和、情感失落、晋升受挫、身体欠佳等原因，造成顾客心情不好。此时，如果销售人员向其进行推销介绍，顾客有可能为了发泄情绪和寻求心理平衡，无法有效控制自己的情绪，从而不断地向销售人员提出异议。对此，销售人员要细致观察，及时判断，尽量避免由于顾客的偶然因素造成顾客异议，以免阻碍药品推广工作的顺利展开。

此外，从顾客方面看，顾客喜欢自我表现、顾客以往的购买经验，特别是那些不愉快的经历，极易使得顾客对某个销售人员或医药公司产生成见，这些都可能是异议产生的原因。

（二）产品方面的原因

药品作为一种特殊的产品，来自药品自身的异议可能首先表现在药品的质量特性上。药品的质量特性是指药品与满足预防、治疗、诊断人的疾病，有目的地调节人的生理机能的要求有关的特性，表现为 4 个方面：有效性、安全性、稳定性和均一性。其中，药品的安全性往往又是顾客关注的焦点，如果顾客认为推广的药品存在极大的风险，那么他的异议也将是最激烈的。作为销售人员，既要如实表明药品本身所存在的风险，同时也要注意巧妙地用其能够带来的利益去稀释这种风险。但药品毕竟是一种功用性的产品，很多时候，甚至是救命的产品，其有效性也往往是顾客选择产品的一个很重要的标准。此外，产品的价格、品牌及包装以及相关服务等也可能会导致顾客的异议。

（三）销售人员方面的原因

销售人员是药品推广活动的主体，也是企业形象的代表，其行为在一定程度上代表企业行为，顾客在看到销售人员时往往会联想到其所在的企业及推广产品。如果销售人员自身存在着某些主观或客观的问题，必然会令顾客产生反感，流露出反对情绪或提出反对意见。通常来说，来源于销售人员方面的原因主要表现在以下几个方面：销售人员的素质低、销售人员形象欠佳、销售人员的方法不当等。

（四）企业方面的原因

在市场经济条件下，企业的形象本身就会对药品推广工作造成直接的影响。企业缺乏知名度、企业不遵守信用、企业被大众传媒曝光等都会导致顾客异议。

三、顾客异议的类型

顾客异议通常是出于保护自己的目的，其本质并不具有攻击性，但它的后果可能不仅影响一次推广的成功，有时甚至形成舆论，给药品的推广活动带来时间上、空间上的不利影响。要消除异议的负面影响，首先要学会识别和区分顾客异议的类型。在推销过程中，顾客一般会提出哪些异议呢？顾客异议的类型是多种多样的，最常见的异议是针对产品价格、产品质量的异议。另外，针对自身需求、购买时间、售后服务、货源、支付能力、购买决策权等方面的异议也是推销员经常会碰到的事情。从产生异议的根源，大致可分为以下几种：

（一）需求异议

需求异议就是顾客自以为不需要推销品而形成的一种反对意见。在推销过程中，顾客常常会说"我不需要"或"我已经有了"，没有经验的推销员会感到一下子陷入僵局，使谈话无法继续进行下去而使推销失败。其实，这种异议不一定是事实，这是一种虚假异议。只要你付出足够的努力，你就会发现，你所面对的顾客是需要你的产品的。例如，顾客说："我已经有了。"或"我已经有好几种同类产品了。"在这种情况下，你完全可以提出许多质疑。如：您尽管有了好几种，但它们的效果是否够好？它们的价格是否够低？它们的供货是否及时？它们的折价是否够大？您对他们的服务是否满意……

（二）产品异议

产品异议是顾客认为推销品本身不能满足其需求而产生的异议。其中包括顾客对产品使用价值的异议和顾客对产品型号、品牌、式样、花色、包装等异议。这些异议大多是源于顾客的认知水平、购买习惯以及各种社会成见。如广告宣传，趋众心理等造成的。

（三）价格异议

价格是顾客最敏感的问题，因其与顾客利益密切相关，所以，顾客在产生购买欲望后，往往对价格提出异议。对价格的异议包括价值异议、折扣异议、支付方式的异议等。价值异议是由于顾客对产品价值缺乏了解而对价格提出的一种异议；对支付方式的意义通常为：是现金支付还是非现金支付，是一次性付款还是分期付款，是现款还是代销。价格有时还会成为其他异议的借口。

对于价格异议，利用产品自身的优秀品质来化解，是处理好顾客异议的首要技巧。推销员应该向顾客证明，你的产品是经过严格的质量检验的，具有新颖的设计水平，先进的生产工艺，完善的售后服务等，以此证明价格是合理的，是产品价值的真实反映。当顾客明白了其中的道理之后，也许会接受推销员提出的产品价格。

当顾客说"太贵"时，推销员把化解的着眼点放在使用价值上，也是一种化解异议的技巧。推销员可以从美化环境、节省能源、提高效率、增加收益等入手，列举自己的产品能为对方带来什么好处和利益。另外，与同类产品相比较，凸显自己产品的优势，也是化解价格异议的一种技巧。

（四）货源异议

货源异议是顾客对提供产品的企业或推销员本人不满意而拒绝购买。比如，他们对企业没有信心，对企业的服务不满意，或者由于不了解或不喜欢所面对的推销员，而不愿与该推销员所代表的公司进行交易。这种异议有客观方面的原因，但多数情况下可能是顾客的偏见所致。

在推销过程中，推销员的企业名气不大或信誉不佳，同行之间出现激烈竞争，销售服务跟不上等情况都可能导致顾客在货源方面的异议。

"很抱歉，我们和另一家商家有固定供应关系。"

"这种产品我用过了，并不好，我宁愿要别的厂家生产的。"

"我不买你们企业的产品，我们只和知名企业打交道。"

这些都是顾客表示货源异议的表现。突出商品的独特优势是化解货源异议的一种技巧。顾客可能说"我们正用着另一家的产品，而且很好，还不准备更换"，遇到这种情况，推销员可以更进一步地询问顾客目前的商品品牌和供应厂家，如果与自己产品类似，就介绍自己产品的优点；若两种产品不同，成功的希望就更大了，因为这表明顾客的货源异议并不成立。这时可以着重说明产品的不同点，详细向顾客分析产品会给他带来什么样的新利益。

（五）时间异议

时间异议包括对购买时间的异议和供货时间的异议。供货时间异议是指顾客对推销员提出的交货时间持有不同的看法。购买时间的异议多种多样。如："我需要考虑"；"等等再说"；"我们需要研究研究，有消息再通知你"；"先把材料留下吧，以后答复你"。

产生购买时间异议的原因较多，如顾客目前资金周转困难、顾客想获得更多的信息、顾客拿不定主意或者是顾客有购买欲望但认为目前不太需要，有的是尚未酝酿成熟是否购买，有的是身边还有存货，有的是可能因为价格、产品或其他方面不合适等，有时或者是一种推托的借口。对此推销员要做具体分析，区别对待。

（六）财力异议

这是顾客以缺钱为由拒绝购买的异议。这类异议也有真实和不真实两种，一种可能是顾客确实没有支付能力，而另一种可能是借口，也可能是支付能力有限，然而，顾客利用这有限的支付能力购买哪些产品，就是一个可变的、不确定的问题，这就要看推销员怎样去加以引导了。

（七）权力异议

权力异议是关于购买决策权的异议。如："我做不了主，这事我无权过问"等。顾客可能真的没有购买决策权，也可能是故意找借口拒绝。即使这位顾客真的没有购买决策权，推销员也可以通过他影响决策者做出购买决策，或者通过他了解一些真实情况。

总之，顾客之所以提出异议，大多不是出于真正反对的动机，只要认真分析，去伪存真，方法得当，都能使顾客异议朝有利于成交的方向转化。要想成为一个成功的推销员，得学会如何应对顾客的拒绝。

四、处理顾客异议的原则

顾客异议是推销工作中不可避免的，所以，推销员如何正确地认识它，是以什么样的态度和原则去处理顾客异议的关键。那么，推销员应该怎样来看待顾客的异议呢？在推销活动中，推销员不管遇到什么样的顾客异议，都应坚持以下原则：

（一）尊重顾客异议

顾客产生疑问、抱怨和否定意见，总是有一定原因的。不论顾客的异议有无道理和理论依据，销售人员都应以温和的态度和语言表示欢迎，并创造良好的气氛，让顾客畅所欲言，充分发表意见，不轻易打断顾客的讲话。这样不仅会使顾客感到销售人员对推广产品具有信心和具有谦虚的品德，而且会让顾客感到自己得到了充分的尊重，当销售人员作进一步的说服工作时，顾客通常会采取比较合作的态度。要知道，顾客之所以购买推销品，并非完全出于理智，在许多情况下还出于感情的作用。因此，销售人员应尊重顾客异议，并牢记顾客异议既是推广的障碍，更是成交的信号。

（二）永不争辩

推销洽谈的过程是一个人际交流的过程，销售人员与顾客保持融洽的关系是一个亘古的原则。在药品推广过程中，销售人员面对顾客异议时，应避免与顾客争论，更不允许与顾客争吵。要明确药品推销的目的不在于明辨是非，推销洽谈也不是澄清事实的讨论会，推销洽谈的目的在于达成交易，满足顾客的需求。在与顾客的争论中，即使销售人员能言善辩赢得了争论，也只能是逞一时之快，结果必然是失去顾客和销售机会。有资料显示，导致推销失败的原因中，推销员与顾客发生争论高居第一位。销售人员应该牢记提出异议的顾客是合作伙伴，而不是应当与之抗争的敌人。这样才可能与顾客建立良好的关系，保持推销洽谈的良好氛围。

（三）分清主次

顾客异议一般有主次之分，他们在拜访中起到的作用也不同。如果在处理顾客异议时，销售人员一视同仁，可能无法获得最大的产出。因此，销售人员在处理顾客异议时，应保持清醒的头脑，分清主次，善于抓住问题的关键，提高拜访的效率。对于那些关系着拜访成败的主要异议，销售人员必须认真对待并及时处理；对于无关紧要的异议，可以暂缓处理或不予理睬。遵循这一原则有利于销售人员把握处理顾客异议的时机，并从中发现顾客最关心的问题。

五、处理顾客异议的步骤

销售人员处理顾客异议的成功要诀就是按照正确的步骤处理顾客异议，其基本步骤分四步：缓冲、探询、答复和确认。

（一）缓冲

缓冲是处理顾客异议的第一步，大多数销售人员处理异议的效果不佳，症结就在于没有积极运用缓冲的技巧。在没有确定真实原因的情况下，为避免面对面的冲突，同时放松当时气氛，销售人员应进行有效缓冲。

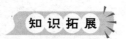

知识拓展

有效缓冲的技巧

◇表示理解

◇转移话题

◇面带微笑

◇表述关注/重视

◇放慢语速

推销案例

缓冲的方式

◇感谢：张老师，感谢您对我们产品的关注。

◇赞扬：可以看出，张老师特别为患者考虑。

◇认同：您说的这个问题特别重要。

◇同舟共济：我们和您一样，非常关注这个问题。

◇确认：张老师，您的意思是……吗？

（二）探询

当运用恰当的缓冲技巧缓和了谈话气氛之后，就要开始处理顾客异议的第二步：探询顾客对于药品的真正需求。这时应采取以下正确的方法。

1. 先澄清并确认顾客提出异议的缘由。例如，当顾客认可药品的疗效，也有治疗的需求，但认为太贵，这里面的缘由可能除了替患者考虑，也有可能存在医院管理中对他的科室药物费用总量控制的要求，或者他本人的处方权限不够，也可能正在使用的同类品种价格低廉。

2. 这样就找出了异议背后的理由，担心费用超标，或者想用但无权限，或者一时难以放弃现在的用药习惯。

3. 现在真实的异议可能就是有无使用新药又能解决费用控制的方法，或者有样品试用，不涉及处方权限也能用药，或者找到终止与现有合作者合作的理由。

4. 在处理异议的探询过程中，销售人员应该对医生的信息迅速反应，但切记避免早下结论。比如医生在不情愿地提及正在使用的同类药品的缺点时，如果冒失地主动替他总结："您看，您也认为某产品的问题很大。"医生立刻就会觉察出您的急切，这会使他想有机会重新考虑。结果可能马上否认"不，我并不这么看！"丧失耐心的结果往往是前功尽弃。

（三）答复

如果顺利地运用缓冲、探询的技巧发现了顾客的真实需求，现在就可以对顾客的异议进行答复了。顾客的异议，往往仅凭几句口头论述并不能令其信服，这就要求销售人员在答复时尽量引用数据和材料做补充说明。需要强调的一点是，销售人员的答复是以找出背后真实原因为基础的，未找出真实原因，请继续探询。

（四）确认

最后一步，需要销售人员确认顾客是否接受了答复，未确认的进行再一次的探询。在确认的过程中，要去发现有利的信息并认同顾客的需求，同时进一步加强正面的形象。

六、处理顾客异议的一般方法与技巧

在推销面谈过程中，顾客不提任何意见就决定购买的情况是不多见的。相反，顾客提出异议，经过推销员适当处理，最后达成交易的情况则是普遍现象。因此，怎样妥当地处理好顾客异议是推销成功的关键。

孙子曰："上兵伐谋"。推销员在处理顾客异议时也有个伐谋的问题，同样的异议，不同的推销员处理方法是不同的，收到的效果也不相同。要有效地处理好顾客异议，达成交易，需要推销员讲究处理异议的策略，掌握一定的方法和技巧并灵活运用之。处理顾客异议的方法很多，推销员在处理顾客异议时，可有针对性地选择以下方法。

（一）同意补偿法

如果顾客提出的异议合情合理，而产品优势并不明显或者有一定的缺陷，使用这一种方法最有效，如顾客提出："交货时间太晚，等的时间太长了。"推销员可回答："是啊，经理，交货时间是有点长，但我们得保证产品的质量啊，如果提前交货，势必要增加产品成本，自然也要提高产品的售价了。"这样把本属于交货时间的异议，用产品的质量和价格的优势来加以补偿，此方法的要点是用优势补其不足，从而消除顾客的异议。

（二）间接否定法

当顾客提出不合理的异议时，为了不与其发生正面冲突，对顾客异议可采用先肯定后否定的方法，即间接否定法。

推销案例

间接否定法的实例

顾　客："此药太贵了。"

推销员："是的，此药价格是高了点，但是这种药质量好，疗效确切，相比之下，价格就不算高了……"

顾　客："我不需要这东西。"

推销员："是啊，许多人都认为自己不需要这种东西，但是，如果真正了解这东西的用途，你也会改变原来的看法，事实上……"

顾　客："这种材料不耐用，我们不要。"

推销员："是的，在一般情况下您的看法是正确的，但是在这种特殊情况下……"

顾　客："这种颜色早就过时了。"

推销员："先生，您真有眼力，要是在去年我也认为这种颜色过时了。但是你是否觉得今年又重新开始流行了呢……"

间接否定法的关键在于善于利用"但是……"语言技巧，它有许多独特的优点。

第一，推销员不直接反驳顾客，而间接否定顾客意见，一般不会直接冒犯顾客，有利于保持良好洽谈气氛，推销员的见解也容易为顾客所接受。

第二，可以为推销员的谈话留下一定余地，有利于推销员认真分析顾客有关意见，制定具体的处理方案。利用这种方法，可在不伤害顾客感情的同时，有效地消除顾客异议。

（三）利用异议法

即利用顾客提出的异议，将其拒绝购买的理由转化为说服顾客的理由。在日常生活中会见到这样的现象：朋友劝酒时，你说不会喝，朋友立刻回答说："就是因为不会喝，才要多喝多练习。"朋友邀请你出去玩，你说心情不好，不想出去，朋友会说："就是因为心情不好，所以才需要出去散散心！"多好的理由啊！简直无法拒绝。

同样的道理，在推销中，当顾客提出某些理由而拒绝时，可以说："这正是我认为你要购买的理由！"也就是销售人员立即将顾客的反对意见直接转换成他购买的理由。即利用顾客提出的异议，将其拒绝购买的理由转化为说服顾客的理由。如顾客说："这种保健品价格太高，卖不出去。"销售人员可以接住话茬说"俗话说便宜没好货，好货不便宜，正是因为这种保健品的价值与众不同，所以才有价格上的差别。"

利用顾客异议反问顾客，迫使顾客作进一步的解释说明，以确认顾客异议的目的。为什么要把问题丢回给顾客？销售人员当然知道自己发问的动机，可是顾客的动机就不清楚了。他提出问题的目的，并不一定想借此了解销售人员提供的产品，他只是想确定销售员会不会以他不喜欢、不想要的货品来敷衍他。

（四）引例证实法

当销售人员在介绍说明时，顾客对产品优点提出怀疑时，销售人员可以提供一些有效证据来对产品优点加以证实，如专家鉴定、示范结果、新闻报道、评论等。

（五）合并异议法

逐一回答顾客的各种异议，不仅会大大延长业务洽谈时间，也可能会导致自相矛盾或难以自圆其说。采用合并顾客异议，同时回答顾客几种异议的方法，不仅可以避免上述困境，而且有利于削弱这些异议所产生的影响，将这些不正当的异议消匿于无形。

（六）重复异议法

对于某些不确切和夸大的反对意见，销售人员可先以较婉转的语言将顾客的异议复述一遍，如：顾客："没兴趣"。销售人员可以用疑问的方式，反问的声调问："没兴趣？为什么没兴趣？"迫使顾客自己来回答自己提出的问题。从而使顾客异议变得较确切，甚至可以从一定程度上改变顾客的态度，缓和洽谈气氛，为进一步处理异议扫清障碍。

（七）时间价值法

当顾客对是否购买产品犹豫不决时，销售人员可以强调时间观念，利用时间价值来促使顾客坚定购买的决心。在时间的压力下，人们会变得更为灵活。在时间的压力下，人们会做出他们本不愿意做出的妥协。

谈判中的规律是，80%的让步都是在谈判最后20%的时间内完成的。许多要求如果在谈判初期提出来，双方可能都不愿意做出让步，整个买卖也许就终止了。相反，如果额外要求是在最后20%的时间内提出，双方都可能愿意做出让步。例如，到了谈判后期，顾客说："等再说吧"，推销员可以接着说："您还有什么不清楚的吗？时间是宝贵的，在时间就是金钱的当今社会，当然是早用早受益，再往后拖，可能就会少赚许多利润了"。或者说："我这里就剩下这些了，将来什么时候进货还不一定""这几天是优惠价""现在不买的话，过几天就要提价了，我想您不会错过这次机会吧！"

推销案例

间接否定法的实例

顾　客："我现在没空！"

销售员："我理解。我也老是时间不够用。不过只要10分钟，你就会相信，这是个对你绝对重要的话题。我们只要花10分钟的时间！麻烦你定个日子，选个你方便的时间。我可以在星期一上午或者星期二下午来拜访你。"

顾　客："我没兴趣。"

销售员："您说没有兴趣，这一点都不奇怪。如果你没有细心去研究过的话，又怎么会有兴趣呢，所以，希望您能抽出点时间容我向你解释示范。"

顾　客："我很忙，没有时间跟你谈话。"

推销员："如果您真是个大忙人，我正是您希望会见的人，因为忙人才知道时间的价值，并且设法寻找节省时间的方法，而我已经有了一种节省时间的新方法……"

顾　客："你把资料寄给我就行了。"

销售员："我们的资料都是精心设计的纲要和草案，必须配合人员的说明，而且要对每一位顾客分别按情况再做修订，等于是量体裁衣。所以最好我星期一或星期二过来当面给您讲解。"

顾　客："我们会再跟你联系的。"

销售员："先生，也许您目前不会有太大的意愿，不过我还是很乐意让你了解，要是能参与这项业务，对您会大有好处。"

顾　客："我再考虑考虑；下星期给你电话。"

销售员："好的，先生，你看这样会不会更简单些，我星期三下午晚一点的时候来给您详细说明一下。"

顾　客："好吧。"

以上方法是一些较典型的方法，实际上，在洽谈过程中顾客的异议是千变万化、多种多样的，当然，推销员的相应处理方法或者说对付技巧也应该是多种多样的。

综上所述，处理顾客反应的目的是推进销售达成，强化产品的正面信息，拉近顾客关系。在面对顾客反应时，一定要保持一颗清醒的头脑，准确鉴别顾客反应真伪，对于正面反应，截取正面，加以利用；对于负面反应，冷静探询，解疑答问。由于人们对负面的东西总是记忆深刻，与顾客交流时切记：处理负面反应永远是第一位的。

七、针对不同类型的异议处理

销售人员在拜访中常遇到的异议可归纳为四类，分别是顾客对销售人员介绍的产品观点持怀疑态度；对产品怀有误解；对销售人员和产品漠然，无丝毫兴趣；有的甚至反对。这四种类型的异议产生的原因各不相同，需要做些针对性的处理。

（一）怀疑异议的处理

怀疑是在销售人员陈述完产品的特性和利益后，顾客可能仍不相信该产品具有销售人员强调的特征，或怀疑该产品能提供销售人员所强调的利益。

持有怀疑态度的顾客需要经过严格的证明，以证实该产品或公司，确实具有销售人员所介绍的特征，并且能提供其所阐述的利益。所以销售人员应该先表示理解顾客的顾虑，及时提供相关的证据、参考文献、医学报告，或是第三者推荐仔细说明，并再次询问医生是否接受。

> 怀疑异议处理的技巧：
> ◇ 强调特性
> ◇ 提供证据证实特性
> ◇ 提出利益并尝试使用

（二）误解异议的处理

误解是顾客因缺乏充分的信息或者接受了错误的信息而引起的负面现象。当销售人员发现顾客可能对产品存在误解，销售人员首先需要帮助其了解产生误解可能源于他脑海中先入为主的负面假设，然后向其提供正确的信息、资讯，不要忘记特别强调正面信息。此时顾客对正确信息的印象最深，最后尝试使其接受新的观念。

> 误解异议处理的技巧：
> ◇ 提供正确的信息、资讯
> ◇ 强调正面信息
> ◇ 尝试使其接受新观念

（三）漠然异议的处理

漠然主要是由于销售人员对顾客的需要不太了解，或者虽然知道顾客的需要，但所陈述的产品利益不能满足顾客的需要，也可能是由于同类的产品太多，顾客安于现状，不知道改变的好处。因此，针对漠然异议，顾客可以向其提供新的信息满足其需求，并进一步表明自己的产品异于他人的地方，引发他的兴趣。

> 漠然异议处理的技巧：
> ◇ 提供新信息满足需求
> ◇ 异于他人

（四）反对异议的处理

顾客的反对源于其需要没有得到满足，源于产品或公司没有顾客所期盼的特征，也未能提供顾客希望得到的利益；或者产品或公司有某种顾客不想要的特征。面对顾客的反对异议，特别重要的是，推销员要判断反对的真实原因。对于有潜在原因的，需要推销员继续探询，并改善与顾客的关系。

> 反对异议处理的技巧：
> ◇ 判断反对真实原因
> ◇ 感谢关注、澄清问题、减轻影响、强调利益
> ◇ 有潜在原因的，继续探询、改善客情

第三节　缔结成交

推销员在与顾客的推销洽谈中，应采取恰当的方法和技巧，妥善处理好顾客提出的各种异议。在顾客异议得以妥善处理后，注意随时捕捉成交信号，并不失时机地主动提出成交要求，签订销售合同，以有效地达到推销目标。

这里的缔结是指要求或获取对方行动的共识，以增加品牌的使用，销售人员帮助顾客做出买卖双方都受益的购买决策的过程。实际上缔结的基础是共识，而最重要的目标就是让医生做出对销售人员有利的行动。缔结常常被一些销售人员所忽略，因为他们在拜访的过程中可能往往把精力放在呈现、探询的技巧上，但是却忽视了缔结，这样的推销过程只能算是失败的。如

果没有缔结，再成功的拜访也没有收获。

一、缔结的三个层面

缔结这一环节不仅仅是最终的一个结果，更是一个完整的系统。共识、承诺、行动三个层面构成了缔结的金字塔结构（图9-2）。共识位于金字塔的底端，代表缔结的基础。承诺居中是缔结进行中，是关键的中间环节。行动位于金字塔的顶端，是缔结最终达到的结果。没有共识的承诺是虚假的承诺，共识是基础，达成共识后的承诺才能落到实处，有实现的可能。承诺是对共识的确认，医生在共识的基础上答应改变处方行为，承诺之后销售人员也需要跟进访谈，进一步地促进最终行动的落实。最后客户的行动才能达到销售结果，是对承诺的最终落实。这三个层面环环相扣，缺一不可。

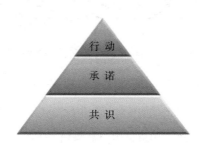

图9-2 缔结的三个层面

二、缔结的四个要素

缔结是销售过程中非常重要的环节，因此推销人员更要重视缔结过程中传递的信息和要素，销售人员在拜访缔结中要涵盖以下四个要素。

（一）总结拜访提及的产品利益

缔结之初，推销员和顾客都有一定的顾虑。销售人员担心缔结被拒绝；顾客担心做出错误的购买决定。所以推销人员首先强调利益，借此坚定信心，顾客在推销人员进一步强化利益后易与其达成共识和承诺。总结产品的利益的例子："老师，既然您已经认同依达拉奉通过全面保护血管神经元能够显著改善缺血性卒中患者的预后……"

（二）具体的患者类型

强调具体的患者类型是指在缔结时候要细化到与医生治疗相关联的临床诊断，用医生的诊断用语。举例："对于缺血性卒中的患者……"

（三）具体的时间及数量

缔结时，要量化到具体的盒数、支数，建议量化到具体的患者数；关联到治疗时间和疗程。举例："在您每日收治的2~3例缺血性卒中的患者，入院（在发病的一天内）即使用依达拉奉30mg Bid 14天。"明确具体的治疗时间、数量才能使共识和承诺落实为行动从而带来销量增长。

（四）跟进措施

缔结时，需要有相应的销售跟进措施。当然，具体现场表达要看拜访进程，不要很刻板，用客户能接受的方式进行，通过连续性的拜访不间断地落实医生的行动。举例："在您两天后的夜班时，我过来和您了解一下您的使用感受。"

其实缔结的三个层面和四个要素是相互联系的。缔结的三个层面是缔结实现的流程。缔结的四要素则是缔结的具体操作层面。从产品利益切入，获得共识；承诺具体患者类型、具体的时间、数量、跟进措施；将共识和承诺落实为行动，从而取得结果。

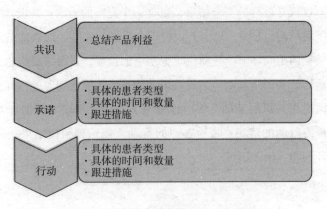

图 9-3　缔结的三个层面和四个要素

三、缔结的信号

掌握了缔结的三层面和四要素，如果推销员充满信心地准备缔结了，此时却面临一个很现实的问题：缔结的起点在哪里？怎样掌握缔结时机？通过哪些信号识别确定是否开始缔结？这就必须了解并掌握缔结信号。

缔结信号是指顾客言行等表现出来的一切暗示或提示。成交的时机是要靠销售人员去把握的。顾客的购买信号可能是一个姿势、一个面部表情、只言片语、一个问题……但是怎么样去捕捉，怎么样不失时机，这是需要反复训练、反复体会的。缔结的信号是多种多样的，因人、因时、因环境的不同而变化，推销员需要细心识别。通常来说，缔结信号可以从顾客的表情、体态、语言和事态变化、促成交易的条件这五个方面去把握。

（一）顾客的表情

人的面部表情是一种形体语言，从目光、微笑和一些神情变化来判断。推销员可以从客户的面部表情变化去读出缔结信号。

1. 眼神变化　眼睛转动由慢变快，眼睛发亮，炯炯有神，这可能是对销售人员的讲话比较感兴趣；眼睛眯起变细，这是对方思考的一种表现，此时他不但在仔细地听销售人员的讲话，而且大脑也在不停地进行反应。如果客户随着说话人的举止而移动目光，表明他已深深投入到必须紧紧抓住销售人员一言一行的地步。

2. 脸颊变化　对于比较感兴趣的话题，人们都渴望听得一清二楚，因此客户脸颊微微向上抬，这是他刚刚开始感兴趣的迹象；如果腮部放松，由咬牙沉思或托腮沉思变为脸部表情轻松明朗，表示对销售人员的理解和接受。

3. 口角变化　很显然，客户嘴角向下，是一种轻视或以为不屑的表情；嘴巴紧闭，表明他对销售人员的话题实在不想参与；嘴角上扬时，表明他的兴趣被调动起来了；而半开嘴巴时，说明他将会一起讨论某个话题。

4. 情感变化　由冷漠、怀疑、深沉变为自然、大方、随和、亲切，表明对销售人员敌意渐消，善意友好。

（二）顾客的体态

人的体态动作可以称之为体态语、姿态语或形体语言。体态的变化往往也会显示出顾客的成交信号。

1. 肩部平衡　对方坐立时，两肩不平，是一种疲惫的表示，很难认真听讲话；肩部平衡的，表明他的精神很好，对话题不厌烦。

2. 身体略向前倾　此即为"倾听"的写照，一个人专注听别人说话时，身体便会略向前倾，以便听得仔细明白。

3. 动静变化　由原来聆听推销员的静止状态变为触摸产品、操作产品或不时用手摸摸产品、凝视产品时，这是标准的爱不释手。或由原来翻动产品的动态到认真仔细聆听推销员讲解的静态，这也是对产品感兴趣的表示。

4. 松紧变化　由原来听推销员介绍的紧张状态，如身体拘谨、双手交叉抱胸的防卫、怀疑、小心翼翼的姿态到身体松弛、双手分开坦荡的合作、信任、大大方方的姿态，这说明由原来的敌意转向信任。

5. 积极配合　当客户频频回答问题或者是表示赞成点头时，说明对方已经积极地参与进来。

6. 其他动作变化　如客户由远到近；由一个角度到多个角度观察产品；客户摸口袋、找笔，甚至拿订货单看等都是明显的成交信号。

（三）顾客的语言

缔结交易的信号把握最直接和最明显的还是顾客的语言。如果顾客直接要求订货，交易自然顺理成章，也就无需再去把握其他的成交信号。然而，老练的客户往往不会轻易许诺成交，这就要求销售人员对其语言成交信号进行把握。

1. 一般来说，当客户谈到以下问题时，就要注意是否为成交信号了，以便借机提出成交要求。

（1）顾客讨价还价，询问是否还可以降价时。

（2）顾客讨论交货期、运输、保管等问题时。

（3）顾客对规格、包装等提出具体的修改意见和要求时。

（4）向周围的人问："你们看如何？""怎么样，还可以吧？"这是在寻找认同。

（5）顾客开始对商品挑毛病时。

（6）褒奖其他公司的产品时。

（7）顾客提出各种异议时。

（8）对方问及市场反应如何，售后服务等细节问题时。

（9）对方感叹"真说不过你""实在拿你没有办法"时。

当顾客有了上述的表情或动作时，这是缔结的绝好时机，作为推销员必须善于捕捉这些信号，积极引导顾客实现购买。

2. 有些语言成交信号并不明显，推销员要留心观察，并抓住时机进行引导，用适当的技巧促成交易。

（1）在推销过程中你与顾客交谈了很长的时间，顾客似乎毫无买意。在你起身告别时，顾客突然问道："什么时候可以交货？"

（2）在推销洽谈过程中，顾客询问："坏了怎么办？"

（3）当你刚刚转入正式的推销洽谈时顾客就问："批发价是多少？"

（4）当顾客说："我从未听过你们公司。"他的意思可能是说：我愿意买你的货，但我想知道你的公司是否有信誉、值得信赖。

（5）当顾客说："我只想四处逛逛，看看有没有什么别的合适的产品。"他的意思可能是说：你要是能说服我，我就买，否则，我就当是在散步。

（6）当医生重述您提供的利益或称赞您的产品，对药物疗效、安全性等品质的认同。举例："您这药不错！""A产品的阴性症状治疗效果确实不错。""B产品的起效的确很快。""换用C产品，癌痛患者的睡眠真的有改善。""D产品的最大好处就是方便。"

（7）当感到医生准备用药，询问药品相关信息，提出问题时。举例："儿童患者的剂量多少？"这表明医生对于具体的患者类型了解剂量打算尝试使用。或是"我们医院已经进了么？"表明医生关心药品的进院情况，打算使用。"疗程有多长？"表明关注药物的疗程，打算按疗程使用。"脑膜炎可以吗？"表明医生希望了解药品的适应证以选择具体的患者类型。

（8）当医生的异议得到满意的答复时。"要是这样分析，A产品的确不算贵。""可能您讲的调整剂量的方法会减轻患者的头晕。"表明顾客与销售代表之间达成一定的共识，有利于缔结的达成。

表9-1 常见的成交机会

成交的机会	举 例
当医生重述您提供的利益，或称赞您的产品时	"某产品镇痛效果确实不错……" "听起来不错……"
当医生的异议得到满意答复时	"让我告诉您，您已经说服我了……"
当医生发出使用信息时	"好！我们试一试……"
当医生询问使用细节时	"一天最大剂量是多少？" "您在什么时候可以把它送来？"
当医生表现出积极的身体语言和表情时	点头、微笑表示兴趣……

（四）从事态的变化来把握

缔结交易信号还可以从推销过程中有关事态发展的情况来判断和把握。例如：

1. 顾客提出谈判环境与地点的更换或谈判程序的变动。

2. 顾客向推销员介绍其购买过程中的其他人员，如使用者、影响者、决策者等。

3. 顾客为推销员安排住宿、饮食等。

4. 顾客主动索取产品样品或报价单。

5. 顾客请推销方有关人员代办个人方面的事务等。

6. 顾客无意中对同业人员或其他朋友泄漏购买推销品的意思等。

推销员对成交信号和促成交易时机的把握，需要靠推销员本人在各种场合中去体验、去总结，推销员的直觉和判断能力尤为重要。

（五）从促成交易的条件来判断

推销员应在顾客购买意向出现高潮时缔结交易。然而在实际推销过程中正确把握成交信号是不容易的，一方面，老练的顾客可能假装不感兴趣，无明显的高潮或成交信号出现；另一方面，在整个推销过程中，可能出现几次高潮，该选择哪个高潮促成交易也不是件易事。这种情况下，一方面推销员需要凭借自己经验和直觉；另一方面要求推销员对促成交易的基本条件是否满足进行判断。只有满足了这些条件，缔结交易的时机才会成熟，交易成功的可能性也大了一些。

缔结交易的基本条件包括：①洽谈的顾客是否有购买决策权？②顾客是否了解推销品的特征、优点和顾客能获得的利益或好处？③顾客是否相信购买公司的产品不会承担任何风险？④顾客对推销员及其所代表的企业是否信赖？⑤顾客的异议是否得到了妥善的处理？⑥顾客的购买意向是否达到了高潮？

四、缔结交易的方法和技巧

缔结成交的方法有很多，本书介绍其中的9种方法。

（一）直接促成法

直接促成法也称为直接请求成交法或直接请求订货法，指推销员用简单明了的语言直接主动地要求顾客购买推销品或服务的一种成交技术。从现代推销理论来说，直接促成法是一种最简单、也是最常见的缔结成交方法，推销员应该利用各种成交机会，积极提示，主动向顾客提出成交要求，努力促成交易。

直接促成法体现了推销员主动进取的现代推销精神。但如果应用的时机不当，有可能会对顾客产生一定的压力，破坏成交气氛；也有可能使推销员失去成交的控制权，由主动变为被动。所以推销员在提出成交建议时，要做好被拒绝的准备，并知道被拒绝后应采取的对策和方法。

推销实例

直接促成法的常见形式

☆ "您需要多少？"

☆ "我给您留一件好吗？"

☆ "既然您没有什么不满意的地方，咱就签个合同吧。"

（二） "总结＋再请求" 成交法

此方法实际上是直接促成法的一种变通形式，它要求推销员在要求订货之前，对推销介绍过程中的主要内容进行总结，并强调推销品或服务是怎样满足顾客需求的。这种总结式的提醒，以暗示的形式告诉顾客是该做决定的时候了。在请求成交之前对推销的要点进行总结的目的，是为了对顾客购买意向进行刺激，使对方的购买意向达到高潮时再请求订货，往往可以取得理想的成交结果。与直接促成法相似，在请求顾客订货时，可能会给对方造成一定的压力，有助于顾客进行即时的成交的决策，但这种压力不要过分，以免破坏成交气氛。

推销实例

"总结＋再请求" 成交法的例子

例如："那么，王经理，我们已经保证了这种药符合您的包装好、疗效确切、服用方便的要求，价格也合您意，我可以请您填个订单吗？"

NOTE

（三）假定促成法

假定促成法，也称为假设成交法，是指推销员在假定顾客已经接受推销建议、同意购买的基础上，通过提出一些具体的成交问题而促成交易的方法。这一假定就是包含在问句中的暗示，对这种暗示顾客很难察觉到它不是自己的选择。

假定促成法的正确使用，可以节省时间，提高成交效率。使用该法时，推销员是把顾客的暗示反应看成明示反应，把成交信号看成是成交行为。但如果推销员没有看准成交机会，错误地假定顾客已经决定购买推销品，就有可能引起顾客的反感，产生成交心理压力，直接阻碍成交。因此，推销员要讲究成交策略，看准成交信号，灵活运用各种成交技巧。

推销实例

假定促成法的常见形式

☆ "请问，贵公司需要我们什么时候送货？"

☆ "您打算一次进多少？"

☆ "下星期一上午交货可以吗？"

（四）让步促成法

让步促成法也称为优惠条件法，这种方法的理论基础是利用顾客的求利动机，通常是指推销员为了签订合同或得到订单，在价格折扣、佣金率、广告补助、付款方式、运输服务、产品包装、设备安装、人员培训等方面做出一些让步来促使最后成交的方法。

让步促成法属于企业促销组合中营业推广的方式之一，也是企业推销竞争的手段之一，推销员在企业销售政策允许的情况下，采用这种方法可以吸引广大顾客，可以以较快速度与顾客达成交易，并且可以在较短时间内推销一些不容易推销的产品，加速商品资金回笼。但这种方法也可能减少销售收入，影响企业经济效益，并且有可能影响企业及其产品的整体形象。使用时须酌情定夺，最好是每让一步能换取对方的相应回报。

推销实例

让步促成法的常见形式

☆ "如果您愿意订货，我们可以再给您2%的折扣。"

☆ "如果咱们现在把合同签下，我们可以在第一时间给贵公司发货。"

☆ "如果您订下这批设备，我们将免费进行安装，并提供人员培训。"

（五）选择促成法

选择促成法也称为提供方案成交法、诱导选择成交法，是指推销员向顾客提供一些购买决策的选择方案，并引导顾客立即购买推销品的一种成交技巧。谈判中，一般人在决定买与不买之间总是迟疑不定。通常，如果给顾客的选择是"要"或"不要"，对方的答案绝大多数都是否定的。因此，不应该问对方"愿不愿意购买"，如果让他在两种不同产品间做选择，就显得痛快许多，顾客通常会选择其中一种。

选择促成法的要点在于：使顾客回避"要还是不要"的问题，而让顾客回答"要 A 还是要 B" 的问题。尤其是顾客面对多种选择拿不定主意时，采用此法有可能奏效。在使用这种方法时，会使顾客有主动感或参与感，认为这是自己在选择，而不是推销员硬要卖给他的。

推销实例

选择促成法的常见形式

☆ "您需要大包装还是小包装？"

☆ "您需要红色的还是蓝色的？"

☆ "您希望我们周二还是周三交货？"

☆ "您要 20 件还是 50 件？"

（六）异议促成法

异议促成法也叫作处理异议成交法，它是指推销员利用处理顾客异议的机会促使顾客成交的方法。如果推销员发现顾客的异议正是顾客不愿意购买的理由，则消除这个异议就会带来促成交易的结果。

异议促成法既是一种处理顾客异议的方法，也是一种缔结交易的手段。推销员正确使用这种技巧，可以把异议看成是一种成交信号，将其转变成为成交行为，实施过程中向顾客加了一定的成交压力，迫使顾客购买推销品。但如果对异议处理不当，顾客的疑虑不能打消，更谈不上促成交易了。

推销实例

异议促成法的例子

顾客：我们可以用这种药，但我们担心它的疗效不确切。

推销员：这方面请您放心，根据临床验证，它比同类药的疗效要好得多，您看，这是一份临床疗效比较表……

（七）从众促成法

从众促成法也称为排队成交法，是指推销员利用顾客的从众心理促使顾客购买的一种成交方法。从众心理是人们普遍的心理现象，认为哪种产品购买的人多，哪种产品脱销，哪种产品就是好产品，因此，推销员可以利用人们的这种心理，用一部分顾客影响另一部分顾客，使顾客像排队一样来使用推销品的一种成交方法。

从众促成法可以减轻顾客（尤其是新顾客）所担心的风险，增强推销员的成交说服力，使推销员在推销洽谈中处于主动地位，促使交易成功。

推销实例

从众促成法的常见形式

☆ "贵公司尽管放心，使用过我们这种产品的顾客都非常满意，例如……"

☆ "你们市的××医院早已使用了这种药，效果不错，您可以了解一下。"

☆ "您看，这是与其他单位签的合同，他们都比您要的多，但价钱与您的一样。"

NOTE

（八）试用促成法

所谓试用促成法，是指推销员先将推销品给顾客试用一段时间，待顾客满意之后再正式交易的一种方法。

试用促成法的运用是建立在推销员对自己产品充分信任的基础上的。顾客通过试用会对产品的特征、优点和所能得到的利益充分了解，使顾客所担心的风险降低到最低点。试用促成法要许诺顾客在他不满意而退换产品时，不需要承担任何责任。但可以要求顾客提供一份使用报告，提出不满意的理由和产品应当改进的地方，以便企业参考。试用促成法不要轻易采用，因为它降低了推销工作效率，而且试用的产品也有一定的范围限制，不是所有的产品都可以采用此法。

推销实例

试用促成法的常见形式

☆ "我可以将本公司的 X 光机给贵院试用一个月，一个月后您感到满意时再购买。"

☆ "如果你喜欢的话，就把这个小狗带回去吧，相处两三天再决定。如果不喜欢，就把他送回来。"

（九）S. R. O. 促成法

S. R. O. （Standing Room Only）促成法，是美国百老汇发明的一种推销技巧，现在已被推销界广泛利用。这种方法也被称为最后机会促成法、站票促成法、无选择促成法和唯一促成法等。

S. R. O. 促成法给顾客形成一种心理压力，造成一种"机不可失，时不再来"或"物以稀为贵"的感觉，当顾客已被推销员"说服"，但却未能决定购买时，采用 S. R. O. 促成法是很有效的。

推销实例

S. R. O. 促成法的常见形式

① "这是本店最后的一件了。"

② "这是本公司最后的一批了。"

③ "据我所知，目前我们的产品正处于供不应求的状况。可以预料，半个月后的销售价格至少上升5%，现在购买是最便宜的时候。"

④ "我们希望在每一个市场找一个代理人，这个人通过与我们的合作可赚一大笔钱。如果您愿意的话，我建议您在别人采取行动之前尽早做出决定。"

以上是一些常用的促成交易的方法和技巧。在实际推销工作中，推销员要重视推销的艺术，讲究成交的策略，看准成交信号，抓住成交时机，有针对性地灵活运用各种促成交易的方法和技巧，及时有效地促成交易，达到推销的目的。

五、缔结成交后要做 5 件事

在双方把合同签好，生意做成之后，还有五件事需要推销员去做。

（一）真诚地表示感谢

这是优秀推销员区别于一般推销员的差别之一。说声谢谢不需要花费什么，但却给顾客留下深刻印象。当推销员向顾客表示真诚感谢时，顾客会对推销员非常热情，可能的情况下会想方设法给一些回报。如："经理，真是太感谢您了！如果您还需要我做什么，我随时愿意帮忙。我希望您以后能成为我们的常客，您可以随时给我打电话。"这些话会让顾客感到他做出了正确的选择，他会对推销员的安慰和友情表示感激。当他知道你没有让他失望时，他怎么能改变主意，而让你失望呢？

（二）尽快让顾客得到产品

在合同期限内，让顾客尽早拿到货物，越早越好。不管是在为顾客提供一项服务，或是产品，或者为他进行安装调试，都要尽早做完，越快越好。一旦顾客拥有了这件产品，尝到产品消费的效益，享受了它的功用，他就不会后悔了。

（三）寻求连锁业务

顾客最兴奋的时刻是在购物之后。这个时候一般比较愿意推荐其他购买者。推销员可以主动问自己的顾客是否认识其他对该产品感兴趣的人，问他们自己是否可以利用这些关系。如果推销员有礼貌地提出请求，他们总会提供给一两个名字。推销员应当乘顾客的热情仍然存在时，尽快拜访这些连锁顾客，利用链式介绍法发展顾客。

（四）奖励顾客

为表示感激之情，友好之意，给顾客一点意外的惊喜，送给顾客一点小礼物。尽管它微不足道，关键在于它表达的信息。送给顾客的小礼物可以是一盒巧克力、一束鲜花、二瓶葡萄酒，或一顿饭；这种感谢也可以是一种承诺，如请他打一场高尔夫球，去剧院看一场节目。接受礼物就表示他对推销员有了义务。记住，推销员花出去的每一分钱都会收到相应的回报。

（五）成交之后礼貌地离开

关于成交之后如何离去，这里有几点注意事项要特别注意。

1. 适度的感谢　千万要记住，适当的谢意是应该的，但是谢过了头就会适得其反。如果推销员得到订单后的反应是如释重负，高兴得忘乎所以，客户则既会看不起推销员，也会对商品产生怀疑，甚至后悔购买决策。

2. 适当的态度　在成交之后，推销员不要采取高傲得不可一世的态度，好像是把客户给打败了。如果是这样的话，对方定会勃然大怒，其结果不但是订单可能被取消，推销员也会被扫地出门，而且将来也休想再和他做成一笔生意。

3. 适时的离开　不论客户是怎么考虑的，有一点绝对没错：头一个站起来的应当是推销员。如果是客户先站起来与推销员握手，并送到门口，那就说明推销员已经待的时间太久，不受欢迎了。

六、缔结拒绝的处理

成交是每个推销员推销活动的目的，但成交却不是每次推销活动的必然结果。在实际推销中存在着大量的一时难以成交的情况，推销员应正确地认识并能进行妥善处理。一流的推销员应该是一个销售医生，要把顾客当作自己的患者，要对顾客进行一番"望、闻、问、切。"知道顾客的病根在哪里，然后才能对症下药。当坚持这样做时，就会发现推销原来是件容易而美妙的事情。

（一）顾客推迟做出购买决定的处理

顾客没有马上做出购买决定的原因，可能是顾客确实有某种理由，也可能是顾客犹豫不决。根据具体情况可作如下处理：

1. 如果顾客确有某种理由推迟做出购买决定，推销员又一时拿不出有效的解决办法。这时，销售人员继续给顾客施加压力是不妥当的，恰当的处理方法是进一步了解其拒绝购买的确切原因，建立双方良好的信任关系，主动与顾客保持联系，争取将来有机会拿到订单。

2. 如果顾客确实没有购买决策权。那么销售人员应该尽快与顾客一道与其负责人进行洽谈，争取早日达成交易。

3. 如果顾客坚持某种异议而拒绝马上成交时。推销员可利用让步促成法，进行最后的一定程度的让步，争取及时达成交易。

4. 如果顾客拿不出明确的反对意见而只是犹豫不决时。推销员应该当好顾客的参谋，替顾客进行购买的利弊得失分析，也可以通过提供试用或提供承诺等方式促使顾客做出购买决定。

（二）顾客做出否定回答的处理

在顾客做出否定回答后，了解顾客拒绝购买的原因，对推销员未来的推销工作有着积极的意义。正如某些推销专家评论的那样：没有得到订单不是一件丢脸的事，但是，若不清楚为什么没有得到订单则几乎是一种犯罪！

第四节 访后回顾

对于销售人员来讲，拜访往往具有连续性。本次拜访的结束意味着下次拜访的开始，故进行一次拜访以后，需要做个回顾，评估并记录拜访结果，为下次拜访做准备。在正式进行回顾之前，销售人员首先可以给自己提三个问题：是否达成目标？调查的准确性如何？拜访策划是否有效和恰当？

一、访后回顾的目的及时机

概括来说，访后回顾的目的有三点：①评估此次拜访：是否达到预期目的？成功或失败的原因是什么？②实现承诺以维持长期的合作关系。③分析收集到的信息。

访后回顾的最佳时机是离开顾客的时候或每天拜访结束。人的记忆是会逐渐淡忘的，访后回顾越及时，便越精确。

二、访后记录

在访后回顾的过程中，通常需要建立一个清楚、简洁并且完整的访后记录。

其中，特别需要强调的一点是，千万不要忘记答应顾客的事，在拜访过程中，不要轻易承诺，一旦承诺，就必须要做到，否则就会失信于人，给顾客带来极度恶劣的影响。

> 一般来说，完整的拜访记录至少应该包括以下几个要点：
> ◇本次拜访收获
> ◇记录顾客拜访后达到的状态
> ◇本次拜访顾客所做的承诺
> ◇本次拜访自己所做的承诺
> ◇跟进的行动及下次行动计划

三、更新顾客资料

访前准备中，销售人员已经根据搜集的资料为顾客建立了相对完善的档案，但在实际拜访中，通过探询、聆听等，销售人员会发现关于顾客的一些新信息，这些信息既有可能是以前尚未收集到的，也有可能是过时的信息需要更新。应当引起注意的是，更新顾客资料的过程中，务必保证顾客的联系方式、家庭住址是最新的，否则会为接下来的拜访带来很大的障碍。

推销练习

成功销售的十大金科玉律

◇成功的销售人员并非能言善辩，滔滔不绝，相反地，他要善于倾听。

◇优秀的销售人员决不会手无寸铁地进入虎穴瞎闯，他会先拟定目标，小心翼翼地计划策略。

◇优秀的销售人员绝不无的放矢，逢人就销，他会先定位出适当的目标顾客。

◇优秀的销售人员一开始面对顾客时就能胸有成竹地找出适当话题，以接近要领和探询切入核心。

◇优秀的销售人员在弄清顾客需要及购买动机之前绝不会自掀底牌去推介产品或服务。

◇优秀的销售人员遇到顾客提出"异议"，他不会视为"抵制"，反而把它视为一个机会，从而由其他角度找出目标顾客的需要。如果是顾客真正的"异议"，业务员要诚恳地接受，并向顾客表达，然后设法改变话题，继续做其他的简介；如果业务员能够处理的话，他会截取正面，予以回应。

◇优秀的销售人员只介绍与顾客需要有关服务的特征和效益。

◇成功的销售人员一旦探出目标顾客的购买动机，他会设法缔结，取得订单/承诺。

◇优秀的销售人员知道访后追踪就是下一次拜访的开始。

◇总之，专业销售人员的目标不是去"卖"，而是帮助目标顾客去"买"，以期和顾客互惠其利，共同实现双赢。

思考：从每一句话中，您都联想到了前面介绍的拜访的哪一步骤？

NOTE

案例分析

　　东方制药有限公司是一家中型制药企业，其产品主要在国内销售。最近该公司新生产了一种治疗"甲肝"的胶囊（"甲肝"是肝炎的一种，是一种传染性很强的疾病。），准备立即推向市场。

　　目前，市场上同类药有几十种，有中成药，也有化学药品，价格相当，疗效也差不多，治愈时间一般在 20 天左右，治疗总费用约需 5000 元。本产品包装：24 粒/盒，200 盒/箱。本产品与这些同类产品相比较，其特点是：①是纯中药制剂，无明显毒副作用；②治愈期 15 天左右；③日服量价格比同类药高 28%。

案例讨论题：

1. 该产品的优势和劣势是什么？

2. 通过哪些途径寻找自己的目标顾客较好？

3. 用什么方法审查与鉴定顾客的资格是否合格？

4. 新特药与普药的推销有何不同？

5. 根据以上条件，选准一个目标顾客（单位、具体人），并简要说明选择理由。

【思考题】

1. 何为 FAB 法？请使用 FAB 法介绍自己新购买的一个物品。

2. 常见顾客异议的原因有哪些？

3. 请分析处理顾客异议的 4 个步骤。

4. 请分析缔结的三个层面直接的关系。

5. 模拟演练：利用假定促成法推销一台笔记本电脑。

6. 何为 S. R. O. 促成法？

第十章　群体销售

【学习目标】
1. 掌握：医药产品学术推广会的组织流程和细节、产品演讲技巧、演讲收尾的常见方法。
2. 熟悉：医药群体销售的主要形式。
3. 了解：医药群体销售的基本概念、开展群体销售的意义、会场座次安排的常见方式。

第一节　群体销售概述

自 21 世纪初开始，中国药品推广开始进入市场营销时期，其突出表现是着重于专业化营销和学术推广。专业化营销模式是国际医药企业普遍采用的市场驱动模式，其突出特点是通过运用市场策略、医药代表的专业拜访，确立产品在医生心目中的市场定位，并运用市场理论与销售策略相结合的方法，深入发掘市场潜力，实现持续增长的医药销售目标。在这一大背景下，医药代表必须充分学习、掌握一项基本技能——群体销售能力。

一、群体销售的概念

群体销售，是向一个客户群体推销产品或服务的过程。在群体销售过程中，销售人员（个体或群体）向目标客户群体提供销售服务，并说服群体中的多数客户接受自己观点的销售技巧，称为群体销售。

衡量群体销售是否成功的标准与一对一专业拜访销售相同，主要看群体销售活动是否能推进产品销售、提升品牌或发展与客户间的关系。

二、群体销售的必要性

群体销售在现实生活中被广泛运用于各行各业，医药商品推广之所以需要进行群体销售，主要有以下五方面的原因。

1. 医药行业不同于其他的行业，药品是关系到人类生命健康的特殊商品，医药企业、医药代表需要通过群体销售向医生传达药品最新的临床应用及研究进展，并突出药品的差异化优势。

2. 医药企业需要通过群体销售塑造起专业化的公司形象，以增加医生等目标客户群对企业、产品的印象和信任。

3. 群体销售能在一定时间内，相对系统完整地呈现药品某些方面的信息，提高信息传递的效率，从而避免了一对一拜访时拜访可能随时被打断或干扰、信息传递过于碎片化的现象。

4. 在群体销售中，销售人员可以一次性将最前沿的医学信息同时传递给一群医生或药师，不必像一对一拜访销售那样重复解说，从而大大提高工作效率。

5. 群体销售可以充分利用群体的互动作用使医生之间相互影响，从而达到推广药品相关信息的目的。

三、群体销售的优势和意义

在市场营销时代，群体销售符合时代发展的需要，具有一对一拜访销售所不具备的优势和意义，它可以从市场品牌、客户发展、人力资源三个方面来提升医药企业的营销效率。

1. 市场品牌方面　通过群体销售，有助于医药企业树立起自己的品牌形象；有助于医药代表向医生等客户群体进行医药信息传播；有助于贯彻执行医药企业的市场推广策略；为专家向客户群体介绍全面系统的医药信息提供了良好平台；是医药企业针对同行竞争对手的有力回应。

2. 客户发展方面　通过群体销售，有助于扩大医药产品（或服务）的覆盖面；有助于巩固现有的客户，培养老客户的忠诚度；有助于客户及时了解产品的相关信息，从而挖掘新的、潜在的客户；有助于了解客户对医药产品（或服务）的切身感受，及时答疑解惑。

3. 人力资源方面　通过群体销售，医药代表可以在短时间内呈现完整、全面的产品信息，系统地教育目标客户群体；有助于医药代表集中有限的投入，迅速获得产出；专业的产品宣讲可以帮助医药代表获得目标客户群的尊重与认可；有助于医药代表、企业获得与目标客户深入合作的契机。

由此可见，群体销售是药品推广工作中的一项重要手段，医药代表必须深刻认识到群体销售的重要性，努力学习并掌握医药产品群体销售的技巧，才能很好地达到预期的医药产品销售目标，使自己在激烈的竞争中不被社会所淘汰。

四、医药代表在群体销售中的职责

医药企业采用群体销售，主要是为了达到获得群体支持、增加公司品牌的知名度和美誉度、不断扩大医药产品（或服务）的使用率等目的，这些都相应地决定了医药代表在医药产品群体销售中的职责，主要包括：向医生、药师等提供全面系统的产品信息；更多地接触医生、药师和客户，努力塑造公司和产品的专业化形象，从而增进目标客户群对企业和自己的信任感；要善于利用群体互动效应，激发医生、药师等客户群体对产品的兴趣，并鼓励他们做深入研究和评价，最终推广药品的使用。

第二节　群体销售的主要形式

近年来，医药市场专业化发展程度不断提升，为了满足不同的市场需求，医药行业群体销售的形式也日益丰富多样。

一、院内科室产品推广会

对医药代表而言，这是最重要的群体销售活动，无论在国内还是国外，医药产品知识和差异化产品定位都更多地需要依靠这种模式传递给不同的医生客户群体。这一活动可以同时让一个或者多个科室的医生、护士了解到企业产品的相关信息，效率颇高，也有利于降低医药代表会后再次拜访医生的难度。对于新开发的医院，院内科室产品推广会尤为重要，便于代表快速建立与客户的联系。

二、临床试验协调会

这是群体销售的最佳机会之一，但这种会议形式对医药代表的专业水平具有相当高的要求，需要其对临床试验的相关内容十分熟悉。因为专业的原因，临床试验协调会往往由负责临床实验监察的人员或医学部的人员负责，医药代表协助进行。

三、学术研讨会

为了向医药领域的专业群体及时地传递、发布药品信息，医药行业通常会定期、有针对性地举办各种级别、规模的学术研讨会。由于这类学术研讨会通常可以引起大规模的群体关注，所以医药企业不能错过这一群体销售的好时机。

通常，医药企业会以赞助的形式，对此类会议提供赞助。比如企业出资设立科学基金等，以此来鼓励医药学术的发展。这是医药企业立足于公司长远、可持续发展的战略选择，也间接地推动了医药科学技术的进一步发展。

四、医师药师学术沙龙

这是医药企业为医师、药师等专业人士提供的一种特殊服务形式。医药企业会定期或不定期地在正式或者非正式场合举行跨院、跨地区的经验交流活动，邀请一些医师、药师前来参加，人数不一定多，场面也不一定大。这种活动旨在增加企业与专业人士的沟通交流，逐步推广医药产品。一般来说，每次活动中，医药企业至少都会邀请一名非常了解并支持其产品的高级别医生，以期在交流时影响其他人。

五、患者健康教育活动

为提高患者对自身健康的关注，了解各种疾病发生发展的过程，及疾病预防和治疗的基本常识，使患者更加积极配合医护人员的治疗，医药企业经常组织医护人员针对患者进行健康讲座，或印发健康手册，加强对患者的健康教育。这种做法具有很强的公益性质，能为医药企业赢得良好的口碑，有助于树立起企业良好的社会形象，也更易于让患者接受企业的产品。随着我国医疗卫生体系的不断改革，在社区中进行患者健康教育活动，也成为医药企业进行产品营销的一块新阵地。

六、专家义诊咨询活动

医药企业通过邀请专家给社会公众做义诊咨询，从而在社会公众面前树立起良好的企业、品牌形象，增进公众对企业、品牌的信任度、美誉度。事实证明，良好的企业、产品形象塑造与展示，真心诚意地向老百姓提供健康服务等的企业文化宣传，都是此类群体销售活动过程中的重点。

七、产品上市会

制药企业通常会将产品的品牌塑造作为战略经营的一项重点，跨国制药企业更是将新产品的上市活动视作塑造产品乃至企业品牌的重要契机，产品上市会的成功与否一定程度上会影响到产品上市后的销售情况，由此可见，上市会也是推广医药产品的一项重要群体销售活动。

在现实工作中，除了上述七种方式外，医药代表为了获得上级的支持与帮助，还需要定期向主管做有关方面的业务报告，或者以资深医药代表的身份向新医药代表做相关培训，或者在公司召开内部会议时对自己的市场销售计划进行讲解。这时，能否抓住机遇，将自己的理念"销售"给企业高层，就是医药代表自己创造提升机会的关键时刻。因此，公司内部工作报告与培训也是群体销售经常运用的一种形式。

"栓不住　动起来"世界血栓日主题活动

2016 年 10 月 13 日，拜耳公司携手全职场社交平台 LinkedIn（领英）开展的主题为"栓不住动起来"的世界血栓日宣传活动在京举办，共同呼吁关注职场中久坐不动人群的血栓风险，尤其是"静脉血栓栓塞"这个不为公众熟悉的疾病领域，提醒职场人士了解包括久坐不动、血液高凝状态和外伤等在内的多项静脉血栓危险因素，提醒白领们每坐 90 分钟就起身活动，降低潜在的静脉血栓风险。

拜耳此次对静脉血栓危害的宣教，除了邀请了医学专家到场介绍医学常识之外，还在北京侨福芳草地的设计安装了大型雕塑，用艺术的手法体现出"久坐后血栓郁结在体内"的状态，又有身体被掏空之意。围绕主雕塑的舞者身着半职业装和半血栓妆，直观表现易得血栓的十类高危职业人群。舞者每静坐 90 分钟后，便会进行一段极具动感的机械舞表演，以此呼吁职场人士，要想栓不住，必须动起来。现场同时邀请来五位特效化妆师，为在场来宾画出他们罹患血栓后的状态，让来宾直面血栓危机。两名演员在其余舞者静坐期间，为观众分发带有活动信息的名片，旨在提升大家对活动的了解和重视程度。

（案例改编自拜耳集团新闻："栓不住　动起来"世界血栓日主题活动在京举办，http://www.bayer.com.cn/index.php/NewsCenter/newsDetail/id/363 2016 - 10 - 13）

第三节　群体销售的有效组织

在众多形式中，各类会议是最主要的群体销售形式。为保证群体销售的效果，需要在会前进行周密的行动计划和会议准备、会议中进行组织与演讲、会后及时评估总结并跟进会议效果。

一、会议前期

（一）会前分析

为了有效地组织群体销售活动，在进行群体销售之前，应当做好会前分析工作。会前分析工作可以参照"5W2H"框架进行。

1. why——为何举行本次产品学术推广会 举行医药产品学术推广会的原因，或者说是举行医药产品学术推广会想要达到的目标，是进行开展有效销售的核心问题，会议目标必须清晰明确。医药代表必须清楚在自己的销售区域中影响医生处方药品的关键因素有哪些，随之根据区域市场的发展策略来设定产品推广会的目标：是想影响医生做出支持进药的决定、保持/增进医生的处方量、改变医师的处方习惯还是推进医师处方层次等。

需要注意的是，医药代表在设定会议目标时，应当符合公司已定的市场策略。因而，医药代表必须与上级进行有效的沟通。通常，优秀的医药代表懂得如何把自己的区域发展策略与公司既定的整体发展策略结合起来，这将会使自己的活动申请报告更容易通过企业的批准，从而得到相应的费用、物资方面的支持。

2. who——谁来参加产品学术推广会 根据会议目标，在会前确定参加会议的目标客户群体，包括邀请谁来参加，总体规模多少，主导、关键人物有哪些等。详细分析参会人员的基本特征，如年龄范围、性别比例、专业背景等信息，便于有针对性地设计会议内容。

（1）与会人数：一般而言，院内科室产品推广会的人数控制在10~20人较适宜。如果与会人数过多，将加大医药代表对整个会议控制的难度，也会影响会议整体的沟通效果。

（2）在选择与会医生时，考虑医生的行政级别或专业技术职称，考虑医生的处方潜力、处方影响力，同时需要考虑医生现有的治疗观念和处方习惯，有时甚至需要考虑医生的社交网络及学术群体。一般建议安排同级别的客户参会。

（3）考虑听众的年龄结构和男女比例情况：年龄、性别的不同，导致医生的交流方式、思考问题的重点具有较大差异，事先了解目标客户群的这些基本情况，有助于医药代表提前选择好相应的应对方法，决定自己的沟通方式。

（4）考虑听众的教育背景和相关专业经验情况：专业化的产品学术推广会不同于普通的公开演讲，医药代表只有在充分了解、掌握医生的教育背景、相关专业经验的情况下，才能进一步决定在产品推广会上需要讨论的范围和深度。

（5）考虑听众的语言习惯：众所周知，我国的语言文化源远流长、种类丰富多样，相应地造就了中国医生的地域文化特点鲜明。通常，医药代表在产品推广会上应该使用普通话，但在讨论中，为了增进亲切感、拉近与目标客户的关系，医药代表可以尝试着用医生的方言与之进行交流、沟通。

3. what——听众的需求是什么 正如进行一对一拜访销售前需要对目标客户进行需求分析一样，群体销售也需要根据会议目标，针对目标客户群进行需求内容分析。

通常在进行会议内容分析时，医药代表需要考虑以下几个基本问题：①听众是否会对此次会议的主题感兴趣？②听众将会对此次会议做出什么样的反应？③听众希望从产品学术推广会中获得哪些有效信息？④此次会议的内容能否满足听众的需求？

4. when——何时举行产品学术推广会 会议时间的选择看似简单，实则不然，如果时间安排不细致、不恰当，将会严重影响到会议效果。

通常，在确定目标听众后，医药代表要及时与他们联系、沟通，落实预约工作，并尽力协调，最大限度地照顾到与会人员的日程安排等事项，选择一个与会者都能确保出席的时间，并提前1~2周通知到位。

同时，由于工作繁忙等原因，医生很可能会忘记具体的会议时间，或者医生表面答应了医药代表的邀约、但心里并不认可其所宣传的药品，导致最后医生并没有出席会议。为了尽量避免这类情况的发生，保证医生能按时出席会议，医药代表需要注意以下几点：

（1）找一个可靠的支持者为第三方，让其帮助安排、组织医生参与会议；

（2）至少提前一天，向医生再次确认会议的有关议程、内容。

5. where——在何地举行产品学术推广会　会场地点的选择要考虑是否足够容纳所有的与会者，周边交通是否便利等因素。因此，医药代表需要提前考察会场的规格大小，同时考虑与会人员是统一安排交通还是自行解决？是搭地铁、出租车还是乘公交车，抑或是自己开车？会议开始和结束的时间段交通是否拥挤？

6. how——如何安排会场座次　座次安排是产品学术推广会中很重要的一个环节，会场的座位摆放和会议的内容、形式密切相关。在此，着重介绍几种常用的座位摆放形式，以供参考（图 10 - 1）。

U 字形座位摆放形式：可以方便听众间的讨论。例如，病历讨论会就比较适合 U 字形桌型，如此可以方便病历分享者与在场每位与会者的沟通、交流。

课桌型座位摆放形式：无形中向听众传达了进行学习的讯息。如参会人数较多的专家巡讲，它主要以单向的专家演讲为主，就适用于这种摆放形式。

圆桌型座位摆放形式：有助于营造融洽、轻松的沟通气氛。当参会的人员和演讲者身份相当时，就可以使用这种座位摆放形式，这样可以使每位参会者都受到足够的尊重，也方便大家进行交流讨论。

答辩型座位摆放形式：给人以严肃、庄重的感觉，显示出演讲者的自信。

鱼骨型座位摆放形式：主要适用于分组讨论的情况。

扇型座位摆放形式：主要适用于与会人数众多的大型报告会。

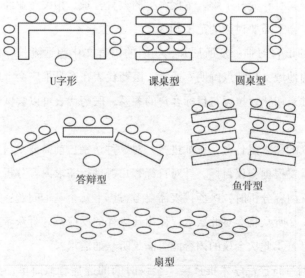

U字形　　　课桌型　　　圆桌型

答辩型　　　　　鱼骨型

扇型

图 10 - 1　会场座次图

值得注意的是：医药代表要根据会议的预定目标，结合各种座次安排的特点、效果，切实合理地安排会场座次。

7. how much——此次产品学术推广会的预算是多少　会议前，医药代表要明确可获得的公司预算经费，基于这一前提，合理分配场地租金、会场布置、器材及摄影、餐饮及与会者住宿费、纪念品等需要的各项费用支出，既要避免超支情况的发生，又要避免过于节俭导致会场环境较差、最终影响会议效果等情况。

（二）会前准备事项

正所谓："机会是留给有准备的人的"。经过一系列的会前分析，在了解了目标听众的相关信息，会议的时间、地点、预算经费等情况后，医药代表需要以此为基础，做好周密的事前准备，以抓住销售的潜在契机。

1. 会议邀请 在确定目标客户群后，医药代表需要向他们发出会议邀请。一般而言，邀请函应包含以下内容：会议的时间、地点、主题、演讲者、议程安排、主要联系人等基本信息。如果有来自外地的与会者，邀请函上最好还要附上会场、酒店的地图。同时，为了便于客户及时了解整个会议的各项安排，邀请函可以采用几种形式，如：纸质邀请函、电子邮件邀请函和短信邀请函。其中，纸质邀请函最为正式，一定要当面送给与会者，并确认其是否出席。电子邀请函和短信邀请函常常作为补充形式。

对于一般的会议邀请，医药代表至少需要提前2周进行，而大型会议的邀请则需要提前更久。在会议前的1~2周，医药代表需要将纸质邀请函送达与会者，同时发送电子邀请函进行备份。临近会议的前一天，还需再发送短信邀请，以提示参会者按时到会。如果有必要，医药代表可以在会议当天重复发送一次短信邀请。对于重要客户，在纸质邀请函送达之后，医药代表也可着手安排二次拜访进行确认。

2. 内容设计 在对目标听众的需求进行分析后，根据公司的推广步骤与整体方案，结合市场的需求以及学术推广会目的，从而设定本次群体销售的内容。

例如：为了突出自己推广的一种新型降压药的优势，可以利用公司提供的相关资料向医生介绍现有降压药的局限性（如副作用等），通过多中心临床试验结果、在相关专业期刊杂志上的报道、专门的统计资料、权威专家们的意见、建议等引证资料，强有力地支撑自己宣传的产品。

在设计会议主题时，要遵循重点突出、富有逻辑、承上启下以及时刻谨记FAB这4点原则。

3. 会场、交通、餐饮及物料准备 医药代表要根据会议活动的目的、邀请参加会议的人数以及会议内容、议程的安排等情况，选择适合的场地。通常，会场的面积以每人2.5m²的标准进行计算，从而确定会场的规格大小。同时，医药代表要实地考查会场周围的交通情况，如：交通是否便利，与会者们选用哪种交通方式相对更便捷，是否统一安排接送，会议的时间设定是否避开了交通高峰期等。对于持续时间较长的会议，医药代表还要考虑与会者的就餐、住宿等问题，一般而言，在饭店的选择方面，应秉持尽量靠近会场的原则。当然，会前准备还应包括物品资料和经费预算的准备，例如：公司的信纸、会议资料袋、信封、与会礼品或奖品、签到表或签到簿、座位卡以及相关人员的交通费等。在会议设备的准备方面，医药代表需要检查电脑、激光笔、拖线板、投影仪、相机等是否配备齐全，且是否都有备份，试听设备、灯光、空调等是否都已调试到位。

4. 医药代表的自我准备 卡耐基说过："不为明天做准备的人永远不会有未来"。对医药代表而言，在举行学术推广会的当天，本人至少要提前30~60分钟到场，且着装要正式，男士应该穿深色西装，女士则应该穿职业套装。如果紧张，医药代表还需调整好心理状态，以便在迎接与会者时表现出自己最好的一面。同时，医药代表要避免"摩菲定律"，即如果可能出错，就一定会出错。因此，在会前推销员必须进行反复的准备，把所有可能导致严重后果、影响会议进程的问题因素尽可能地通通都想一遍，以便事先做好防范措施。

切记："准备、准备、再准备；演练、演练、再演练"，是医药产品学术推广活动准备工作中的不二法门！

二、会议期间

在所有的前期准备都落实到位后，医药代表的工作也就随之进入了会议期间的引导、控制阶段。这一阶段是整个产品学术推广会的核心部分，其实施效果的好坏，在很大程度上决定了产品推广会的成功与否，直接影响到目标客户群体对医药代表、企业的印象和信任程度，对推广产品的后续销售也起着至关重要的作用。因此，医药代表必须高度重视这一环节，具体可以从以下几方面着手。

1. 礼貌接待与会宾客　随着会议时间的临近，被邀请参加的客户将陆续到达，这时，医药代表要有序地进行接待工作，这不仅是对自我形象的展示，也是对公司形象的间接展示，要做到谦和有礼，举止得当。在接待、招呼后，还要做好指引与会者入场的工作，避免走错会场的情况。

2. 适当延长接待时间　为了避免一些目标客户因晚到而无人接待的情形，医药代表最好不要在会议正式开始时就立刻入场，而应在会场门口多留守一会儿，一般在会议正式开始10分钟后入场较为适宜。

3. 时刻关注会场情况　进入会场后，医药代表要时刻注视会场情况，具体包括：演讲者在进行产品解说、展示时，观察与会者们的表情、神态，他们是否对产品表现出兴趣；发放的产品资料是否分散了与会者的注意力，导致甚少有人听演讲；与会者桌上的茶水是否喝完了、是否需要再添加等。只有密切关注会场情况，才能及时了解听众的反应、会场的气氛等，才能更好地发现、创造销售机会。

4. 灵活提供设备需求　为了更好地表现会议效果，还需要适当地调节灯光、音响等设备。医药代表可以把自己当成与会者，坐在会场的不同角落，切身感受试听效果，从而控制好灯光、音响效果。当播放视频时，可以关掉一些灯光，以使视频画面更清晰，待播放完毕，再重新开启灯光。对于会议的提问环节，医药代表还要及时地传递话筒，以便提问者与演讲者更好地进行交流、沟通。

5. 适时发放答谢礼品　在会议接近尾声时，医药代表可以请与会者稍作停留，根据公司拨付的预算经费，合理地发放交通费、讲课费等，体现出公司的周到、妥帖。对于前期准备了礼品或奖品的产品学术推广会，医药代表还可以向与会者每人发放一份，带有企业名称或推广产品名称的礼品，实际上也是对企业、产品的一种宣传。如果是每人一份的会议礼品，也可以在会议报到时发放或者摆放在会场每人的位置上。

6. 妥善安排人员离场　会议结束后，为了进一步展示企业的良好形象，增加目标客户群对企业的好感、信任度，医药代表还可以安排车辆统一送与会者，使与会者切身感受到企业的诚意与周到。

三、会议后期

会议是否成功的另一个关键环节是会议后的跟进工作，一定要有效地利用会议结果，及时地进行客户跟进工作，这样才能保证医药代表的活动完全成功。调查显示：如果医药代表在活动结束后的两周内没有进行跟进工作，那么医生就会淡忘此次活动，前面所做的一切也就白费力气了。

1. 及时评估会议效果　作为一个有始有终的医药代表，每一次产品学术推广会结束后都应该及时进行会议效果的评估工作，以便发现此次会议的不足之处，根据反馈结果，有针对性地进行工作方向的调整，并随之改进下一次活动的组织。

首先，演讲者要进行会议总结，可以从活动的组织情况和对会议的整体控制两个方面入手，剖析会议的得失之处；同时，可以通过调查问卷获知反馈信息，并随之进行面对面回访，征询与会者们的意见、建议，为更好地改善自己的工作积累经验；最后可以通过后续的客观指标的变化情况作为会议是否成功的评价标准，如：医院药房进药量的增加、医生处方思路的改变、新增医院临床科室进行临床用药等。

2. 密切跟进会议效果　跟进，又被称为二次拜访、跟进拜访、关系维护拜访等。医药代表的工作没有"一劳永逸"和"一锤定音"之说，所以在会议结束后，医药代表必须及时对与会的关键人物进行回访工作，这既是对医药代表敬业精神的体现，又能加深医生刚刚树立起来的对自己和产品的积极印象，可谓是"一举两得"。密切跟进会议效果，有助于推进医生帮助进药或用药，从而为医药代表展开更深层次的推广活动奠定基础，相应地提高自己的销售业绩。

第四节　产品演讲

演讲，又称演说，是就某些问题对听众发表长篇的、系统的讲话。产品演讲，有时也称之为产品宣讲，是指以客户或潜在客户为听众或受众，就医药产品的特性、利益及其相关的诸如公司背景、产品研发过程、与竞争产品的比较优势等内容发表系统的、中长篇的讲话，目的是说服客户购买或增加购买，使用或增加使用。产品演讲的实质是演讲者与听众围绕产品进行双向沟通。

一、产品演讲的流程

推销人员开始准备演讲内容时，首先要明确会议目标：听众听完这次演讲后，需要做什么？有什么改变？在这一核心目标的基础上，进一步考虑听众的构成、听众来听演讲想要获得什么、听众对演讲内容的态度如何、怎样才能使演讲达到自己所期望的效果。理清这些问题后，便可以开始准备演讲的内容。

通常一个演讲的框架包括开场、主体和结尾。

1. 开场　开场的主要目标是激发听众的兴趣、获取听众的信任并告知相关演讲内容，内容通常包括问候听众、自我介绍以及引出演讲内容主题这三个部分组成。适当的问候拉开演讲沟通的序幕，贴切的自我介绍有助于获取听众的基本认可，而设计精巧的开场白有助于聚集听众的注意力。

为了能够充分引起听众的兴趣，激发他们的好奇心、求知欲等。演讲者可以通过播放一段与演讲主题相关的精彩视频、讲述一些相关的幽默趣闻、戏剧性的故事、提供详细的背景数据等方式来吸引听众的注意力，灵活运用视觉、听觉两方面的刺激，为听众呈现一个精彩的开端。需要注意的是，开场视频、故事、趣闻等只是作为演讲内容的引导部分，目的是为了引出演讲的主题，所以这些内容不宜设置过多。

当引出演讲主题后，就应该采取目的性开场白的做法，即提出一个已知的或假设的听众对药品的需求，然后指出自己推广产品的某一个或某些特性以及能带给他们的相应利益来满足这些需求。例如："前段时间，许多医生跟我提到治疗癌症患者疼痛的问题，众所周知，普通的吗咖制剂使用起来不方便，患者也不容易接受，而 A 产品每天仅需服用 2 次，作用时间长久且服用方便，患者相对更易接受。"

2. 主体　当演讲者结束开场介绍，切入主题后，应遵循以下几点原则来表达演讲的主体部分：

(1) 内容具有逻辑性　在编排演讲的主体内容时，需要掌握以下原则：具有逻辑性；能够承上启下；突出重点；演讲要点不宜过多，建议以奇数点形式出现，比如三点、五点。此时，可以再次尝试评估：期望演讲产生什么效果？怎样才能让听众按照预期目标做出相应的反应？这样演讲思路就能变得更清晰。

(2) 时刻抓住"特性－利益"原则　特性，是产品和服务的原始内涵或特征，不做外延。利益，即效果，是产品或服务对顾客的综合价值。对于药品来说，特性是指药物本身的理化特性或者经过证明的事实，而利益是指医生或患者能够从药品或服务中获得的价值或好处。销售能否成功，关键就在于能否把产品的特性转化为顾客需要满足的利益。

在产品学术演讲中，医药代表必须非常熟悉自己推广的产品/服务及其相关的特性和派生利益，并且牢牢把握"特性—利益"原则，不仅让听众了解到药品的特性，更让他们知晓这些特性能为他们在临床治疗上提供的便利、解决的问题，这样才能让自己推广的产品获得客户的青睐，才可能一矢中的！

(3) 善用画面，表达生动　研究表明：人们习惯用画面进行记忆，而不是文字。马丁·路德·金曾做过"我有一个梦想"这一蜚声国内外的演讲，他用一组梦想的画面，描述出了美国黑人争取平等人权的美好理想，从而获得了意想不到的强烈反响。将演讲内容做到如画面般地展示，便于听众进行理解、记忆。为了能够生动地表达正文，可以采取以下方法，如：巧妙运用多媒体的影像效果；做一些形象的比喻；讲些笑话，适当地幽默下；阐述人性化的故事；有针对性地提些问题；进行现场实验和操作示范；分析典型案例，引用科学的证据；做一些互动游戏。

3. 收尾　现实中，很多演讲者在结尾时常常忘记自己的演讲目的是为了改变听众的某些想法，争取获得他们的认可、支持进而达成协议，所以，在致谢结束前，千万不要忘记总结整个演讲的重点，对听众可能存在疑虑的地方进行提问，再一次进行资料的展示，围绕"特性—利益"原则，完美解答后促成主动成交，建议听众尽快采取行动，最后以引人入胜的结束语营造前后呼应的效果。

结束会议一般可以采用以下几种模式：

（1）完美落幕　通过一气呵成的演讲，在会议结尾部分创造高潮。例如经过对一个著名的临床试验的介绍，最后讨论总结得出：A产品是目前治疗糖尿病的标准用药。

（2）冰山浮现　针对一个受人瞩目的治疗难题，通过演讲、层层分析、逐步递进，最终得到大家都认同、信服的答案。如：对NSAIDS药物治疗类风湿性关节炎的临床效果进行分析时，就可以从消炎、止痛、改善人体微循环等不同方面着手，进行一系列相关分析，最终得出积极的论断。

（3）未完待续　由于时间原因，演讲者只重点介绍了产品的某个方面，而将其他的产品特性留待下次沟通交流。例如："我们今天了解了治疗精神分裂症的突破性药物——维思通对于早期精神分裂症的疗效，下次，我将继续为大家介绍维思通在治疗顽固性精神分裂症方面的应用情况。"

（4）重点再现　通过调查问卷或有奖竞答的方式，帮助听众再次回忆重点，并促进他们主动记忆演讲的重点。如：您认为治疗绿脓杆菌感染应该首选哪种抗生素；理想的抑酸剂应该符合哪些标准等。

需要注意的是：在进行收尾环节时，一定要避免使用负面的结束语、没有总结性的结束语、软弱的结束语，而要尽量用赞赏、肯定的结束语。

总之，在组织演讲的内容和结构时，必须谨记：作为一个优秀的演讲者，要善于从听众的角度出发，紧扣"特性－利益"原则，循序渐进地引导他们，最后让他们接受、认同演讲者的观点。

二、演讲技巧的训练

对医药代表而言，演讲水平是其群体销售能力的直接体现，也是决定其销售业绩的重要因素。事实表明：掌握良好的演讲技巧，对提升医药代表的演讲水平大有裨益。因此，医药代表必须进行演讲技巧的训练。

1. 情绪控制　在进行演讲技巧的训练时，第一关便是克服及消除紧张情绪。其实，推销人员之所以害怕进行公开演讲，是因为担心紧张情绪会使自己当众难堪。如果推销人员能找出紧张情绪的来源，学习运用正确的疏导方法，那么，推销人员自然就能够有效地控制、克服紧张情绪。

（1）紧张情绪的来源　①想到自己需要对演讲的内容、后果负责任，要对自己和听众负责任，从而心生畏惧，紧张不已。②体内蓄积的能量无处发泄：当推销人员准备演讲时，身体会下意识地调动体能，肾上腺素随之大量分泌，导致身体和情绪的兴奋度急剧提升，推销人员的呼吸、心率普遍加快，肌肉紧张度加剧，最后表现为手心出汗、面红耳赤的状态。

（2）正确地疏导紧张情绪的步骤、方法　识别紧张情绪。心理的紧张情绪往往伴随着口干、想小便、眼角跳动、双手颤抖、掌心出汗、心烦意乱、手足无措、摆弄头发等生理反应，而内在即是激素水平的变化。

缓解紧张情绪。可以通过做准备来分散自己的注意力减缓紧张，如：在演讲稿和提示卡上标注页码，以免弄乱或遗漏；检查视听工具以确保正常运转，确认是否所有听众都能视听清晰；检查会场布置和自己的穿着。

NOTE

如果做好准备后医药代表还是紧张，可以适当采取下列措施：①演讲前 30 分钟静神宁心，整理思路。②演讲前 5 分钟进行放松：深呼吸、用冷水洗脸、颈部挤压、伸展身体、手部游戏（握紧松开）、微笑、随意地走动、浏览室内环境等。③不关闭听众所在区域的灯光；④开场时与听众进行目光交流，尤其是那些对自己表示友好的听众；⑤运用"指读—转身—讲话"法：即在演讲中使用具有过渡性的话语邀请听众一起观看视频、图像等，用激光笔指出演讲者想要表达的重点，然后自然转身，接着阐述演讲内容；⑥巧妙运用能量和激情：能量和激情是沟通中的两个基本要素。演讲者的能量来自于他对某个问题的认知，认知程度越深、见解越独到，他在演讲中的能量也就越强烈；而激情来自于演讲者的观点、见解在听众中产生了共鸣。巧妙地将能量和激情融合，在听众对演讲者的认可中消除紧张情绪。

媒 体 掠 影

用肢体语言塑造你自己

我们的身体会改变心理，心理会改变行为，而行为会改变结果。哈佛商学院社会心理学家教授表示"有力的姿势"——以一个自信的方式站着，能够影响我们脑内的睾丸酮和可的松含量，促使我们变得更加自信。

上网查阅 TED 演讲视频 Amy Cuddy：Your body langue shapes who you are《肢体语言塑造你自己》。

2. 准确的站位和站姿　一般情况下，专业演讲位置设在投影屏幕的左侧，并与屏幕成 45°角，如果演讲者没有专用的讲台，上场后应该先站立于屏幕的正前方，向听众表示问候，然后再走到预定的演讲位置（即屏幕的左侧）进行演示文稿的讲解。此时，演讲者正确的步法应该是向左、向后退行。

演讲中，正确的姿势应该是双脚分开，与肩同宽；将体重平均分配到两只脚上，避免将 70% 的重心放在一条腿上的情况（即所谓的三七步）；双膝放松，手臂自然下垂，放在口袋外面；始终保持面向听众。

切忌：身体不要过于僵硬；不要将自己"埋藏"在讲台后导致听众看不到自己；不要前后左右地摇晃；不要靠在讲台或其他物品上；不要交臂。

3. 手势与身体语言的运用　在专业的产品演讲中，使用手势和身体语言时要注意以下几点。

（1）使用开放式手势，做到自信、自然、有选择性地变化手势。

（2）一定要配合想要强调的演讲内容，动作有力但不夸张。

（3）手势收发的起点和终点要保持在同一水平。

（4）力求表情丰富但不怪异，避免表情僵硬、呆板。

（5）用靠近屏幕的手进行指读。

（6）不要做无意义、多余的手势。

（7）切忌玩弄手中的物品、把手插入口袋、皱眉或做思考状等行为举止。

（8）避免习惯性小动作的出现，如：双手交叉、拉耳朵、抓脸颊、摸鼻子、背手等。

4. 运用目光进行互动交流　"如何保持与听众的交流"是每个演讲者都无法回避、必须思考的重要问题，而"眉目传神"这一成语就很好地回答了这个问题。诚然，眼神交流是人际沟通中最传神的非语言方式，因此，在整个演讲过程中，演讲者必须学会巧妙地运用目光，制造与听众间的互动效果。

演讲者与听众保持目光交流有重要的作用，如：有助于演讲者及时了解听众是否能明白自己的演讲内容；可以和听众进行一对一的交流，在鼓励他们关注演讲的同时，积极地促进彼此间的互动。现实中，一些演讲者往往忽视与听众的目光交流，背对着听众看演示屏幕，这是产品演讲中的大忌。一方面，听众会觉得不被尊重；另一方面，也会认为演讲者缺乏自信。因此，演讲者要尽力避免这种情况。

巧妙地运用目光，有两种技巧：平均目光交流法和灯塔扫描法。所谓平均目光交流法，是指在整个演讲过程中，演讲者尽量要与每位听众逐个进行目光交流，在 3～5 秒内，向每一个人做目光交流的听众表达一个完整的观念、想法。使用这种方法时，演讲者一次只看一位听众，当目光转移向下一位听众时，稍作停顿并换气，从而达到平均分配目光交流的目的。这种方法可以鼓励听众，让其觉得演讲者重视与听众的沟通。灯塔扫描法，是指演讲者站在演讲位置上，目光投向场下坐着的听众，就像海岸上的灯塔一样、左右扫视听众，以便让听众随时都有机会看到演讲者在通过目光与其进行沟通交流。

目光的运用应该配合演讲内容，并贯穿于整个活动的全过程。在目光交流的训练中，医药代表需要谨记几点注意事项：

（1）一次只看一位听众，不要一次性扫视所有听众。

（2）每次目光交流的时间维持在 3～5 秒左右。

（3）看着听众说话，切忌一直背对听众。

（4）不要看天花板、地面、墙壁或做思考状。

（5）不要总是低着头看讲稿。

（6）不要一直盯着某一位听众不放而忽略了其他听众。

（7）当目光转移向另一位听众时，要停顿一会儿。

（8）即便听众人数很多，也要尝试着与每一位听众有目光接触。

5. 恰当地身体移动　通常，演讲者可以进行身体移动的范围包括：讲台周围，放置多媒体设备的周围，听众身边。在指读投影屏幕时，演讲者脚下切不可移动；即使在走动时，也要有所注意，避免自己进入投影区域；同时，演讲者需要避免过度地走动，当确实需要移动时，一般都发生在演讲者需要走近听众进行产品展示或邀请听众发言的情况下。最后，演讲者还要切忌来回踱步、身体前后摇晃的情形，这些都会给听众留下不好的印象，让听众觉得自己没有受到重视，或是觉得医药代表不够专业、信心不足。

6. 运用声音引发听众的共鸣　声音，又称为副语言，面对面的交流中，文字内容占 7%，声音占比达到 38%，肢体语言占比 55%。因此，在演讲中，演讲者的声音不仅能够表达演讲内容，还能有效地感染听众，从而获得听众的共鸣和认可。

（1）有关演讲者的声音　演讲者的声音贯穿于整个演讲过程的始末，要想成功地做好产品演讲，医药代表最好能让自己的声音符合听众的听觉要求。在演讲中声音尽可能自然，富含韵律，抑扬顿挫。

（2）演讲中声的运用原则　人类的声音在音量、音调、音频、音质等方面具有不同特征，除此之外，还具有功能性发声（如哭、笑、叹气、呻吟）、习惯性口头语和停顿时间等特征。在演讲中，医药代表需要学习、掌握的有关运用声音方面的技巧——发音准确、咬字清晰、语气平和、音量和语速保持适中、音调抑扬顿挫，通过这些信号的表达恰当地传递出相关信息。

（3）进行发声练习　一般来说，专业的产品学术演讲都是一气呵成，在演讲即将结束前才停下来和听众就学术演讲中的有关问题进行讨论交流。所以，推销员要学会在 15～30 分钟内运用声音详尽、生动地表达自己的观点。

如前文所述，紧张情绪的来源之一就是体内蓄积的能量无处宣泄。在发声练习中，演讲者就可以充分运用发声技巧，把紧张情绪产生的能量转化成强有力的声音，传递给听众。可以尝试着练习在运气时发声，也可以尝试着先深吸一口气，然后在慢慢呼气的过程中练习发声。

（4）控制语速　演讲者的语速快慢直接影响着听众是否来得及消化吸收演讲者所表述的内容，所以，在演讲中必须控制好语速，把内容表述清楚。过快的语速并不能代表对演讲内容有多么熟悉，相反，听众会觉得这很有可能是演讲者未作深入思考就随意做出的结论或者认为演讲者不稳重，从而大大影响听众对演讲者及其所介绍的产品的信任度、认可度。过慢的语速则很有可能导致听众觉得演讲者并不自信，对自己的演讲内容也并不熟悉，可能是在忽悠听众，浪费听众的时间。科学的做法是保持适中的语速，不紧不慢，并在阐述重要问题时适当地采取停顿和重复的做法，以达到加深听众印象的目的。

（5）控制音量　演讲中，适当的音量可以帮助演讲者牢牢抓住听众的注意力，加强听众对演讲内容的理解，也可以让听众在很大程度上记住演讲者。医药代表在进行音量控制的学习、训练时，要注意以下几个细节：①视情况决定是否使用麦克风。②要以会场的大小为参照，保证最后一排的听众也能清晰地听到演讲者的声音。③要配合语气的变化，做到抑扬顿挫；在强调重点时，要有选择性地提高或降低音调和音量。

（6）避免口头语　口头语是演讲者在日常生活中形成的，一般很难改变。在演讲中，常有一些演讲者无意识地就开始使用口头语，比如："这个么……"，"那个么……"，"这个的话……"，"嗯、哦、阿、唔"等。站在听众的角度，设身处地地想象一下，如果总是反复多次地听到同一个词或同一句话，听众的心里将做何感想。因此，在公开演讲中，演讲者要特别注意自己的语言，克服使用口头语的习惯。

为了避免在演讲中出现口头语，可以请别人在旁边做些特别提示，当有口头语时，观察者就通过轻敲杯子、轻咳几声等做出警示。或者，可以通过录音的方式，审视自己使用口头语的频率。

（7）语言得体　作为一次专业的产品学术演讲，演讲者在演讲中使用的措辞不仅体现出个人的文化内涵、专业素养，更是代表着整个公司的形象和文化层次，所以，医药代表的语言表达必须做到科学严谨、有理有据、大方得体。

7. 时间控制　现实中，常会有这样的情景：明明已经过了规定的时间，演讲者却还在台上争分夺秒地继续自己的产品演讲。事实上，这一行为并不会让听众觉得演讲者有多么敬业，相反，这是没有时间观念的表现，演讲不专业的表现，演讲的效果可能因此而大打折扣。因此，控制好时间，绝不拖堂（除非听众要求延长），是一个优秀的演讲者必须掌握的一项技巧。在时间控制的技巧训练方面，可以简要概括为以下几点：

（1）要遵守会议邀请函上的议程安排。

（2）根据演讲内容的信息量分配各个环节、部分的演讲时间。

（3）按演讲内容的重要程度控制演讲速度。

（4）把握好会议中场休息的时间。

（5）确保答疑互动时间的预留。

（6）在演讲台上放只手表或闹钟，以便随时知道时间。

（7）会前要反复演练时间的把握。

媒体掠影

狄摩西尼是如何练习演讲的

狄摩西尼（Demosthenes，公元前384～前322）古希腊伟大的政治家、演说家和雄辩家。狄摩西尼自小讲话口吃，身体也较为虚弱。为了克服从小就有的口吃和咬字不清等毛病，他曾到海边对着波涛练嗓子，把小石子放在口中来纠正发音，攀登高山以增加肺活量，对着镜子练习姿势。经过勤修苦练，终于成为举世公认的古今第一大演说家。

查阅资料，看看他是如何练习演讲的。

8. 组织讨论与问题回应　在专业产品演讲中，讨论是提升演讲效果的重要环节。演讲者在完成主体内容的介绍说明后，可以组织听众针对演讲内容进行相关讨论，这一环节可以帮助演讲者澄清疑问，消除目标听众先前存在的偏见；它有助于演讲者检查沟通效果和听众对产品信息的接收程度；演讲者也可以利用这个环节对主题进行回顾总结，抓住再次全面展现企业、演讲者专业形象的良好契机。

在答疑环节，由于不知道听众会提出什么样的问题，演讲者可能会倍感压力，不能清晰地进行思考。如果听众同时发出质疑，演讲者更是成了众矢之的，一时难以应对。这时，演讲者就需要保持冷静，仔细分析听众提问的动机：是由于不明白自己的演讲内容，是不满意自己的现场解答，是故意刁难，是竞争者还是友好地想要帮助自己等。分清了提问原因后，就可以"对症下药"，运用回应问题的技巧来做出合适的处理，具体可遵循以下方面的事项、原则。

（1）解答问题时的步骤

第一步：倾听问题。

第二步：复述、确认问题，让所有听众都能听清楚问题。

第三步：当着所有听众的面，结合自己的演讲内容，耐心、仔细地解答问题。

第四步：结束问题，再次向提问者致谢，并希望自己的回答能让对方满意。

第五步：将视线转移向其他听众。

（2）解答问题时的原则

①实事求是，不要不懂装懂，切忌强辩或主观臆造。

②简明扼要，直击主题和重点。

③有理有据，科学严谨。

④不能让提问者下不了台。

⑤只回答自己明确了解的问题，对于不了解、不确定的问题，记录下来，会后另行解决。

（3）处理反对意见的原则

①进行换位思考，设身处地地站在听众的位置，感受、理解其观点，并向反对者表示自己的理解，肯定其意见的正确部分，对有异议的部分进行小组讨论。

②巧妙运用缓冲技巧，让反对者的情绪平静下来，然后再进行解答，除此之外，还可以通过请其他听众回答、邀请主持人回答、解释这些仅仅是个人观点等方法来处理异议。

实训项目

制作一个关于任何你感兴趣的主题的 5 分钟的幻灯片演示，和同学们交流分享。

 案例分析

2014 全国慢阻肺规范化诊治继续教育巡讲

为了让全国的呼吸科医生对慢性阻塞性肺疾病（慢阻肺）的诊断、评估、诊疗等有更规范的理解和交流，并最终找到指导临床、解决难题的方法，中华医学会呼吸病学分会主办了"2014 全国慢阻肺规范化诊治继续教育巡讲"，为广大临床医生提供了学术交流的机会，提高了全国各省市各层级医生的慢阻肺临床实践能力。5 月 10 日，2014 度第三次慢阻肺大讲堂在郑州举办，姚婉贞教授在大会致辞中回顾了慢阻肺大讲堂的历程，对正大天晴为慢阻肺规范化诊治继续教育巡讲所做的贡献给予充分肯定，慢阻肺大讲堂从 2013 年 3 月在珠海举办首场会议起，覆盖到 9 个省市的 2000 名临床医生，积极推广了规范的慢阻肺诊治理念。2014 年慢阻肺大讲堂将覆盖近 3000 名临床医生，并在授课中新增病例分享的环节，给广大的临床医生从理论到实践的指导。

（资料来源：傅佳.聚焦慢阻肺的规范化诊治——记 2014 全国慢阻肺大讲堂巡讲.中华医学信息导报，2014，29（12）：14-14]

案例讨论题：

1. 案例中制药企业利用了哪种群体销售的形式？

2. 案例中的群体销售整合了哪些资源？预计会收到哪些成效？

3. 尝试根据本节知识要点给案例会议设计方案。

4. 医药代表如何参与到这个群体销售活动中？

【思考题】

1. 简述群体销售的概念和主要形式。

2. 影响群体销售成效的关键因素是什么？

3. 在学术会议准备阶段，如何保证会议参会目标人群的到会率？

4. 学术会议结束之后，如何进行会议跟进？

5. 如何进行有效的演讲？

NOTE

第十一章　医药代表的区域管理

【学习目标】

1. 掌握：医药代表区域管理的概念、影响销售的因素及提高销量的方法、客户分级管理的意义、分级的流程方法及客户管理的策略。

2. 熟悉：客户资源管理的内容及分配方法。

3. 了解：区域市场环境分析和潜力分析的内容、医药代表投资思维的概念及方法、业务分析和数据管理的意义。

　　医药代表在自己负责的销售区域内，发掘具有潜力的客户，维护现有的客户，并向他们提供专业、科学的医药产品信息和服务，使更多的客户接受推荐的医药产品，同时不断增加本公司产品的销售数量，达到推广本公司医药产品的目的，实现区域内市场的销售目标。然而，销售区域中客户不同，需求也会不同。即使是同一客户，在不同环境影响下，需求也可能不同。那医药代表如何选择发掘具有潜力的客户以及如何对客户进行分级管理呢？除了管理客户，资源的合理使用也是医药代表进行区域管理过程中必不可少的部分。那医药代表拥有哪些资源并且如何有效利用这些资源呢？另外，医药代表如何培养投资思维，如何分析管理业务数据呢？这些都是本章要讨论的问题。

第一节　医药代表区域管理概述

一、医药代表的区域管理

　　总而言之，医药代表进行区域管理，就是在自己所负责的销售区域内，找到潜在的目标客户，然后通过合理分配有限的资源，制定有效的拜访计划，及时分析并反馈销售结果，更新完善客户资料及产品销售信息，有效地评估投入产出，协助管理层分析并调整区域市场策略，最终提高地区销售业绩和产品市场份额。同时，区域管理也能够明确医药代表各自责任，培养医药代表的独立处事能力。

二、医药代表区域管理中成功销售的重要因素

　　医药代表在区域管理过程中成功的销售离不开三个重要因素。

　　1. 关键客户　根据二八法则，80%的产品销量来自20%的关键客户。医药代表要寻找并发掘具有潜力的关键客户。比如专业领域学术影响力大的医生或者具有高处方潜力的医生。

NOTE

推销小理论

二八法则

20世纪初，意大利统计学家、经济学家维尔弗雷多·帕累托发现80%的社会财富集中在20%的人手里，而80%的人只拥有20%社会财富，因而提出了二八法则。二八法则在经济学、管理学甚至在日常生活中都有着广泛的应用。

2. 合理的拜访频率和高拜访质量　医药代表通过合理的拜访频率让医生更多地了解并最终接受所推荐产品，同时培养并巩固医生的处方习惯。医药代表的高质量拜访也能给医生留下良好的拜访印象，从而与医生建立长期合作关系。

3. 销售技巧、经验的积累　医药代表每次拜访客户的关键是如何有效地将产品的核心利益传递给客户，同时满足客户需求，这需要一定的销售技巧。而销售技巧很大程度上来自于实践经验的积累。

三、医药代表区域管理中提高销量的方法

医药代表要在区域管理中提高销量，一般有如下几种方法：

1. 医药代表通过发掘潜在客户，维护现有客户，来增加客户的数量，扩大所销产品在所辖区域的市场份额，从而提高产品的销量。

2. 提高单个客户对目前治疗领域的处方量。医药代表通过合理的拜访频率和较高的拜访质量，可以让客户更深入地了解医药代表所推荐产品，从而影响客户诊疗观念，培养客户更好地应用本公司的产品为患者服务，从而建立长期合作的关系，最终提高产品销量。

3. 扩大潜在客户的范围。医药代表选择潜在客户时，除了选择与产品直接相关的科室客户外，还要考虑对本产品有产出的相关科室的客户。在增加新客户数量的同时，也可以为相应患者提供更多的使用机会。

第二节　区域市场分析

医药代表进行区域管理过程中，必须对区域市场环境、区域市场潜力进行分析。

一、区域市场环境分析

区域市场环境是指公司和产品之外的，不受人为控制的，对区域市场带来影响的各种因素。市场环境分为宏观环境和微观环境，其中宏观环境包括人口环境、经济环境、政治法律环境、社会文化环境、自然地理环境、科学技术环境；微观环境包括供应商、中介、竞争者、顾客以及公众。这些影响因素可以给企业带来有利的或者不利的影响，提供机会或者造成威胁。

二、区域市场潜力分析

目标市场潜在需求的多少即市场潜力，一般可以通过目标市场的患者总数来计算。以治疗

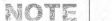

中度疼痛的镇痛药市场潜力计算为例，一般医药代表都会分析到骨科的三个市场：门诊、急诊、病房。从患者数量上看，门诊慢性中度以上的疼痛患者最多，因而治疗中度疼痛的镇痛药在该市场的需求最多，该市场的潜力最大；急诊几乎所有的患者都存在中度以上的急性创伤性疼痛，潜力居中；病房则主要是术后患者短期缓解疼痛，对于治疗中度疼痛的镇痛药来说，该市场潜力最小。市场潜力从不同的角度可以进一步细分为医院潜力、科室潜力以及医生和适应证潜力。

1. 医院潜力分析　一般可以依据床位数、日门诊量、月药品购进额、该类药占总销售额的比例等来确定各个医院的潜力大小，也可以按照处方潜力即某病症领域就诊患者数量和医院平均治疗费用来确定各个医院潜力。

2. 科室潜力分析　以门诊为例，单位时间内某类药品在一个科室的处方潜力分析可以使用以下公式：

某类药品的科室总处方量＝平均每日患者数量×平均使用该类药品患者比例（％）×平均每患者的处方量×工作日

平均使用该类药品患者比例（％）＝该科该产品总处方量/该科的所有药品总处方量

这个份额越大，该类产品在该科室的潜力也越大。

3. 医生和适应证潜力分析　目标医生对某类适应证处方潜力是由其治疗的该类适应证患者的数量决定的。医药代表需要通过调查知道医生选用的自己的产品是处理哪种适应证以及不同适应证的患者数量。

另外，可以根据销售药品的特点将医生潜力按照处方潜力、医生用药倾向性和影响力分类。处方潜力就是医生的处方机会，也可以说是某病症领域患者人数。医生用药倾向性取决于医生的用药习惯，还有医生对每个药品功效特性的理解。医生的影响力大小也会影响药品的销售数量。

第三节　客户分级管理

医药代表进行区域管理时，要对自己所管辖的区域的销量产出客户进行分析和管理，以便在维护稳定老客户的同时，更有效地开发新客户。因此，要了解药品的销量主要来自哪几家医院，主要分布在这些医院的哪几个科室及哪些医生。在了解辖区销售情况的基础上，进行客户分级管理，可以大大提高医药代表的工作效率。

一、目标客户选定

医药代表在发掘公司产品的潜在客户时，首先要熟悉自己产品的功效。例如治疗肿瘤类的处方药，那首先要选择直接相关的科室——肿瘤科的医生作为首选目标客户。其次，也要考虑间接相关的科室医生。如介入科、老年科及血液科。另外，也可以考虑如何说服处方竞争产品的科室医生使用自己的产品，这需要医药代表在拜访过程中积累相关经验和技巧。

二、客户的分级

在医药代表的销售区域中，根据二八法则：80％的产品销量来自20％的重要医院，80％的

NOTE

产品销量来自20%的处方医生。实践证明，不同的客户带来的销量不同，价值也不同。通过客户分级，医药代表可以更合理有效地分配有限的资源去开发和管理用户，从而获得更好的销售业绩。通过对所辖区域信息搜集整理，医药代表可以从医院和医生两个层次进行客户分级。

（一）辖区医院分级

医药代表进行产品推广时，首先要考虑的是销售区域内医院的潜力大小。一般依据床位数、日门诊量、月药品购进额划分医院等级。医药代表通过搜集各个医院的数据信息，判断各个医院的潜力大小，最后根据划分结果制定合适的销售方案。

此外，医药代表也可以按照就诊患者数量和医院平均治疗费用划分不同潜力的医院。医院就诊患者数量和医院平均治疗费两者均高的，应高频率、高质量拜访。医院就诊人数和平均治疗费用一般的，应该中频率、高质量拜访。医院就诊人数以及平均治疗费用较低的，尽量不花费拜访时间。

推销小案例

医院分级的小实例

医院分级一般采用ABC分类法。根据医院潜力、本公司产品的处方情况等指标将目标医院进行分类。下表是某公司某产品医院等级划分的例子。

表11-1　常用目标医院等级划分法

等级	床位（张）	日门诊量（人次）	月药品购进额（万元）
A	>800	>2500	>800
B	300~800	1000~2500	200~800
C	<300	<1000	<200

注：本表所列数值仅供参考，不同公司不同产品不同区域医院等级划分标准可能是不同的。

从上表可知，A级的医院潜力较大，B级的医院潜力中等，C级的医院潜力较小。医药代表销售的目标客户以及拜访重点首选在A级的医院，其次在B级医院，最后在C级医院。

（二）目标医生分级

医药代表根据所销售药品的功效和特性将某一专业领域的医生按照处方潜力、用药倾向性进行分级，针对不同级别的医生选择合适的销售策略。一般而言，常用目标医生的接诊患者数量来评估处方潜力，用医生处方某一药品的比例来评估用药倾向性。医生的用药倾向性又具体分为三种：首选用药、二线用药、三线用药。其中首选用药是指医生认为该药是治疗某种类型的病症最佳的选择，性价比高，并且偏好用此种药品；二线用药，即是某个药品在医生治疗疾病时不被首先考虑使用，在医生用药选择中处于中间位置。三线用药即指医生使用某类药品时总是先考虑其他选择，排除大多数药品后才会选择这种药品。同一领域患者数一般比较稳定，所以处方潜力往往是稳定的。不同领域患者数有差别，可以分成高潜力、中等潜力以及低潜力来表示不同领域的处方潜力。而医生用药倾向性与很多因素有关，医药代表可以采取相关策略去影响它。结合药品的处方潜力和医生用药倾向性，可以将医生分为九种类型，即常说的九宫格（图11-1）。

此外，医药代表也可以根据目标客户的影响力、用药潜力及现用药情况，将客户分为A、

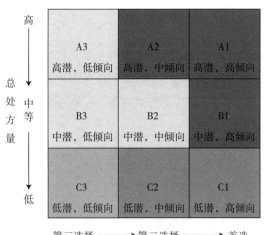

图 11 - 1 医生的九宫格分类

B、C 三级。A 级客户一般是高影响力，或高潜力和（或）高用药量的客户。B 级客户一般是有影响力，或中度潜力和（或）中低用药量的客户。C 级客户一般影响力、潜力、用药量均不高。

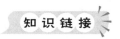

250 定律：不得罪一个客户

在每位客户的背后，都大约站着 250 个人，这是与他关系比较亲近的人：同事、邻居、亲戚、朋友。如果推销员赢得了一位客户的好感，就意味着赢得了 250 个人的好感；反之，如果得罪了一名客户，也就意味着得罪了 250 名客户。这就是美国著名的汽车推销员乔·吉拉德的"250 定律"。由此，乔·吉拉德得出结论：在任何情况下，都不要得罪哪怕是一个客户。

在乔·吉拉德的推销生涯中，他每天都将 250 定律牢记在心，抱定生意至上的态度，时刻控制着自己的情绪，不因顾客的刁难，或是不喜欢对方，或是自己心绪不佳等原因而怠慢客户。乔·吉拉德说："你只要赶走一个客户，就等于赶走了潜在的 250 个客户。"

（资料来源：百度百科）

三、确认目标客户的流程

医药代表销售产品前首先要熟悉该产品的功效和特性，然后根据该产品的性能选择目标客户，通过多方信息搜集整理，进行客户分级，从客户分级中确认最终目标客户，实施相应的销售策略（图 11 - 2）。

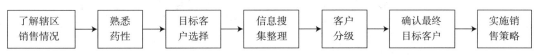

图 11 - 2 确认目标客户的流程

四、客户管理策略

在以上医生分级的基础上，可以利用九宫格再一次把医生进行分类。第一类客户是处于 A1、A2、B1 的医生，第二类客户是处于 A3、B2、B3 的医生，第三类客户是处于 C1、C2、C3 的医生（图 11－1）。可以把第一类医生作为关键客户，第二类和第三类医生作为普通客户。

（一）关键客户管理

针对第一类客户，医药代表要集中优势资源服务。首先，医药代表要有计划地高频率高质量地拜访，一般拜访频率为 4～8 次/月。并经常征求关键客户对所处方药品的意见和建议，巩固与医生间良好的合作关系，及时有效地处理关键客户的抱怨，给予医生良好的医药代表印象和公司印象。可以从以下几个方面具体实施：

1. 保持、推进客户处方情况，向客户传达产品的核心利益，满足客户临床需求。

2. 积极推进群体销售，组织产品推广会、学术研讨会、产品上市会等。增加客户对公司产品的认知、认可、认同，提高客户的忠诚度。

3. 医药代表自身要积极主动开发及推广新的适应证和用法，同时留意竞争产品的动向。

4. 与地区经理、产品经理协同拜访，或者进行家庭拜访。

（二）普通客户管理

针对第二类以及第三类客户，医药代表要考虑到可能没有提供足够的产品信息让医生了解，或者是自己拜访频率不够甚至沟通方式的不当没有给医生留下好的印象。当然也不排除所推广产品本身性价比低的情况。医药代表综合分析各方面的原因后，采取的策略主要针对有升值潜力的普通客户，努力使他们成为关键客户。

1. 针对第二类客户，医药代表日常拜访为 2～4 次/月。一般有以下几种策略。

（1）通过拜访，增加客户对产品知名度的认识以及增加客户对产品的兴趣点。

（2）积极运用文献资料样品，努力挖掘客户深层需求。

（3）把握时间，积极营造真挚氛围，戒骄戒躁。在维持现状的基础上，促进转变，提高产品销售量。

2. 针对第三类客户，可以采取的策略有以下几种。

（1）日常拜访不定期，客户主动需要时才拜访，同时使用名片、品牌提示物。

（2）定期、不定期邮寄资料或者电话、电子邮件拜访以及顺路拜访。

（3）在多次沟通后，重新评估医生的处方潜力、用药倾向性以及影响力，选择发展成为关键客户或者选择停止拜访。

此外，客户分级管理的过程中，医药代表可以收集相关信息，建立客户数据库，实行"建档管理"。收集关键客户和普通客户的相关信息和用药习惯等，以便提供个性化服务。医药代表可以建立客户档案表、拜访计划表、拜访记录表、拜访总结报告等表格进行信息和过程管理。

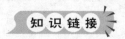

知 识 链 接

目标客户管理的成功要素

＊了解客户的业务   ＊建立良好的内部沟通系统

　＊认识高层客户　　　　　　　　　　　＊制定目标

　＊知道客户的目标　　　　　　　　　　＊计划每次拜访

　＊认识客户对其市场的观点　　　　　　＊保持准确的客户记录

　＊知道客户对你提供的服务或产品的观点　＊专业化产品介绍

　＊比竞争对手做得更好　　　　　　　　＊提供卓越的客户服务

（资料来源：《医药代表实战宝典》，姬涛，凌云著，海洋出版社）

第四节　资源管理

资源是医药代表进行区域管理过程中必不可少的部分。资源的有效利用能提高医药代表的销售效率，使其更快地达成销售目标。可以从资金资源、时间资源、会议资源、人力资源、物质资源（5M）这五个方面进行资源分析及资源分配。

一、资源的分类

（一）资金资源

资金（Money）在医药代表发掘和稳定客户的过程中是必不可少的。例如医药代表的餐饮费、差旅费，以及为客户学术研究方面提供的赞助费等。这些费用构成了医药代表的销售费用。如何评估销售费用呢？一般通过计算投入产出比（销售费用/产品销售额＊100%）进行定期评估，来分析经费运用是否合理。然后，医药代表根据经费的使用情况，结合销售目标完成的情况，适当地调整资金分配。

（二）时间资源

世界管理大师彼得·德鲁克曾说过："时间是最宝贵而有限的资源，若不善加以管理，一切失之于惘然。评估一个人日常行为效果，最容易且系统的做法就是考核其对时间的管理及应用。"对医药代表来讲，时间资源（Time）尤为重要。医药代表要学会合理安排拜访时间，有效分配时间资源，优先拜访关键客户，以争取更多的有效销售时间来提高销售效率，最终促进医药代表地区业绩的提高和所销产品市场份额的增长。

根据二八原则，医药代表在时间资源管理的过程中要用80%的时间拜访带来80%的产品销量的20%的处方医生。为了更好地了解自己所辖区域的工作进程以及完成目标任务的状况，医药代表应以一个月计划周期为宜。在制定月拜访计划表的过程中，医药代表要根据自己所辖区域医院的潜力以及客户的潜力，确定本月拜访医院的天数以及拜访客户的次数。为了更好地完成当月的销售任务，医药代表也需要制定每日、每周的拜访计划来细分月拜访计划。在日拜访计划中，医药代表要确定当天拜访的医院以及目标客户。确定客户最佳的拜访时间，并记录和客户约定的拜访时间，设定本次拜访的目的。另外，还要确定在特定时间所需要的电话拜访和其他活动，并辅以备忘录提醒。当天拜访完成后，要及时保存客户的拜访记录。周拜访计划中，医药代表可以通过已完成的销售目标与预设目标的比较，得出销售进程的快慢，调整销售进度。同时，医药代表可以回顾本周的拜访情况，为下次的拜访进行更周到的准备。

NOTE

（三）会议资源

医药代表一般都是通过一对一拜访客户的方式销售产品。但是成功的利用会议资源（Meeting）推广产品，却可以得到事半功倍的效果，短期内增加一定数量的客户。医药代表要充分利用会议资源，把握时机，从而增加销量，获得更多的收益。会议资源一般有如下几种形式：产品上市会、学术研讨会、院内科室产品推广会、临床试验协调会等。

会议资源在短时间内集中有限的资源投入，给客户展示产品信息，加深客户对该产品的印象，借此获得与客户合作的机会，从而增加销量，较快地获得产出。因此，医药代表也必须掌握会议资源中需要体现的群体销售能力。

（四）人力资源

对医药代表而言，人力资源（Manpower）包括了自己的上下级以及客户。地区经理是一种十分重要的资源。他们往往有丰富的销售经验和广泛的客户关系，可以在销售过程中对医药代表进行有效指导。在医药代表拜访客户遇到困难时，可以提供相应的建议。同时，地区经理拥有一定的销售费用。当医药代表资金短缺时，可以申请使用。

公司的同事也是一种资源。大家通过互相交流可以积累销售经验，也可以获得有价值的信息。如果是销售同一产品的同事，往往存在竞争，有竞争就有对比，这可以激发医药代表的销售潜能，提高医药代表的销售业绩，使医药代表更快地成长为优秀的医药代表。

俗话说"知己知彼，百战不殆"，熟知竞争产品医药代表的性格、工作态度、与客户的合作关系、拜访方式、以及对目标医生的覆盖率和拜访频率等，有利于对比分析出自己在销售产品上的缺点和不足，从而有针对性地制定销售方案。

（五）物质资源

合理利用物质资源（Materials）有利于医药代表与客户建立良好的关系。医药代表进行拜访的过程中，适当运用访谈资料可以更详细地介绍产品，更显得专业性和学术性。同时，医药代表在与医生交流过程中赠送有本公司 LOGO 的品牌提示物、小礼品或者纪念品，宣传公司形象。

二、有效的资源投入

（一）资源投入的目的

1. 从医药代表自身来看，资源有效合理地投入，能够节约销售费用支出，减少时间浪费，资源的投入产出比将更小，医药代表能更快地实现自己的销售目标。

2. 从激励客户的角度看，有效地资源投入即高频率、高质量地拜访关键客户，能更好地激励客户，巩固并加强已经和客户建立的初步合作关系，为本公司产品销售增长提供基础。

（二）合理的资源投入

医药代表利用和管理资源时，只有更有效地进行资源投入才能获得更好的回报。根据二八法则，对于关键客户，医药代表要高频率高质量的拜访。对于普通客户，医药代表宜中频率地拜访。把医院作为开发管理目标时，潜力大的医院就是医药代表的关键客户。把医院相关用药医生作为目标时，高处方潜力和首选用药的医生就是医药代表的关键客户。

（三）资源投入中的注意事项

1. 把握激励的时机　资源投入要及时而不能犹豫，否则起不到应有的效果甚至会适得其反，容易让竞争对手乘虚而入。

2. 给激励留有回旋余地　资源投入是有目的有计划的投入而不是一次性的全部投入，这样可以根据实际情况做出及时的调整从而能更好地达到学术推广目的。

3. 避免资源重复投入，产量却没有变化　资源投入的计划要明确，目标要具体。缺乏目标的盲目投入既达不到目的又浪费了资源。

4. 不要凡事都予以激励　资源投入过度不但会增加成本，还会极大的影响激励效果，激励的边际效用减弱导致只有不断地加大投入才能起效。

第五节　投资思维

医药代表在销售产品的过程中，需要具备灵活的投资思维。它能让医药代表更好地掌控销售进程。对于产品而言，医药代表销售一种产品所获得的收益不及产品组合销售的收益。医药代表销售产品的同时可以考虑产品组合。在此，医药代表要了解几个概念：投资、充电和开支。

一、医药代表的投资、充电和开支

投资是指投入一定的资源并能够创造一定的收益或能够增值。比如产品组合是一种投资方式。它包括扩大同一治疗范围的产品类型，以及加大对不同治疗范围产品的推广。它可以扩大公司的影响力。同时，不同产品的销售可以互相支持，减少费用，降低投入产出比。

充电是指任何时间、金钱或精力的投资，可以增强创造收入的潜在能力。比如高频率、高质量拜访医生，与医生建立长期友好关系，培养医生的处方习惯。

开支是指投入一定的时间精力资源，却不创造任何收益，也不能使资产增值。比如在拜访客户的过程中，投入了一定的资源，最终却不能说服客户使用本产品。以及多次拜访同一客户，多次投入资源，产品销售量却没有多少变化。

二、投资的三个阶段

医药代表发掘潜在客户过程中，首先要培养与客户的关系。通过高频率高质量的拜访客户，给客户良好的印象，加深客户对该产品的了解，与客户建立长久合作关系。然后，医药代表行为逐渐转变为要从客户的角度提供不同治疗方案来帮助客户解决难题。最后，医药代表保持跟进，培养医生的处方习惯。在行为转变的过程中，医药代表要合理利用5M资源，并且关注能够充电和增值的资源，调整资源组合，减少转变过程中的风险，从而促进销售增长。此外，医药代表要创造拜访时间的连续性，随时注意医生的需求，以便不断推动转变，探询并找出医生真正的需求。

三、投资策略

医药代表拜访客户是以培养与医生的长期关系为基础的拜访。从长远角度来看，这是一种长期投资。为了更好地给予客户良好的印象，医药代表在与客户沟通的过程中，真诚传达如下信息：我从事该岗位是持久的；您可以信任我；我主要关心的是对您及您的事业有所帮助的事情；我的目标是为您带来价值。

那医药代表如何培养与医生的长期关系并建立与医生间的信任呢？

医药代表在拜访前搜集客户资料，或者在拜访过程中探询出共同的兴趣或经历，在与客户轻松愉快的沟通过程中，给予客户良好的印象。同时，医药代表要做到言行一致，信守承诺，才能稳定客户的关系，为以后长期合作发展打下基础。当然，投资策略会随着客户的需求不同而不断变化，医药代表也要根据客户的需求不断变更投资策略。

四、精确投资

医药代表在进行投资前要进行一番调查，并用探询来识别客户需求，将产品知识、公司资源与客户产品选择顺序、风险点以及转变的成本相联系，在产品特征、效益与所了解的医生的重点之间建立直接联系，才能有效利用资源达到精确投资。此外，医药代表在分析客户需要的过程中，需要了解自身产品的优势。对于竞争产品，它的各方面信息在医药代表销售产品的过程中也有一定的帮助。医药代表要尽可能全面的了解竞争产品，包括其品种、规格、销量、主要使用科室及医生、销售策略及具体促销方式、和自己销售的产品作用机制上的差别，这样才能更好地使医药代表帮助医生选择产品。

第六节　业务绩效分析与数据管理

一、业务绩效分析

医药代表的考核和医药代表销售策略的变更，都需要了解医药代表的业务绩效。可以从销售数量/销售额、投入/产出比、绝对值增长、市场占有率等指标对医药代表的业务绩效进行分析。

1. 产品的销售数量和销售额　产品的销售数量一般用于衡量产品销售的增长状况。一般而言，产品单价变动小的情况下，随着销售数量的增加，销售额也会增加。销售数量和销售额的增加表明此段时间医药代表的业绩较好。

2. 投入产出比　投入产出比是指每次（或每月、每周）学术推广的销售费用（成本）与销售额的比率，计算公式为：

$$投入产出比 = 销售费用/产品销售额 \times 100\%$$

如果销售额偏低，而会议费、礼品费、交通费等销售费用偏高，那么投入/产出比就会偏大，此次（本月、本周）销售的含金量不高，医药代表就要考虑是否要更改销售策略来降低投入/产出比，从而提升销售效率。

3. 产品市场占有率　一般而言，产品市场占有率是企业的产品在市场上所占份额，也是企业对市场的控制能力。医药代表通过发掘潜在客户，维护现有客户，提高产品的销售数量和销售金额，从而提高企业产品的市场占有率，也是医药代表业务能力的一种体现。

二、销售数据管理

在中国医药市场上获得成功的医药公司都有严格的销售管理系统，数据管理是其中的重要内容。医药代表的一项基本工作职责就是收集市场信息，为企业决策提供依据。

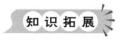

销售数据的重要性

医药产品的销售工作的确富有挑战，这让医药代表每天都充满了工作激情，但工作结束后有一件事让医药代表头痛：填写销售报表。"书面工作太多会影响代表的工作效率。""医药代表的主要工作是拜访医生，不是浪费时间填写报告。""医药代表的工作需要激情，繁琐的工作报告会破坏他们的情绪。"诸如此类的抱怨在公司的销售部门会议中可谓司空见惯。甚至一些跨国制药企业迫于销售队伍的压力，改变了最初进入中国时严格要求医药代表填写报表的管理制度，医药代表每月的报告只剩下了寥寥几种，但销售数据表明，简化了报表制度并未给企业带来销量的提升甚至销量还有所下降。

医药代表必须了解相关数据包括：目标医院的基本信息、目标医生的信息、公司产品销售数据、同类产品的市场数据等。医院的基本信息包括医院最基本的概况、医院的科室构成及药房人员信息。目标医生的信息包括医生的基本信息、每月处方产品平均数量、每月对竞争产品的处方支持度、门诊次数、拜访次数等；公司产品销售数据包括产品的规格，所销的医院、科室，某月的计划和实际的销售量以及处方医生数目。同类产品的市场数据包括其产品规格，所销的医院、科室，本月进货和库存量等。

医药代表进行数据管理时，每天要及时更新销售记录，及时上交工作报告，及时汇报产品推广活动的相关情况，及时反馈销售成果，及时向公司提供竞争对手信息。

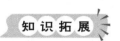

医药代表工作日志

医院	分类	客户姓名	科室	职务/职称	拜访目的	拜访结果	跟进计划
小结		重要市场信息、竞争产品活动等					

资料来源：《医药营销——医药代表实务》，上官万平著，上海交通大学出版社

案例分析

小李是某医药公司的医药代表，他计划近期在自己的销售区域内开发甲、乙、丙3家医院，向客户销售 A 产品。针对该区域内的3家医院，小李的销售策略是平均分配各个医院的月拜访次数，均为6次。一段时间后，统计数据显示这3家医院中 A 产品占本医院同类产品份额

分别为：甲医院 20.0%、乙医院 10.0%、丙医院 12.5%。A 产品在三家医院中占同类产品总份额为 11.3%，总销量约为每月 8500 盒。

为了提高销量，增加业绩，小李经过深思熟虑，重新制定了销售策略。他将这 3 家医院按潜力大小分级并改变了月拜访次数。通过小李的努力以及销售策略得当，总销量提升为每月 9250 盒。

（资料来源：真实案例改编）

案例讨论题：

1. 医药代表区域管理中成功销售的重要因素有哪些？

2. 如果你是小李，可能会如何重新设计销售策略？

【思考题】

1. 什么是医药代表的区域管理？

2. 客户分级管理的意义是什么？

3. 医药代表进行区域管理所拥有的资源有哪些？如何有效地进行资源投入？

4. 如何管理关键客户？

5. 某推销员目标医院中，三个不同的科室中各个医生的用药潜力和用药倾向情况如下表所示。假定医生的用药潜力由高到低的界限分别是 300 盒以上，150~300 盒，150 盒以下。用药倾向由高到低的界限分别是 50% 以上，25%~50%，25% 以下。根据客户分级，画出下列各科室医生的九官格，并分析采取何种销售策略。

科室	医生	用药潜力	医生用药倾向
神经内科	张医生	668	20.11%
	王医生	352	25.81%
	赵医生	293	67.79%
	孙医生	245	0.00%
	李医生	338	16.67%
神经外科	陈医生	287	29.69%
	黄医生	145	37.84%
	姚医生	172	0.00%
	刘医生	206	62.72%
急诊科	段医生	309	0.00%
	胡医生	107	0.00%
	钱医生	146	0.00%

第十二章　医药代表的自我管理

【学习目标】

1. 掌握：医药代表时间管理的内容、方法和技巧；医药代表的形象礼仪、日常见面礼仪；医药代表压力管理技能。

2. 熟悉：医药代表职业发展路线、形成正确的职业发展观。

3. 了解：医药代表的目标设置与管理。

第一节　医药代表的时间管理

时间是一种资源，人们无法对它进行买卖，也无法从别人那里获得。每天每个人都拥有相同的 24 小时，而差别在于用它来做什么。对于那些能够重视和实施时间管理的人来说，他们往往对如何使用每天的 24 小时有个清晰的计划，他们知道应该花时间做什么！

现在，有很多人包括医药代表内心焦虑的同时也常抱怨道："太忙了""时间好紧张""时间总不够用""做医药代表真是累啊"。这些抱怨充分说明了学习并掌握有关时间管理的方法和技巧的重要性。

一、时间管理的含义

时间管理，是指在相同的时间里，通过有目的的计划和控制来提高时间的利用效率、增大产出价值的过程。时间管理的目的不应仅是为了追求在固定时间内做更多的事情或把所有事情都做完，而是要让人懂得决定什么事情该做、什么事情不该做。它通过事先的规划，指引帮助人们更轻松有效地完成目标，使单位时间的产出最大化。

二、时间管理的作用

1. 时间管理可以延长生命　假设一个人可以活到 80 岁，即 29200 天，在这看似漫长的 80 年中，睡眠占去了 30% 的时间，再减去读书成长的 20 年和退休后的时间，剩下可供他工作的时间非常之少。既然一个人的生命是有限的，那么如果能充分有效地利用好这有限的时间去创造价值，则相当于延长了自己的生命，也使自己的生命更有意义。

2. 时间管理能够提高效率　有的人珍惜生命、勤恳努力而铸就辉煌，有的人则虚度光阴、浑浑噩噩而一事无成。假设每个人的生命都为 1，人们都希望能在这个"1"的单位时间里创造更多更大的价值。有效地管理时间、利用时间，是提高效率的关键，也是赢得竞争的本源。

3. 时间管理可以创造财富　俗话说"年轻就是资本"。年轻就是还有时间，而这些时间有可能为人们带来宝贵的财富。每个人每天都有 24 小时，只要人们能合理地规划和利用好这些时间，朝着目标去学习、工作，就可以创造出名誉、地位、金钱等更多的财富；同时，人们有效地利用时间获得成功的这个奋斗过程也是一笔特殊的精神财富。

三、时间管理的内容与程序

事实上，时间管理所管理的对象并不是时间这么简单，而是方法和流程，即通过方法、流程的改善，合理评估、规划、分配和利用时间，从而更快速且高质量地完成事情。

1. 评估　主要包括评估时间利用情况、浪费时间的情况；评估个人最佳工作时间；评估对某一段时间进行管理的目的以及要达成的目标、效果。

2. 规划　根据目标，对时间做出合理的规划，列出时间安排表。注意目标应有轻重缓急之分，确定哪些是非常重要的事情，哪些是急于完成的事情。

3. 控制实施　做出时间管理规划后，要采用一定方法来控制时间，以保证时间的有效利用。

4. 检查　事项完成后，检查时间安排是否合理有效，活动主次是否分明，有无时间浪费情况，若有则要审视具体原因，进行总结，以便改善。

小测试

时间管理测试：测试你在时间管理上的盲点

1. 每天处理的任务都具有很高的优先级别
2. 经常到最后时刻才能完成任务，或者还提出需要获得延期
3. 留出做计划以及做预先时间安排的时间段
4. 清楚完成各种不同任务所需要花费的时间
5. 经常在完成某个任务时被打断，而需要处理其他事务
6. 使用目标设定的方法来决定哪些任务与活动必须被完成
7. 在预计时间的时候放一些余量，以备不时之需
8. 清楚正在处理的任务的优先级别
9. 被赋予一个新的任务时，会评估该项任务的重要性与紧急程度
10. 对于任务的最后期限与对任务承诺，会感到厌烦
11. 经常会在完成重要任务的时候分心，或被分散注意力
12. 必须将工作带回家，才能完成
13. 有意识地区分"任务清单"或者"行动计划表"
14. 能主动与上级就被分配任务的优先级别进行沟通
15. 接受一个新任务时，会检查该任务的结果是否值得时间投入

如果你好奇自己是否存在时间管理的盲点，请登录以下网址并进行自我测试：

http://www.xinli001.com/ceshi/56637825

（资料来源：时间管理测试：测你时间管理上的盲点. 壹心理. http://www.xinli001.com/）

四、医药代表的时间管理方法

1. 合理分配时间："四象限"法　"四象限"法由美国管理学家史蒂芬·柯维提出，该方法将工作任务按照重要和紧急两个维度进行划分，区分为四个象限：既紧急又重要、重要但不紧急、紧急但不重要、既不紧急也不重要（图 12 – 1）。

```
                              ↑ 紧急

 第三象限：快速、巧妙做              第一象限：马上做
 事项举例：一般会议或报告、某些临时紧     事项举例：危机、有限期的任务、重要会议、
     急事件、电话和邮件                    准确事项
 偏重结果：短视近利、缺乏自制力、危机     偏重结果：压力、筋疲力尽、危机处理、忙
     处理、轻视目标与计划                   于收拾残局

 不重要 ──────────────────────────────────────── 重要

 第四象限：尽量不做                 第二象限：重点做、始终关注并积累
 事项举例：细琐的工作、浪费时间的闲聊、   事项举例：重要客户的培养与维护、长远职
     无关紧要的信件                        业发展
 偏重结果：全无责任感、危机处理忙于收     偏重结果：有远见、平衡、自律、少有危机
     拾残局

                              ↓ 不紧急
```

图 12 – 1　"四象限"法

医药代表在面对多头任务时特别应注意遵循二八法则，将不同的工作事项进行合理划分，坚持既紧急又重要的事情应马上做；重要但不紧急的事情应重点做，注意坚持和积累；紧急但不重要的事情应快速巧妙应对或通过协调适当安排他人做；既不紧急也不重要的事情应尽量不做。

总体而言，医药代表应考虑适当舍弃第三、四象限当中无关紧要之事，将更多的时间和精力投入到第二象限内的事情上，对于第一象限内的事务虽然应该重视，但也要尽量节制，避免让自己陷入筋疲力尽的地步。

2. 管理时间：执行　医药代表根据四象限法拟定工作计划。工作计划包括日计划、周计划、月计划、季度计划、年度计划。通常，每年年末做出下一年度工作计划；每季季末做出下一季度工作计划；每月月末做出下月工作计划；每周周末做出下周工作计划；每晚做出明天的工作计划。以上计划具体体现到待办清单的拟定和执行利用上。

待办清单的内容主要包括：非日常工作、特殊事项、行动计划中的工作、昨日未完成的事项等。医药代表应将每日要做的工作事先列出，排出优先次序以突出工作重点，确认完成时间，完成一项工作划掉一项。执行过程中注意：第一，要避免遗忘事项，力求今日事今日毕；第二，要为应付紧急情况留出时间；第三，务必坚持。

五、医药代表的时间管理技巧

结合时间管理的一般技巧和医药代表工作特点，医药代表在进行时间管理时应特别把握以下技巧：

（1）了解医药代表的工作职责，明确自己的工作内容及重点。

（2）用好日程表和工作计划。

（3）避免不必要、重复低效的工作。

（4）在处理耗时且重要的工作任务时要细致耐心。

（5）给各项工作设定最后期限。

（6）学会利用零碎时间。

（7）拜访前尽量预约，注重客户拜访线路的规划。

（8）处理好人际关系，以备必要时协调和分配部分工作。

第二节　目标管理

"目标管理"最早由彼得·德鲁克于1954年在其名著《管理实践》中提出，现已成为管理实务中比较成熟的一种管理思想和方法。在自我管理领域，目标管理的意义在于帮助个人系统地朝着既定的目标前进。医药代表若失去发展目标，便会失去前进的方向，因此，对医药代表而言，通过设立一些目标并时常提醒、激励自己，是非常必要且有效的自我管理方法。

一、目标设置

目标管理首先需要设置目标。目标设置是通过为自己设置适当的目标来完成自我激励，从而取得更好绩效的一种方式。医药代表通过目标设置能够明确工作方向和重点、带来自我满足感、提高工作积极性和创造性、提高自我认知，最终提升个人的生活和工作绩效。

二、目标设置的"SMART"原则

医药代表个人发展目标包括生活、工作等多方面，无论是哪一类目标，设置时都应遵循"SMART"原则，以便更好地进行个人目标管理。

目标要明确具体（specific）　重点是明确想要达成的结果，而不是取得结果所需要的资源和过程，且目标不可以是抽象模糊的。

目标能够被衡量（measurable）　设定的目标最终要可衡量，能够直观量化表达。

目标能够达成（attainable）　设定的目标要高，要有挑战性，但一定是可达成的。

目标要切实相关（relevant）　设定的目标要和岗位工作职责相关联。

目标达成要有时限性（time‑limited）　对设定的目标，要规定什么时间内达成。

角色模拟

医药代表个人目标设置

医药代表设定个人目标时，可以参考以下内容。

1. 列出希望达到的目标，比如：本月结束的时候完成10万元的药品销售额。

2. 列出达到目标的好处，比如：完成10万元的销售额，可以拿到1万元的提成。

3. 列出实现目标过程中可能遇到的障碍，比如：公司现有产品的品牌力不够，市场没有培育起来，竞品很多。

4. 列出达到目标需要的信息和资料，比如：了解客户的习惯，客情关系维护得好不好，竞品最近的促销活动情况等。

5. 列出可以利用的各项资源，比如：公司制订了促销奖励计划。

6. 制订具体的行动计划，行动计划尽量详细。

7. 明确达到目标的期限，如一个月。

8. 可将行动计划制成表格，放于显眼处，实时督促自己。

（资料来源：鄢圣安. OTC 医药代表药店开发与维护［M］. 北京：中华工商联合出版社，2014）

三、实现目标过程的管理

目标管理重视结果，更强调自主、自治和自觉。医药代表可参考以下个人目标管理步骤实现目标过程的管理。

1. 设定期望达成的目标。

2. 确定目标的优先顺序。

3. 拟定达成目标的行动计划。

4. 对计划设定优先等级和先后顺序。

5. 排定日程表。

6. 马上行动。

7. 养成习惯，坚持执行。

8. 检查和评估目标达成情况。

第三节　压力管理

随着医药市场竞争日趋激烈和医改政策不断调整，医药代表普遍感觉到压力在增大。如何缓解压力以及如何将压力转化为动力，成为医药代表自我管理的重要课题。

一、压力本质与内涵

（一）压力的本质

压力是个体生理和心理上的唤醒，这种唤醒是由施加于它们的需求所导致的。压力在本质上是由于环境要求和个体特征相互作用引起的个体焦虑性反应，是人与环境系统的机能障碍问题。这也是为什么有些医药代表遇到压力后易产生挫折感、焦虑、烦躁，且长时间不能自拔。

（二）压力的内涵

有效管理压力的前提是对压力有全面、深刻的认识，应从三方面来理解压力的内涵：

压力是一种主观的反应　压力是一种心态，它是个体内部出现的解释性的、情感性的、防御性的反应过程。

压力由压力源引起　压力源，是引起压力的一种刺激，是一种足以引起紧张心理感受的威胁。例如，一名医药代表面临一位重要客户突然提出中断业务合作关系，这将大大降低本季度甚至本年度销售额，严重影响销售指标的完成，医药代表的压力由此产生。

压力的大小　压力的大小与压力源的大小成正比，与个人身心承受压力的强弱程度成反比。每个医药代表的承受能力不同，对同一压力源的反应也不一样。

二、压力类型与来源

为了从容应对压力、管理好压力，需要区分不同的压力类型及压力的来源。

（一）压力的类型

压力通常分为中性压力、不良压力、积极压力三种类型。对个人而言，大部分情况下压力都是中性的，无所谓有利或有害；而当压力过高或过低时，不良压力就会随之而来，从而可能会严重威胁健康，影响工作效率、满意度及人际关系；而积极压力则会借助适度、偶尔的焦虑上升，帮助个人更好地准备会议、应对难度较大的讨论和复杂的销售谈判。总之，压力既有消极的一面，也有积极的一面。

（二）压力的来源

一般而言，压力往往来自于工作、家庭、社会和个人四个方面。

1. 社会舆论压力　医药代表是制药企业与医院的中介，是帮助医师快速了解新药的有效途径。其本应是一个受人尊敬、令人羡慕的职业，但由于以往我国药品购销长期处于不规范状态，这一职业被蒙上了不光彩的面纱，医药代表甚至成了我国药价居高不下的"帮凶"，成了专送"回扣"的"小丑"。在当前严厉打击商业贿赂的形势下，医药代表更成了医药战线上的"地下工作者"，成了见不得人的"过街老鼠"。这些舆论都使热爱这份工作并有着强烈使命感和事业心的医药代表承受着巨大心理压力。

2. 经济发展周期和行业政策压力　我国处在经济高速发展时期，市场竞争的残酷，推销工作的艰辛，医药代表队伍所具有的流动性强、可取代性强、短期化等特征都在威胁着每一个医药代表。尤其是伴随着我国医疗改革的不断深化，医药产业从生产、销售、流通及消费领域将发生巨大的变化；国家基本药物制度的完善、"以药养医"局面的破除、"两票制"使得传统的药品销售模式发生变化，逐渐由原来的靠关系营销的观念向学术推广以及知识营销方面转变。这些都是新时期医药代表工作所要面对的挑战和压力。

3. 知识补充和职业发展压力　科学技术的迅猛发展，药品生命周期的不断缩短，使一个医药代表的知识和经验在很短时间内老化。另一方面，我国现在从事医药代表工作的人员大多是医学、药学、生物化学和市场营销学专业背景，而该工作本身除要求融合这几方面知识外，还要具备人际交往知识和技能。因此，医药代表在从事这一职业时都需要不断补充新知识、新技能。

4. 工作的角色和任务压力　包括医药代表工作条件、体力消耗程度、业绩指标等。比如需拜访的医院太多，地点相距太远，在医院等候医师的时间太长，同时会面的其他药厂的医药代表太多等，都会使医药代表产生焦虑感。又如心里非常讨厌某位医师，但因工作需要又不得不笑脸恭维，甚至帮其处理一些私人问题；以及无论自己怎样努力，总是难以完成公司要求的销售额等。特别是随着行业的高速发展、企业发展需要以及来自资本市场的压力等，药企每年平均超过20%增长的销售指标最终都将分解到每个医药代表。而与此同时，很多市场推广了十几年甚至几十年的产品已进入瓶颈期，医药代表的压力可想而知。

三、医药代表压力管理技能

（一）自我认知矫正

医药代表需要对自己工作能力和心理压力进行正确的评价和估计。如果不能正确客观地评估自己，就可能出现自我期望过高，工作受挫而造成焦虑的现象。

以下为自我认知矫正管理压力的参考做法：

1. 将担忧不假思索地全部写下，然后去掉重复的，按担忧程度大小排列。

2. 分析担忧的合理性与不合理性。

3. 对不合理的担忧提出质疑，并逐步消除不合理担忧。

4. 冷静分析，如通过分析认为某一担忧是没有根据或不现实的，而且是有害的，则马上消除这种困扰。

（二）控制情绪

有研究发现，医药代表的工作绩效与情绪智力正相关，学会控制情绪对医药代表处理生活和工作中的压力极其重要。以下为控制情绪的参考做法。

1. 及早发现情绪反应　提高自我情绪识别能力，尤其是在出现情绪反应时，争取在第一时间觉察到预警信号。

2. 认清导致情绪的原因　导致情绪产生的主要原因是自己的信念和想法，而不是现实事件和实际问题。

3. 先处理情绪再处理问题　只有先平息、解决好由实际问题引发的情绪困扰后，才能够更好地解决实际问题。

4. 转移注意力　运用分心、转移和娱乐的办法，暂时将注意力放在一些愉快的事情上。

（三）运动减压

通常来说，有氧运动如慢跑、游泳、骑车等能起到很好的缓解压力的作用。不过，通过运动减压也要注意正确的方法，带着太大的压力或不良情绪去运动，往往会适得其反，导致思绪杂乱、精神紧张和身体疲劳。

（四）改善睡眠

压力会导致人们长期睡眠不足或睡眠质量低下，良好的睡眠是缓解压力的重要保证。建议个人养成有规律的睡眠习惯，作息相对固定，做好睡前放松，宜早睡早起。

压力管理小贴士

"十出压力法"

1. 说出压力：通过找一位知心好友或心理咨询师来排解内心的烦恼，调整心态。

2. 写出压力：通过写作，如日记、散文、诗歌等来调整心态，积极生活。

3. 动出压力：通过某项体育运动、如跑步、打球、打太极等来调整心态。

4. 唱出压力：通过唱歌，如卡拉 OK 等，来排解内心的烦恼，以调整心态。

5. 笑出压力：通过讲笑话、调侃、聊天等来解内心的烦恼，以调整心态。

6. 泡出压力：通过泡澡来排解烦恼，调整心态。

7. 养出压力：通过养小宠物、花草来排解烦恼，调整心态

8. 帮出压力：通过帮助他人，如从事某项公益活动，来排解内烦恼，调整心态。

9. 坐出压力：通过坐禅、内观、静思、冥想活动来排解烦恼，调整心态。

10. 游出压力：通过旅游来排解烦恼，调整心态，积极生活。

（资料来源：如何进行压力管理. http：//www.xinli001.com/site/note/10492/）

第四节　医药代表的商务礼仪与形象管理

现代商业竞争的激烈性和复杂性要求推销人员在业务往来过程中必须遵循规范的商务礼仪。医药代表掌握和运用了商务礼仪知识和技能，不仅能够体现个人的礼仪修养，赢得他人的尊重和信赖，更能在商业竞争中领先一筹，促进商务活动目的的实现。一般而言，商务礼仪包括商务人员的形象礼仪、日常见面礼仪、商务接待和拜访礼仪、商务谈判礼仪以及商务宴请礼仪等诸多内容。以下从医药代表的拜访活动过程来概括主要的礼仪要求。

一、医药代表的形象礼仪

良好的"第一印象"至关重要。首先，医药代表应注意把握着装的"TOP原则"，即Time（时间）、Object（目的）、Place（地点），合理选择着装。上班工作时间着装应保持整洁、大方，传递"干练、值得信赖"的信息。

男性以西装、领带、皮鞋、深色袜子为标准服饰搭配，夏季以衬衫、长裤为宜，所有搭配都应注意颜色和款式的协调；不宜蓄长发和胡须、留长指甲，发式简单。

女性同样要求发型不要复杂，不宜佩戴过多饰品；不宜穿着过于鲜艳亮丽的服装，裤裙长短合适；拜访会面时应有淡妆，切忌浓妆艳抹，忌公开场合补妆；女性应注意选择软底高跟鞋，避免对他人造成干扰。

二、医药代表的日常见面礼仪

1. 称呼正确　在了解对方基本信息的情况下，应注意正确称呼对方。一般包括：职称性称呼，即对于具有职称者，可直接以对方的职称或头衔相称，比如：王教授、段博士；职务性称呼，即直接以对方的职务相称，比如：何院长、张主任；职业/行业性称呼，比如：李医生、刘护士。当不了解基本信息时，若处于医院中，可直接称呼医生、护士等。

2. 敲门拜访　敲门声音以明确传递信息为宜，敲门节奏鲜明忌急促。当对方知晓或示意后开门进入，一般情况下门不宜完全关闭，离开时征求医生意见是否关上。此外，医药代表还要注意：在拜访前应做好充分准备、尽量预约、准时赴约、耐心安静等待接见、道别感谢。

3. 介绍礼仪　自我介绍时，表情应该自然亲切，微笑注视对方，镇定且充满自信。自我介绍应该简明扼要，主要介绍姓名、身份、单位等，忌有意炫耀自己的名誉或地位等。以下为一些配合自我介绍的常用句，注意灵活把握："您好，很高兴见到您""您好，很高兴能认识

您""见到您非常荣幸""久仰/幸会，某某经常跟我谈起您""我听过您作的报告/讲座"……

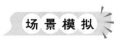

自我介绍与引荐介绍

1. 分组：6 人一组，围成一个圆圈，选定一位组长；

2. 自我介绍：小组成员分别完成 2 分钟以内的自我介绍，介绍要求简洁，同时能让他人印象深刻；

3. 引荐介绍：小组内的后一位同学在自我介绍前，要先介绍前两位同学给大家认识；

4. 小组介绍：小组组长向全体同学介绍本组成员。

5. 评价打分：各组同学通过打分选出自我介绍表现最好的同学；所有同学通过打分选出引荐介绍表现最好的组长。

4. 握手礼仪

（1）见到客户及与客户告别时应主动与客户握手，若对方为女性，则一般由对方决定是否握手。

（2）握手时两人相距一步站立，上身稍微前倾，伸出右手，点头或微笑示意，握手中不要左顾右看或者与第三者谈话。

（3）注意握手的幅度、力度和频度。幅度不宜过大，忌左右猛摇；握手力量应适度，忌过大或过小，过大可能会引起反感，过小有不自信或轻视的嫌疑；握手时间一般不超过 3 秒钟，上下 2 ~ 3 下为宜。

（4）握手时要保证手掌的洁净、干燥。

5. 名片递接礼仪

（1）名片最好放置于名片夹中，递送时从名片夹中取出。

（2）递送名片时最好以站立的姿态，面带微笑，正视对方。

（3）递送名片用双手的大拇指和食指夹住名片两角，以方便对方阅读、文字正向朝向对方的方向递送。

（4）如果在场人数较多，迅速判断按照职务高低、资历深浅及先女后男的顺序递送名片。

（5）用双手接过名片后应快速仔细查看，确认对方姓名、头衔等信息；随后收入名片夹或者置于包中，切忌随意放置甚至搓揉。

三、宴请礼仪

为了沟通和答谢客户，有时医药代表需要安排宴请活动。一般应注意以下几点。

1. 宴请一定是客户所需要的，场所尽可能有特色，最好能够给客户留下深刻印象，不宜铺张浪费。

2. 宴请时，主方必须先于客人到达宴请地点，确认现场情况，迎接客人到达，指引招呼客人入座，优先安排上级、长辈、女士；客人应安排至上座，面向门口而坐；人数多时可考虑主、客间隔落座。

3. 用餐时注意照顾身边的客人；用餐完毕，协助客人拿东西，并走在前面开门。

4. 若需饮酒则要注意适当控制现场，不可醉酒。

第五节 医药代表的职业生涯设计

在医药行业日趋规范化和专业化的背景下，制定一个清晰并符合自身发展的职业生涯规划对于医药代表显得越来越重要。医药代表首先需要准确分析自身职业状况，其次合理确定职业发展方向。

媒体掠影

"医药代表"职业化发展站上新起点

医药代表是连接医务人员与制药企业的重要纽带与桥梁，是保证医疗效果、使患者最终受益的重要支持点。因此，医药代表需要专业的知识背景和高水准的道德要求，建立高标准的职业管理和发展体系非常重要。

在2015年发布的新版《中华人民共和国职业分类大典》（简称《大典》）中，"医药代表"被列入其中。据悉，这项工作是在国家食品药品监督管理总局和国家卫生计生委的支持和指导下，中国化学制药工业协会（CPIA）、中国外商投资企业协会药品研制和开发行业委员会（RDPAC）、中国中药协会、中国医药教育协会等接受委托，参与前期调研和申请工作；同时全国政协委员李大魁教授、冯丹龙女士等也都经不同渠道为医药代表的职业多次提案。中国化学制药工业协会执行会长潘广成认为，医药代表列入《大典》是中国医药代表职业化进程中一个重要的里程碑，这是各方共同努力取得的成果。但对于中国医药代表的发展而言，这仅仅是第一步，未来架构好这个职业的管理体系、做好中国医药代表的发展规划则更加任重而道远。

（资料来源：杜鹏．"医药代表"职业化发展站上新起点［N］．中华工商时报．2016－02－23（006））

一、准确分析自身职业状况

职业规划对于不同类别的医药代表都是非常重要的，但是每个人的职业生涯规划又是各不相同的，所以在确定职业规划前要认真剖析自身现状，制定出符合自身发展的职业规划。

一般来说，首先，需要清楚了解个人情况。包括个人健康状况、生活习惯、个人爱好、特长、专业、工作经验、资本状况、关系资源等；其次，需要认真分析环境状况。包括行业状况、企业条件、职位情况、地区条件、社会条件、市场条件等；注意全球医药企业发展趋势和科研进展对行业的影响。

具体而言，目前医药代表的群体大体可以分为三种，一种是应届毕业大学生，一种是有一定销售经验的老代表，还有一种是半路出家的社会人。这些群体经历不同，对自身职业规划的定位和分析也就各不相同。

刚毕业的大学生一般来说都会比较迷茫，不知道自己能做什么。对于这一批人来说，职业规划只不过是一个长远的目标加短期的计划，1～2年以后就应该重新制定一个比较长远的职业生涯规划。

对于有一定工作经验的老医药代表而言，他们经过多年市场的洗礼，已经对医药代表这个职业及药品销售有了足够充分的了解。对于这些人来说，职业规划是非常必要，也是非常有价值的。所以这部分人的职业规划应该是明确、实际的，并且要长短期目标相结合。

而那些半路出家的医药代表，一般是由于各种原因走到这一行，所以工作能力也是参差不齐。这类医药代表的职业规划最好定为短期的工作目标和行动方案，从而最大限度地发挥自身能力，创造自身价值。

二、合理确定职业发展方向

认真分析自身情况之后，便需要根据个人经验状况制定合适的职位目标和发展方向，切不可好高骛远、不切实际。一般而言，医药代表的职业生涯大体有以下几种发展方向：

1. 营销总经理　这是一条标准的职业经理人路线，需要在一个行业里不断积累自己的经验，向更高的职位发展，在自己优势领域取得好的发展。医药代表需要从基层做起，有了一定的市场工作经验后，便可以朝着大区经理的方向发展，再根据自己的能力一步步成长为营销总经理。这个职位对个人的专业能力要求非常高，需要扎实的经验积累。

2. 产品专员/经理　有了两三年的销售经验，对销售行业有了明确的认识，专业知识也有了一定的积累，如果此时对于不同产品的产品定位、销售渠道和客户群体都有了一定的把握，那么可以结合自身情况，考虑选择向产品经理的方向发展。产品经理需要具备的条件：有专业教育背景（医药学、市场营销、EMBA 或 MBA 等）。

3. 市场专员/经理　这是一个比产品经理相对要求更高的职位，要往此方向发展，需要对医药市场的动态和各方面信息都能准确把握，更需要具备市场规划、管理以及对市场的变化迅速做出反应的能力。

4. 培训专员/经理　如果某医药代表销售技巧非常娴熟，表达能力强，善于演讲，专业知识基础好，工作热情高，那么就非常适合向培训经理的方向发展。如果有意向这方面发展，从业经验和提升自己的学习能力是必要的，先从讲产品，各种会议主动发言，为自己的小团队做一些内容简单的培训，再慢慢成长为专业的培训经理。

5. 销售行政经理　对于厌倦了销售工作的医药代表，当年龄越来越大，往上发展又有难度时，不妨考虑退居营销领域的大后方。收入和工作都相对稳定，也有舒适的办公环境，这条线路女性销售人员选择者居多。

6. 转行　医药代表是做销售的，但并不是每个人都适合这项工作。很多大学生可能怀着各种想法加入了这个行业，但随着工作的开展可能会厌倦这种生活，最终选择退出。但这并不意味着失败，只有不断分析认清自身的职业兴趣和特长，选择正确合适的职业方向，才有可能实现自身价值。

用数字说话

医药代表职业大数据——医药代表人群画像

2015 年，"医药代表"就被正式纳入国家职业分类大典。通过 2016 年的"两票制"和"营改增"医改政策促进，医药代表这个职业被越来越多的人关注。那么，医药代表是怎样的一群人呢？想从事医药代表这一职业难吗？

NOTE

目前，中国医药代表人群总数大约有 300 万人，其中男性约有 195 万人，占比超 65%；外企中的医药代表人数约为 45 万人，占比 15%。医药代表从业人员的年龄一般集中在 18－34 岁，其中 25－29 岁占比最大，约占 30.56%；而 35 岁以上的从业人数比例较低，为 19%。医药代表地域分布呈现出明显的"沿海特色"，广东、江苏、上海、浙江、山东从业人数较多，其次为北京、四川，以上地区从业人数总占比已超 50%。

医药代表的求职时段集中在 12 月－3 月中旬，其中 12 月－1 月为最高峰；而春节、国庆等节假日为医药代表求职低谷。医药代表从业人员学历以本科为主，约占 60%，其次为专科占比 32%。截至 2016 年 8 月，医药代表平均月收入为 9115 元，加入兼职的医药代表月均增收 4271 元。

（资料来源：医药代表职业大数据——猜猜看全国医药代表的平均薪资有多少？巨蟹 APP. http：// mp. weixin. qq. com/）

一位美国医药代表的典型一天

罗伯特·赛亚是一位资深的医药代表，他从事医药代表职业已经 17 年了。他曾在葛兰素 5 年，辉瑞 6 年，由于业绩优秀被现公司高薪挖来负责曼哈顿区的医院销售。

新的一天开始了。早上出发前，罗伯特先打开电脑查看他一天的工作计划，今天的拜访内容包括日常的面对面拜访和一次骨科产品演讲。他分别预约了 12 位医生和一位药师，每一个人都有不同的拜访目的。每位医生的预约时间都做了特别的标注。中午的骨科会议特别重要，他已经为参加会议的医生准备了汉堡快餐，电脑中的幻灯片也已经准备好了。

开车到达医院后，罗伯特从后备厢中取出了他的公文包，里面是十几个贴着不同医生名字的文件夹，他为每一个医生准备了不同的文件资料。又核对一遍无误后，抬手看表：上午 8：20，第一位预约的内科医生苏珊的拜访时间是 8：30。他来到苏珊所在的门诊办公室，开始了今天第一次拜访。罗伯特自如地开场，运用纯熟的技巧，专业的展示资料，很快和医生达成共识。由于美国医生重视时间，通常拜访时间不会超过 10 分钟，罗伯特迅速的结束了和苏珊的交流，接着拜访其他医生。期间罗伯特于 10：00 拜访了一位药师，了解药品的供应状况。到上午 11：20，罗伯特一共拜访了五位医生，一位药师。

接着他来到位于住院部骨科示教室准备中午的演讲。11：40 叫好的外卖汉堡送到了，参加会议的医生一共有 10 位，一边吃着午餐，一边听罗伯特介绍新的产品内容。10 分钟的演讲结束后，医生们开始提问，罗伯特一一解答。讨论了大约 10 分钟，科主任宣布会议结束。罗伯特感谢大家后收拾好电脑样品等告辞。简单的午餐后接下来是其余 7 位医生的拜访，和上午一样，一切井然有序。

下午 5：20，结束了一天的工作，罗伯特回到了他的车上。他打开电脑，将今天得到的信息输入，15 分钟后一份当天的拜访报告完成了，通过连接手机的网络，罗伯特把这份报告用 e－mail 发给了总部。如果公司想了解他今天的拜访情形，可以随时通过邮件获知。

（资料来源：医药代表大学. http：// www. 3023. com/2/666086714. html）

案例讨论题：

1. 美国医药代表如何进行有效的时间管理？

2. 结合我国医药代表的拜访实践，谈谈罗伯特有哪些值得我们学习的经验。

【思考题】

1. 简述医药代表时间管理的方法和技巧。

2. 试评估自己的时间管理盲点，并结合目前的学习或工作状态讨论分析时间管理的作用。

3. 简述目标设置的原则以及目标管理程序。

4. 讨论分析当今社会人们应该怎样面对压力。

5. 简述医药代表商务礼仪内容并实践模拟。

6. 结合行业现状简述医药代表的职业发展方向。

主要参考书目

［1］陈玉文．药店店长手册．北京：人民卫生出版社，2010.

［2］代航，李从选，罗毅，等．药店营销．上海：上海交通大学出版社，2008.

［3］代航，罗伟敏，李从选．药店营销经典案例选评．上海：上海交通大学出版社，2009.

［4］龚荒．现代推销学．北京：人民邮电出版社，2015.

［5］龚曙明．市场调查与预测．北京：清华大学出版社，2005.3.

［6］韩光军，周宏．现代推销学．6版．北京：首都经济贸易大学出版社，2015.

［7］胡爱娟，陆青霜．商务礼仪实训．北京：首都经济贸易大学出版社，2014.

［8］姬涛，凌云．医药代表实战宝典．北京：海洋出版社，2002.

［9］杰格迪什·谢斯，本瓦利·米托．罗立彬译．消费者行为学．北京：机械工业出版社，2004.

［10］凯文·凯利．周峰，董理，金阳，等．译．必然．北京：电子工业出版社，2016.

［11］孔祥金，李伟．医药市场调查与预测．北京：科学出版社，2007.

［12］李灿．市场调查与预测．北京：清华大学出版社，2012.

［13］李桂荣．现代推销学．北京：中国人民大学出版社，2004.

［14］李情民．现代推销理论与实务．合肥：合肥工业大学出版社，2009.

［15］卢晶．推销理论与技巧．北京：清华大学出版社，2014.

［16］上官万平．医药营销·医药代表实务．上海：上海交通大学出版社，2012.

［17］石建立．市场调查实务．北京：北京理工大学出版社，2011.

［18］汤少梁．医药市场营销学．北京：科学出版社，2007.

［19］Ang T，姜旭平．目标管理课堂．上海：上海交通大学出版社，2008.

［20］沃特·谢弗尔．压力管理心理学．北京：中国人民大学出版社，2009.

［21］吴健安．现代推销学．4版．大连：东北财经大学出版社，2015.

［22］夏洪胜，张世贤．时间管理．北京：经济管理出版社，2014.

［23］徐爱军．药品临床推广．北京：化学工业出版社，2013.

［24］鄢圣安．OTC医药代表药店开发与维护．北京：中华工商联合出版社，2014.

［25］叶伟．市场调查与预测．北京：北京理工大学出版社，2011.

［26］易开刚．现代推销学．3版．上海：上海财经大学出版社，2014.

［27］曾智，申俊龙．药品销售行为学．北京：化学工业出版社，2015.

［28］张宏亮，陈琳．商务礼仪与实训．北京：北京大学出版社，2009.

［29］张香兰．消费者行为学．北京：清华大学出版社，2012.

［30］张雁白，陈焕明 . 现代推销学 . 2 版 . 北京：中国人民大学出版社，2015.

［31］郑锐洪，李玉峰 . 推销学 . 北京：中国人民大学出版社，2015.

［32］庄贵军 . 市场调查与预测 . 北京：北京大学出版社，2007.